ACCESS

医薬アクセス

グローバルヘルスのためのフレームワーク

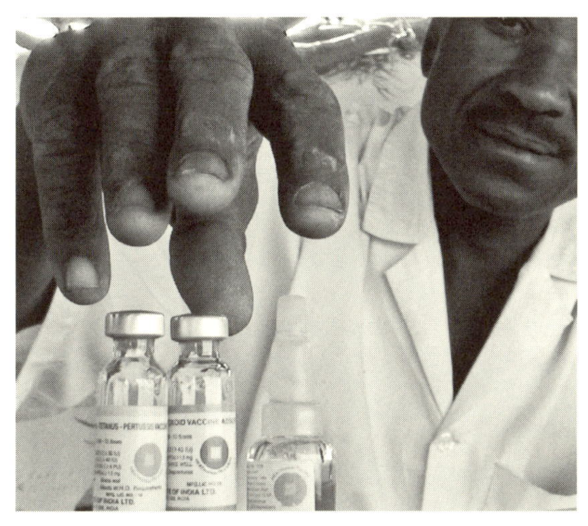

ローラ・J.フロスト／マイケル・R.ライシュ［著］

津谷喜一郎［監訳］

桝田祥子／柳平貢／吉田一郎／五十棲理恵
嶋田沙矢香／森岡史行／山本圭子／矢野智代／小笹由香［訳］

How do good health technologies get to poor people in poor countries?

by Laura J. Frost and Michael R. Reich

明石書店

ACCESS: How Do Good Health Technologies Get to Poor People in Poor Countries?
by Laura J. Frost and Michael R. Reich
(Harvard Series on Population and International Health)

Japanese translation published by arrangement with Harvard University Press
through The English Agency (Japan) Ltd.

Photo Credits (Used with permission):
Cover: Ümit Kartoglu/World Health Organization; Indaman, Niger, 2007.
Chapter 1: Rob Huibers/Panos Pictures; Sierra Leone.
Chapter 2: Michael Goroff; Dhaka, Bangladesh, 2008.
Chapter 3 Albis Gabrielli, Schistosomiasis Control Initiative.
Chapter 4: Philippe Blanc/Angalia-Photo, Cambodia, 2004.
Chapter 5: Mary Coll-Black/World Health Organization, RITM.
Chapter 6: Suzie Elliott/Population Council.
Chapter 7: Ümit Kartoglu/World Health Organization.
Chapter 8: The Female Health Foundation.
Chapter 9: Alfredo D'Amato/Panos Pictures, Mozambique.

日本語翻訳への序文

本書が2008年に初めて出版されてから、世界で貧しい人々がかかる病気との戦いの分野で、新しい技術へのアクセス活動が数多く行われてきた。子ども用のマラリア治療薬Coartem Dispersible[R]やXpert MTB/RIF[R]、結核の迅速診断テストといった多くの新製品の導入が世界でなされてきた。開発コミュニティは、「アクセス」－優れた医療技術のための資金調達と提供戦略のデザインへの新しいアプローチ－の技術革新へのフォーカスを増やしてきた。たとえば、「マラリア治療薬購入促進機関」(Affordable Medicines Facility for Malaria: AMFm)は、アルテミシニンをベースとした抗マラリア薬への国際的な補助金を革新的な資金調達メカニズムに供給した。またColaLifeは、本書で述べられた基本方針、コカ・コーラのネットワーク、他の民間セクタの商品生産者を活用して、経口補水塩や亜鉛サプリメントを届けつつある。新しい技術を開発する取り組みに加えて、それへのアクセスを改善するための新しいアプローチの必要性が国際的に認識されてきている。新しく便利な技術だけでは、貧困国の貧しい人々の幸福を改善することができない。

すなわち、医薬アクセスに関するこの本で伝えたい主要なメッセージは、世界中で認知されてきた。多様な機関が、私たちの医薬アクセスのフレームワークを熱意を持って導入するにあたって、私たちが受け取った以下のようなフィードバックを、私たちは特に嬉しく思っている。

- 官民パートナーシップ(Public-Private Partnership: PPP)は、新製品への医薬アクセスプランを開発するために、私たちのフレームワークを用いた。
- 製薬企業は、新興市場における特定の製品への医薬アクセスを拡大するための方針をデザインするために、私たちのフレームワークを用いた。
- 大学院教授は、学期末レポートで、特定の技術への医薬アクセスを分析するために、私たちのフレームワークを用いるよう生徒に要求した。
- 国際的な機関は、新規または既存の医療技術の取り込みを促進するために、私たちのフレームワークを用いた。
・中央政府は、国内の市場で売られた新技術をレビューし、より効果的な政策を開発するために、私たちのフレームワークを用いた。

日本はいま、健康改善に向けた新しい技術の開発において、世界的に拡大した役割を担おうと努めている。したがって、この本の教訓は、公共セクタ、民間セクタの技術革新者だけでなく、日本政府の政策策定者にとって特に重要である。優れた医療技術が貧困国の貧しい人々の幸福を改善することは、疑いようのないことである。しかし革新的な技術は、貧困国の健康改善の方法のほんの一部にすぎない。技術は健康を改善するために必要な構成要素であろう。しかしそれだけでは決して十分でない。革新的なハードウェアには革新的なソフトウェアが伴わなくてはいけない。物理的に手に入れられる技術を作り出すだけでは、健康の改善が広く行き渡ることはめったにないのだ。数多くの他の障害を克服し、数多くの他の状況を対処しなければならない。解決法はしばしば局地的に成長し、局地的に適用されることもある。この本は、これらの過程を分析するためのフレームワークと6つのケース・スタディを提供している。6つのケース・スタディでは、医療技術を貧困国に導入するにあたって、成功した事例と問題のある事例の両方を説明している。日本の政策策定者や技術革新者は、真の影響を与えたいならば、この教訓を心に留めておくべきである。

私たちは、この本の翻訳者への感謝を記して結びとしたい。彼らのトピックへの献身、そして公衆衛生への献身に感謝している。そして、「アクセス」について述べたこの本を日本でより入手できるようにした彼らの取り組みに感謝の気持ちを表したい。私たちは、この本の「アクセス物語」が、優れた医療技術が届けられ用いられるよう、製品開発者や実行者が製品への医薬アクセスを改善するのを鼓舞し、指示すること、そしてそれらを必要とする国の人々への健康のポテンシャルを達成することを願っている。

2013年11月16日

ローラ・J. フロスト(Laura J. Frost) New York, NY

マイケル・R. ライシュ (Michael R. Reich) Brookline, MA

序　言

私たちは公衆衛生の歴史の中でも驚くべき時代に生きている。世界が病気と闘い生活を改善するために、今日のような力強い技術を持ったことはいまだかつてない。しかし、医療の大躍進は、最も必要とされるところに到達できなければほとんど意味をなさない。今日、貧しい国の何百万もの人々が、有効なワクチンや薬や命を救う他の手段への医薬アクセスを持っていない。

医療技術への国際的な医薬アクセスを保証することは、複雑な課題である。しかし、この価値ある本が示すように、この課題を対処することができることを示すエビデンスが集まり始めている。大胆なリーダーシップ、革新的な発想と組み合わさった注意深い計画、そして長期間の献身がこの試みに成功するために必要とされている。

私たちは前例のない規模での成功を収め始めている。ちょうど5年前、アフリカでのHIV治療薬への医薬アクセスは絵空事だと考えられていた。しかし今日では、世界エイズ・結核・マラリア対策基金(Global Fund to Fight AIDS, Tuberculosis, and Malaria)や米国大統領エイズ救済緊急計画(President's Emergency Plan for AIDS Relief)のような試みが、治療を最も必要としている何百万もの人々に治療を届けている。同時に、ワクチン予防接種世界同盟(Global Alliance for Vaccines and Immunizations: GAVI)は政府とワクチン製造業者を連携させ、世界での予防接種率を今までにない高さにまで増加させようとしている。

私たちの喫緊の課題は、この最近の進歩を増強することである。ビル&メリンダ・ゲイツ財団(Bill & Melinda Gates Foundation)の助成金のかなりの割合が、健康のための新しい手段を発見し開発することに充てられている。その一方で、私たちは既存および新規の手段が、それらを必要とする人々のもとに迅速に届けられることを確実にするために支援することを、等しく約束している。その一環であるこの本やケーススタディや枠組みは、この財団が健康問題の解決への医薬アクセスを改善するという課題に立ち向かうのに役立つ。私たちはこの分析を信じている。そしてこの本の中の物語は、同じことを試みる世界中の他の人々に役立つだろう。

私は、今後数年間でグローバル・ヘルスにおける進歩のスピードが持続することを期待している。献身と創意によって、私たちは、すべての人が健康的で生産的な生活を送るために必要な手段への医薬アクセスを行う世界を創り出すことができるだろう。

2008年5月

ビル&メリンダ・ゲイツ財団
グローバル・ヘルス・プログラム・プレジデント
山田忠孝(Tadataka Yamada, M.D.)

序 文

この本は単純な認識から作られた。優れた健康技術が存在しているだけでは、それが届けられたり、使われたりすることにはならない。特に貧しい国の貧しい人々に良好な健康状態をもたらすであろう潜在的な力を引き出せたことにもならない。過去数年間にわたって、この認識は世界中でますます受け入れられてきた。この認識はビル&メリンダ・ゲイツ財団を含めたグローバルヘルスの多くの組織で広まっていった。ビル&メリンダ・ゲイツ財団は、グローバルヘルスへの新しい技術開発を支援するために巨額な資金を投資した。2005年初めに、ゲイツ財団は技術開発にあまりにも焦点を当てすぎていると *The Lancet* に批判された。その著者は、この財団が「健康を経済、社会、政治的背景から切り離された技術介入の産物とみなした狭い見解」を持っていると主張した[1]。皮肉にも、ちょうど同じ時期に、この財団はまさにこれらの問題を解決する手助けをしてほしいと我々に求めていた。財団の支援のもとで開発中だった50以上の製品がより多くの健康状態を改善する機会を得るために、財団はいったい何ができるだろうか？　彼らは詳細なケーススタディによって経済的、社会的、政治的背景を調査するよう特別に我々に求めた。

しばらく前から、ゲイツ財団は、技術開発だけでは貧しい国での健康状態を改善するには不十分であることを認識していた。この認識は、ゲイツ財団が支援するプログラムに向けて行われた、米国のナショナル・パブリック・ラジオ（U.S. National Public Radio）の「人命救助の健康面での進歩を、それを最も必要としている人たちに確実に届ける」というスポンサー告知に反映されている。ビル・ゲイツは2005年5月16日の世界保健総会（World Health Assembly）の前に、スピーチの中で同様の主張をした。その中で彼は、「治療法を発見するだけではなく、提供するために、世界でより多くの思慮と資金がささげられなければならない」と述べた[2]。そして財団は後に、技術を必要としている人々にもたらすことが決定的に重要であることを強調するため、発見（discovery）、開発（development）、調達（delivery）の3つの部門を再編成した。

我々は、よりよい理解を追求し、世界の貧困層の病気と闘うための新しい技術の導入を成功させるようなより効率的な計画を模索するために、2005年5月からこのプロジェクトを開始した。この計画を通して、我々はこの任務に割り当てられたゲイツ財団内のチームと交流した。我々は異なる種類の技術を説明する一連のケーススタディに加えて、貧しい国々に優れた医療技術を導入する際の課題について考えるためのフレームワークを創ることに同意した。我々は、分析や結果を厚い束のパワーポイントスライドで発表するといった、特定のコンサルティング会社が行う研究方法を故意に避けた。貧しい国々で医療技術への医薬アクセスを創り出すことが多様に複雑であることをゲイツ財団に伝えるために、背景知識や歴史的な詳細に富み、かつ中身の充実した学術研究に基づいた一連の解説を展開する必要があった。我々は単純な答えは探していなかった。我々は財団やその受領者、および医薬アクセスの隔たりに関心を持っている世界中の他の者たちを導く手助けとなる広い教訓を探し求めた。我々はこれらの事例を「医薬アクセス物語」(access stories)と称した。この物語によって横断的テーマと教訓が浮かび上がってくるだろう。

この研究チームの2人の主要なメンバーは、Michael R. ReichとLaura J. Frostだった。Reichは、2005年7月にメキシコの国家公衆衛生研究所(Institute Nacional de Salud Publica)に1年間研究休暇に移動するまで、「人口と開発研究のためのハーバードセンター」(Harvard Center for Population and Development Studies)で所長を務めた。Frostは、2006年7月にコンゴ民主共和国へ2年間移動するまで、プリンストン大学(Princeton University)の「健康・福祉センター」(Center for Health and Wellbeing)で研究と指導をしていた。この計画を始めた年には、この研究チームにはIlavenil Ramiahも含まれていた。彼女はハーバード大学でポスドク研究を終えた後、ジュネーブの国連合同エイズ計画(UNAIDS)で上級地位を獲得するまで研究チームにいた。ゲイツ財団内部では、我々は主にDan KressとHannah Kettlerと連絡をとっていた。この過程の間中、彼らは的確なアドバイスと建設的な批判、そしてあたたかいユーモアで我々を導き、支えてくれた。我々はTachi Yamadaがグローバルヘルスの新しい代表として2006年に財団を訪れてから受けとった熱心な支援にも感謝している。

我々は、この本をレビューし詳細なコメントを提供してくれた専門家に感謝したい。下記の人々はそれぞれの章にコメントを提供してくれた。Joseph Cook、Sybil Eng、Dirk Engels、Scott Gordon、Doug Holtzman、Dai Hozumi、Karin Jacquin、Heidi Larson、Carla Lee、Kyle Peterson、Laura Reichenbach、Allan Schapira、Craig Shapiro、Veronika Wirtz、Katherine Wolf、Patrick Zuber。原稿全体を見直し、コメントしてくれた人たちもいた。Richard Cash、Michael Goroff、Joel Lamstein、Adetokunbo Lucas、George Zeidensteinである。我々は、事例についてインタビューした多くの人々が、寛大にも我々に時間を割き、医薬アクセスの物語を共有してくれたことに対し、特に感謝している。我々は見直しの過程や本書を出版する決定の間に、ハーバード公衆衛生大学院（Harvard School of Public Health）のBarry Bloomと、人口と開発研究のためのハーバードセンターのLisa Berkmanから受けた優しい支えにも感謝している。

本書は、我々が研究のアシスタントや編集者から受けたすばらしい支えによる恩恵を受けている。Beth Anne Pratt、Jennifer Nanni、Taeko Frostはケーススタディで Frostに研究支援を提供してくれた。James Hammersleyはプラジカンテル（吸虫駆除薬の一種）について述べた第3章の草案を早々に寄稿してくれた。Sarah Madsen Hardyは2007年前半と2008年初めに各章を編集し、Jessica Perkinsは2007年の夏にすべての原稿を読んでコメントしてくれた。Meghan Reidyは写真を集め、許諾の手配をしてくれた。Sarah Coit Timminsは参照文献の調査と一覧の作成で大いに我々を支えてくれた。Carol Maglittaは本書の図表、装丁、そして本文レイアウトにすばらしいグラフィックデザインを提供し、製作過程を通して我々を導いてくれた。

我々はわずかに異なった方法で各章を書いたが、この過程が終わるまでには1冊すべてで完全な共著を成し遂げた。Frostは第2章と第9章の草稿でモラルを示し、Reichは第1章の最初の草稿を執筆した。第4章から第7章（B型肝炎ウイルス、マラリアの迅速診断試験、ノルプラント（皮下埋込式避妊薬）、ワクチン・バイアル・モニターにおけるケーススタディ）の草稿はFrostが執筆し、Reichがコメントと修正をした。プラジカンテルについて述べた第3章の草稿はReichが執筆し（共同執筆：住血吸虫症コントロールイニシアチブを行っているAlan FenwickとHoward Thompson)、Frostがコメントと修正をした。女性用コンドームについて述べた第8章の草稿は、Frostが執筆し(共同執筆:Beth Anne Pratt)、Reichがコメントと修正をした。すべての章の草稿が2006年に執筆され、その後草稿はReichとFrostの間で行ったり来たりしながら、多様な修正と一見終わりのない議論と変更を経た。それは我々が共通の形の物語とフレームワークの分析を求めたためだった。医薬アクセスについての我々の議論は、我々が大陸を動き回り、国境を越え、読む草稿を引き出し、携帯電話や固定電話、スカイプ、e-mail、文書、そして時に面と向かって意思疎通し、この本の最終草案を生み出すために熱心に取り組む間続けられた。

本書は、貧しい国々の貧しい人々のために優れた医療技術への医薬アクセス問題を対処、解決することができ、彼らに確実に恩恵をもたらすことができるという、我々の深い信念を述べている。我々2人は、過去20年にわたってさまざまな公共、民間、共同経営の組織とともに医薬アクセス問題について取り組んできた。本書は、医薬アクセスの進歩がどのように達成されうるか—そしていま起こっているよりも迅速に進歩させるにはどうしたらよいか—を示した我々の協同の努力を表している。

最後に、この計画の間ずっと我々を支え、本書が我々の生活に充満するのを過去数年にわたって可能にしてくれた我々の家族に感謝を示したい。

2008年5月

ローラ・J. フロスト(Laura J. Frost)
キンサシャ, コンゴ民主共和国
Kinshasa, Democratic Republic of the Congo

マイケル・R. ライシュ(Michael R. Reich)
ブルックリン, マサチューセッツ州
Brookline, Massachusetts

注

1. Anne-Emanuelle Birn, "Gates's Grandest Challenge: Transcending Technology as Public Health Ideology," *The Lancet* 366 (2005): 514–519.
2. Bill Gates, "Remarks of Mr. Bill Gates, Co-founder of the Bill & Melinda Gates Foundation, at the World Health Assembly," Fifty-eighth World Health Assembly, Geneva, Switzerland, 16 May 2005, http://www.who.int/mediacentre/events/2005/wha58/gates/en/index.html (retrieved January 2, 2008).

医薬アクセス

―グローバルヘルスのためのフレームワーク―

目　次

日本語翻訳への序文 ……… 3

序　言 ……… 5

序　文 ……… 7

第1章　医薬アクセスの課題

はじめに ……… 18

1　医薬アクセスはグローバルな政策課題である ……… 21

2　医薬アクセスとは何を意味するか？ ……… 25

3　なぜ医薬アクセスはそんなに難しいのか？ ……… 28

4　本書の構成 ……… 30

5　研究の手法 ……… 31

第2章　医薬アクセスのフレームワーク

はじめに ……… 36

1　フレームワークの鍵となる要素 ……… 36

2　4つのアクティビティ・ストリーム ……… 41

3　フレームワークの種類 ……… 56

4　フレームワークの利用 ……… 58

第3章　プラジカンテル　－医薬品へのアクセス－

はじめに ……… 66

1　製品開発（フェーズ1） ……… 68

2　プラジカンテルの導入（フェーズ2） ……… 69

3　住血吸虫症コントロールイニシアチブ（SCI）を通したスケールアップ（フェーズ3） ……… 74

4　医薬アクセス拡大に向けたSCIの戦略 ……… 78

5　医薬アクセスを維持するための課題（フェーズ4） ……… 87

結　論 ……… 91

第４章　Ｂ型肝炎ワクチン　－ワクチンへのアクセス－
はじめに …… 100
１　製品開発（フェーズ１） …… 101
２　途上国へのＢ型肝炎ワクチンの導入（フェーズ２） …… 107
３　Ｂ型肝炎ワクチンのスケールアップ（フェーズ３） …… 111
結　論 …… 119

第５章　マラリア迅速診断テスト　－診断法へのアクセス－
はじめに …… 128
１　製品開発（フェーズ１） …… 130
２　迅速診断テストの導入（フェーズ２） …… 135
３　スケールアップに向けた調整機構としてのWHOの登場（フェーズ３） …… 141
結　論 …… 146

第６章　ノルプラント（皮下埋込式避妊薬）　－避妊法へのアクセス－
はじめに …… 158
１　製品開発（フェーズ１） …… 159
２　途上国へのノルプラントの導入（フェーズ２） …… 163
３　ノルプラントの国際的アクセスの拡大（フェーズ３） …… 168
結　論 …… 177

第７章　ワクチン・バイアル・モニター　－医療機器へのアクセス－
はじめに …… 188
１　VVMの発見と試験（フェーズ１） …… 190
２　経口ポリオワクチンへのVVMの導入（フェーズ２） …… 193
３　VVMのEPIワクチンへのスケールアップ（フェーズ３） …… 196

4　VVMのスケールアップによる影響 …… 203
5　現在の挑戦 …… 206
結　論 …… 208

第8章　女性用コンドーム　－二重保護へのアクセス－
はじめに …… 220
1　製品開発（フェーズ1） …… 221
2　女性用コンドームの導入（フェーズ2） …… 224
3　スケールアップのための戦略再考（フェーズ3） …… 233
結　論 …… 242

第9章　総　括　－医薬アクセスなくして成功なし－
はじめに …… 256
新たな知見1 …… 257
新たな知見2 …… 258
新たな知見3 …… 263
新たな知見4 …… 268
新たな知見5 …… 272
新たな知見6 …… 274
結　論 …… 276

用語解説 …… 281
監訳者あとがき …… 301

第１章

医薬アクセスの課題

The Issue of Access

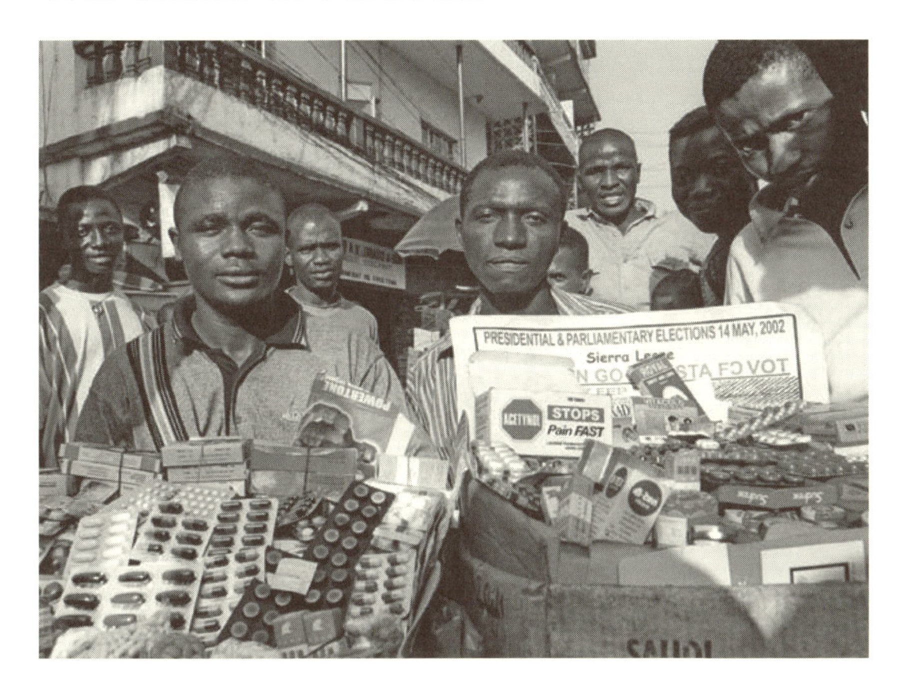

はじめに

途上国の人々の多くは、医療技術へのアクセスを、ごく基本的なものですら、持っていない。医療技術には、HIV/AIDSに対する抗レトロウイルス薬といった救命的医薬品のほか、喘息発作を抑え呼吸を改善する抗喘息薬といった生活改善薬も含まれる。多くの親は、子どもを衰弱性疾患から守るワクチンへのアクセスを持っていない。さらに、その他のすでに使われている医療製品、たとえば、感染症や慢性疾患の診断機器、殺虫剤処理蚊帳のような予防技術、コンドームから錠剤や注射剤といった種々の避妊具などについても、医薬アクセスは限られたものとなっている。1995年、世界保健機関(World Health Organization: WHO)が、必須医薬品やワクチンへの定常的な医薬アクセスを持っていない人は、18億人―およそ世界人口の約4分の1―であると推定し、その後もWHOの推定値はずっと同程度である[1]。実際、3人に1人が医薬アクセスを持っていないという推定は、1980年代半ば以降、ほぼ同じ水準で推移している[2]。

医薬アクセスを阻む大きな障害は、コストである。この経済的制約については、多くの者―政策アナリストも一般大衆も―が真っ先に考えつくものである。コストに着目することは、特に、世界で最も貧しい人々の医薬アクセスをみる際には、理にかなっている。彼らはしばしば、お金がなくて、医薬品や他の医療技術を買うことができない。そして、特に新技術―新しい医薬品、新しい医療機器、新しい診断薬―に対して、高額な費用を支払う必要が生じると、彼らはますます困窮する。厳しい資源的制約は、貧困国政府が、公共施設で用いる医療技術を購入する際にも影響を与える。これらの政府は、慢性的な公的予算不足に直面し、健康状態の改善に役立つ技術を購入することが制限されている。たとえば、2002年、年間1人当たりの医療費は、南アジアの26ドルやサハラ以南のアフリカの32ドルから、ラテンアメリカとカリブ海地域での平均218ドルや高所得国の3,039ドルというように幅があった[3]。要するに、医療技術は、しばしば、政府であれ個人であれ、資金が乏しい状況では、手が届かないのである。

しかし、コストが医薬アクセスに関する唯一の障壁であるということは決してない。その他の障害物がたくさんある。これらの障壁は、公衆衛生システムの能力が限られること、健康改善への政治的コミットメントの欠如、官民医療施設での根強い腐敗、国際貿易と特許紛争、病気と治療の両方に対する文化的態度、そして製品を流通(distributing)、処方(prescribing)、配送(delivering)、使用(using)することの困難さを含む。そしてこれらは網羅的なものというよりは代表的なものを列挙したにすぎない。

このように、多くのボトルネックにより、途上国における医療技術へのアクセスは、阻まれている。その障壁は、時には、有益な医療技術へのアクセスを拡大するすべての取り組みを抑え込むかのようにみえる。特定の障壁(たとえば価格設定、特許やエンドユーザーの需要など)に対処する取り組みが直面する課題を扱う調査論文が増えてきている。このプロジェクトの一環として、我々は、医薬アクセス特有の障壁に関する文献レビューを実施し、最近の論文から選んだ44文献の注釈つき文献目録を作成した[4]。しかし、わずかな文献においてしか、途上国で医療技術へのアクセスを形成する多くの社会的、経済的、政治的、そして文化的プロセス―技術に対する認識がプレイヤーによって異なる様相を含む―を包括的に検討していなかった。

グローバルな政策課題としての、医薬品アクセスの位置づけは向上しているが、医薬品だけではないあらゆる医療技術へのアクセスギャップについては、依然として膨大な数の問題が残っている。医薬品やワクチンに焦点を当てた議論が最も盛んだが、同様の問題は、他の医療技術でも存在するのだ。たとえば、政策論議において、診断機器へのアクセスの問題が検討されることは比較的少ない。そして、医薬アクセスの障壁のうち、特定のもの(特に価格設定と特許)にばかり焦点を当て、配送や配達、採用(adoption)の問題といった他の重要な障壁をうやむやにする傾向にある。ひとたび医薬品が必須医薬品リストに載れば、医薬アクセスの問題は解決されるという思い込みが、あまりにも頻繁にされてきた。このような視点は、流通(distribution)、配送(delivery)、そして需要の問題を見落とす。たとえば、プラジカンテル(住血吸虫症治療薬)は、1990年代に価格が下がった後であっても、特に、世界の最貧国(病気が存在していた)においては、深刻な医薬アクセスの問題が残った。プラジカンテルの特許が切れる際に、多くの製造業者がグローバル市場に参入したが、これらの変化だけでは、医薬アクセスが創出されることはなかった。第3章では、プラジカンテルで何が起こったのか、なぜ医薬アクセスの問題が存続したのか、そして何が最近の状況を改善するために変わったのかを検討する。

本書では、貧困国の貧しい人々のために、医療技術へのアクセスを改善するために挑戦すべき課題と解決法を探る。我々の目標は、医薬アクセスの障壁について、体系的に評価する方法を開発しそれを説明すること、そして、医薬アクセスの改善を可能とする戦略を見いだすことである。最終的には、我々は、現実世界で結果を出せる具体的な方策を探している。他の研究者たちも、同様の目標を掲げて、これらの問題に取り組んできた。たとえば、Lu Anne AdayとRonald Andersenは、1970年代の米国における医療へのアクセスを研究するためのフレームワークを開発した[5]。彼らはまた、そのフレームワークの中で、医薬アクセスを形成するうえでの医療制度と人口要因の役割を取り上げた。しかしながら、我々の手法は、より広範で、かつ、グローバルな要因も組み込まれている。もう1つの例は、ロンドン大学公衆衛生学・熱帯医学大学院(London School of Hygiene and Tropical Medicine)のグループで、彼らは、スケールアップへの制約を分析することを基礎とした「優先すべき健康介入へのアクセスの拡大」と題する一連の論文を発表した[6]。そのうちいくつかのアイデアは、我々の一般的な関心(general concerns)と重複している。しかし、我々の手法は、いくつかの点で異なる。我々は、医療技術にしっかりと焦点を当て(彼らは「介入」に焦点を当てている)、医薬アクセスの異なるフェーズ(彼らは「レベル」と「制約」を問題としている)を通じて、技術の流れを追っている。最後に、我々は、特定の医療技術にまつわる一連の実話(narratives)を通じて、医薬アクセスに関する我々の分析を解説している。

本書は、過去20年間にわたる医薬アクセスに関する政策論争から生まれた。我々は、医薬アクセスに関する議論の中で、さまざまな組織—国際機関、官民パートナーシップ、民間ボランティア団体、民間企業、財団、大学、国家政府、現地で活動するグループ(direct service groups)—に関わってきた。医薬アクセスを改善するために多くの試みがなされてきたが、これらの取り組みの中で、体系的かつ包括的に文書化され分析されたものは、わずかであった。本書では、これらの経験の中で、特定の製品(医薬品、ワクチン、診断機器、医療機器、避妊製品、他種予防技術)に焦点を当て、何がうまくいって何がそうでなかったかを解説することをめざしている。我々は、途上国において、うまくいけばかなりの健康増進につながる可能性がある技術に焦点を当てている。我々は、手順ではなくむしろ、実際に売買される製品に関心がある[7]。たとえば、B型肝炎予防のためのワクチンのような製品については調査するが、まつげ反転(逆まつげ)の新しい手術法のような手順については評価しない。

我々は、問題の本質とその解決策—そして、その両方を関係者がどのように認識しているか—を把握するために、一連のケーススタディを徹底的に検討する。我々は、詳細に、そして状況に応じて事例を解説する。各事例は、単一の医療技術に関する1つのアクセス物語であり、明らかに成功したものとそうでないものがあるが、6つの実話から得られる各事例について、第3章から第8章の各章で取り扱う。我々の目標は、これらの物語について、何が機能して何が機能しないか、より一般化した結論を導き出せるように、伝えることである。特定の事例に基づく分析は、いつでも技巧的(tricky)な目標になってしまうが、この点については、研究手法に関する議論で後述する。我々の願いは、この実話的研究手法(narrative approach)を用いることで、貧困国において医療技術へのアクセスを向上させるにはどうすればよいかについて、理解を少しでも深めることである。

1　医薬アクセスはグローバルな政策課題である

最近になって、医薬アクセスの問題は、グローバルヘルス政策のコミュニティで扱われていた従来のポジションを飛び越えて、グローバル開発政策アジェンダの最優先事項にまで達した。医薬アクセスは、以下の通り、ミレニアム開発目標(Millennium Development Goals: MDGs)のゴール8「開発のための国際連携の構築」のターゲット17に含まれている。「製薬会社と協力して、発展途上国で支払可能な必須医薬品へのアクセスを提供する」[8]。医薬品アクセスは、豊かな国と貧しい国のいずれにおいても、政治指導者のアジェンダである。たとえば、英国国際開発省は、医薬品サプライチェーンにおける透明性と説明責任を改善する「マルチステークホルダー・アプローチ」を強化し、貧困国における医薬アクセスを促進するための新たなプログラムを作成した[9]。Oxfamや国境なき医師団(Médecines Sans Frontières: MSF)といった非政府組織(NGO)は、医薬アクセス問題に関する主要なアドボカシー活動を展開してきた。米国政府ですら、共和党のGeorge W. Bushの下で、HIV/AIDSの流行に見舞われた世界の最貧国で抗レトロウイルス薬へのアクセスを改善するために、数十億ドルを費やしてきた。

WHOによる、このような各国政府政策に対する医薬品アクセスの重点的な取り組みは、30年以上にわたるアクションから遡って進展したものである[10]。WHO事務局長であったHalfdan Mahlerは、世界保健総会の年次総会報告書を公表し、途上国にとって、医薬品政策に関する国策は最優先課題であることを確認した。WHOは当時、必須医薬品を「最も重要と考えられる医薬品であって、それゆえ、人々の医療ニーズにとって基本的かつ必要不可欠なもの。社会のいかなる層において、適切な投与形態で、いつでも提供されるべきものである」と定義した[11]。その報告書では、医薬政策は、医療ニーズと経済優先事項の両方を満たすべきで、必須医薬品を活用するアプローチが貧困国の健康状態を改善するのに効果的な手段であることを強調した。その文書は、医薬品のさまざまな側面に対するWHOの関心の歴史のうえに築かれていた。つまり、1948年、最初の世界保健総会においてすらWHOは表明していたのである[12]。しかし、1975年の報告書では、医薬品に関して、新たなキャンペーンを実施するという明確なステップが示され、貧困国の政府の政策に影響を与える目的で、必須医薬品のコンセプトに焦点が当てられたものであった。

最初の必須医薬品リストのモデルは、1977年に公開され、224の医薬品とワクチンが含まれていた[13]。リスト上の製品のほとんどは治療として有効であることが知られていて、もはや特許権の保護がないものばかりであった。1980年代初頭における必須医薬品のプログラムマネージャーによると、その段階は、「国際公衆衛生における平和的革命」(peaceful revolution in international public health)の開始を意味するものであった[14]。WHOは、グローバルヘルス向上のための取り組みの一環として、ある技術への医薬アクセスを持つ者に対するルールを変更することをねらっていた。これらのルール変更の取り組みは、WHOがさらに医薬アクセスを提唱するきっかけとなったものだが、開発についてのより広範な議論の中で、公衆衛生と医療技術の関係にとって、重要な意味を持っていた。

1970年代後半には、WHOは、貧困国における医療に関する幅広い思想の中に必須医薬品の概念を統合した。WHOの目標「2000年までにすべての人に健康を」（Health for All by the Year 2000）には、すべての人を健康にするというこの象徴的な目標に対して、特定の必須医薬品の定常的な供給が進展評価の重要な指標として含まれていた。1978年のアルマ・アタ宣言はこの思想の上に立って展開したもので、必須医薬品の供給をプライマリヘルスケアの基礎的要素とみなしたのであった[15]。その後、1978年から1979年に、WHOは、必須医薬品とワクチンに関するアクションプログラムを設立する正式な段階に進み、1981年２月にその実行を開始した。

時間がたつにつれて、WHOの必須医薬品に関する活動は、徐々にその範囲を広げていった[16]。1970年代後半には、適切な薬剤選択に重点を置く初期のやり方は変更され、WHO基本文書（basic document）のタイトル変更を反映して、必須医薬品の使用が強調されるようになった。アクションプログラムの設立に続いて、その活動範囲は、各国医薬品政策のほぼすべての側面を網羅するほどにまで再び拡大され、医薬品の選択、医薬品の供給、品質の確保、人材の訓練、法律や規制管理、財源に関するものまでも含むようになった。プログラムでは、各国で、医薬品政策を形成させようとし、必須医薬品のコンセプトを採用するよう各国政府を説得しようとした。1980年代半ばまでに、80か国以上が正式にこのコンセプトを採用した[17]。

国際的な公衆衛生コミュニティは、1980年代と1990年代に、医薬品アクセスの問題に対処し続けていた。それは、貧困国における医薬品に関する融資を行うコミュニティベースアプローチをサポートするバマコイニシアチブを反映したものだった[18]。1985年11月下旬に、WHOは、医薬品の合理的使用に関する専門家会議（Conference of Experts on the Rational Use of Drugs）を招集し、産業界、消費者団体、学識経験者、国の政策立案者を含め、異なる視点から専門家を集めた。参加者は、医薬品のマーケティングコードに関するWHOのアイデアや、必須医薬品リストの市場での実施(market implication)を含む「合理的な使用」に関連するトピックの多くについて反対した。しかし、会議では、WHO事務総長の考え通り、いくつかのコアの問題については合意が生まれた。これらの問題には、医薬品情報、国による医薬品規制プログラム、医薬品の倫理的な広告、適切な処方、処方医に対するよりよい訓練の重要性が含まれていた。WHO事務局長Mahlerは、医薬品をより合理的かつ社会的公正の原則に従って使うことに関して、さまざまなグループの責務をレビューした。彼はまた、WHOの役割とは「超国家的(*supranational*)とは対照的に、国家間的(*international*)なもの」であり、つまり「政策は、WHOの中で定義されうるが、WHOによって実施(impose)されることはできない」点を強調した[19]。最終的に、医薬品政策に関する決定は、政治プロセスを経て、国家レベルで具現されなければならないものであった。

1990年代後半には、活動家グループが、貧困国でエイズ薬をより利用できるように特定の企業に圧力をかけ、医薬アクセスはグローバル政策課題における問題となった。HIV/AIDSに対する新たな抗レトロウイルス治療の出現により、これらの医薬品へのアクセスが早期にできた豊かな国では、死亡率が劇的に低下した。新しい抗レトロウイルス薬の使用可能性(availability)により、エイズの年齢調整死亡率は、1996年から1997年までに米国で48%低下し、西欧とオーストラリアでも同様に減少した[20]。この劇的な死亡率の低下は、医薬品アクセスは、場合によっては、直接的に生と死の問題に—時には世界規模で—関係することを示した。重要なのは、その時点でHIVに感染していた世界中の人々の95%は、貧困国に住んでおり、プログラムや制度の問題だけでなく、コスト障壁によって、この延命治療を受けるアクセスがほとんどなかったということである[21]。1998年の終わりには、世界のHIV/AIDS患者の67%は、サハラ以南のアフリカに住んでおり、世界のエイズによる死亡者の80%以上を記録した。

エイズ薬へのアクセスに関するキャンペーンという、このグローバルな動きは、エイズ活動家、HIV/AIDSとともに生きる人々、ジェネリック製薬会社、国際的なNGO、国際機関を巻き込んで大きく広がった。彼らは、エイズ治療薬へのアクセスの問題を国際保健の優先議題に位置づけることに成功し、さらに重要なことには、国連とG8国の政策課題に掲げることに成功した[22]。そのポリシーは、企業固有の医薬品寄贈プログラムの設立、TRIPS協定におけるドーハ宣言、より広範な製薬業界が参加する複数国連機関とのアクセス加速イニシアチブ、さらにはエイズ、結核、マラリア対策世界基金の創設などに影響を与えた。これらすべての取り組みは、エイズや他の疾患に対する医薬品へのアクセス拡大に貢献した。

豊かな国と貧困国との間で、HIV/AIDSとともに生きる人々の運命の違いがはっきりするにつれて—これは医薬品アクセスの違いによるものだが—必須でかつ新しい医薬品に関する権利の考え方について、グローバルな動きが刺激された。この国際的な動きが高まり、知的財産権は他の政策的配慮に勝る切り札であるべきという考え方への反対が増えた。比較的短い期間のうちに、大手の多国籍製薬企業の取締役会は、世論の圧力と彼らを標的にした抗議行動が増加したことにより、世界の最貧国の最も貧しい人々のために、最も売れている自分たちの製品のいくつかのアクセスを改善するにはどうすればよいかについて議論するようになった。これは、医薬アクセスに対する考え方に大変化が起きたことを反映していた。最近の論争には、医薬品アクセスを人権として明言することが含まれている[23]。

エイズ医薬品へのアクセスのためのグローバルな闘争(struggle)は、必須医薬品の使用可能性と支払可能性に主に焦点を当てたものから、広範かつ包括的な貿易と開発事項が直面する課題に至るまで医薬アクセスの問題として拡大した。最も激しく議論された課題は、薬価政策、知的財産権、世界貿易体制、またこれらのトピックに関する決定が見捨てられた疾病(neglected diseases)や主として貧困国の貧しい人々に起きる疾患に対する将来の新規医薬品開発に与える影響についてであった。

2　医薬アクセスとは何を意味するか？

医薬アクセスとは、簡単に言うと、人々がそれらが必要なときに良質の医療技術を取得でき、適切に使用することができる能力を指す。医薬アクセスは、製造業者からエンドユーザーへの技術輸送のロジスティックス(logistics)の技術的な問題だけを指すものではない。医薬アクセスは、社会的価値、経済的利益、政治的プロセスをも含むのだ。医薬アクセスは、製品だけでなくサービスを必要とし、医療システムの実際の機能の仕方に連動する。我々は、医薬アクセスを、単一のイベントとしてではなく、多くの活動と登場人物(アクター)を含んだ長期のプロセスとしてとらえる。医薬アクセスは、「あり」か「なし」かの二値的(dichotomous)な状態ではなくて、むしろ異なる段階が連続した状態である。つまりオン・オフスイッチというよりも加減抵抗器(rheostat)のようなものである。我々の事例では、医薬アクセスに関する複雑性とフェーズについて解説する。

医薬アクセスの定義は、規範的次元(normative dimension)を本質的に含んでいる。製品品質の正しい(right)レベルとは何か？ 製品使用は、いつ「適正」(appropriate)とみなされるのか？「ニーズ」はどのように定義されるのか？ 医療技術へのアクセスは、いかに「正しい」製品を、「正しい」場所で、「正しい」プロトコルで、「正しい」時に提供するかに依存する。しかし、どの程度達成されたかについては、公共政策と社会的価値に依存するのである[24]。医薬アクセスにとって何が正しいかを定義する一般的な方法として、第1に費用対効果の観点—功利主義の原則(utillitarian principle)に基づく最大多数の最大利益(biggest bang for the buck)—を介したアプローチが挙げられる。その視点では、政府は、ある資源的制約の条件下で、特定の集団の健康を最大化することをめざす。第2の視点の市場ベースのアプローチ(market-based approach)では、実勢価格(生産者とその他によって決められる)を支払いうる人々に対して、販売され入手可能な状況となる。第3の平等主義的価値(egalitarian value)に基づくアプローチでは、集団内の最も恵まれない人々のグループに対し、優先的に財政補助し、効果的な医療技術への医薬アクセスを提供するだろう。また第4の救命原則(rule of rescue)アプローチは、健康面で最も恵まれていない個人に対して、救命医療技術への無料アクセスを提供するだろう[25]。ほとんどの国では、その国の政策における異なる倫理的価値観と医薬アクセスのアプローチを組み合わせている。

医薬アクセスは、患者が医薬品をあまりに多く受け取ることを意味することもある。たとえば、「途上国における医薬品の不合理」(irrationality of pharmaceuticals in the developing world）の記事では、下痢の子どもが3人の異なる医師にかかり、合計で12の医薬品を受け取ったが、そのうちのいくつかは同じ化合物で異なる箱に入っていて、またいくつかは外国語で書かれたラベルであった事例を取り上げている[26]。その子どもは、7種類の異なる抗生物質を受け取り、小児科の教授から受け取った処方箋には、抗生物質の合剤と、便秘薬、水分補給液、腸運動抑制薬、そしてビタミンが含まれていた。記事のタイトルでは、「錯乱した流通、邪悪な処方箋、無防備な使用」と、その問題を表現している。

医療技術の力の一部は、製品に関連する多くの象徴的な意味から派生して発揮される。たとえば、医薬品は多くの場合、肉体と精神の根深い厄介な問題に対して魔法のような治療法を提供すると受けとられている（そのように表示されている）。医薬品マーケティングのある教科書では、「最新技術力の象徴」から、「政治的道具」や「医師のコントロール力の表示」までの27種の医薬品の「潜在的機能」（latent function）を規定している[27]。そして、消費者は、明示された生理学的機能だけでなく医療技術の黙示的な潜在的機能を得るために喜んで犠牲となるのだ。

我々は、医薬アクセスを、貧困国の貧しい人々の病気に対処するための手段として考える。すなわち、我々は、医薬アクセス自体を目的として関心をもつことはない。病気は複雑な問題であり、貧困が病気の原因ともなるし、病気が貧困の原因にもなる。途上国では、貧しいがゆえに広い範囲の健康リスクに曝されることになる。それはより豊かであれば避けることができるものなのだ。同時に、中国（また他の国）の社会調査研究で、家族の一人の病気は、その家族を深刻な貧困に向かわせることになることが示されている[28]。単に医薬品やワクチン、他の医療技術を提供するだけでは、病気とそれに続いて起こる貧困との結びつきによってもたらされる複雑な問題を解決できない。しかし、これらの技術が存在していない状態は、「健康ゴールの達成に対して克服不可能な障壁を構成することとなる」[29]。医薬アクセスの改善は、病気や貧困に対処する統合的なアプローチの1つの構成要素―そして、しばしば必要な要素―である。医薬品、ワクチン、診断機器、他の医療製品へのアクセスが、特に貧しい国においては、自動的に健康改善につながるわけではない。医薬アクセスの問題は、患者がただ単に質の悪い医薬品を入手した場合が多すぎる。お金がかかるが自分の健康状態には何ら影響を及ぼさないのだ。患者と医療技術の消費者は、多くの場合、製品を適切に使用する方法について、医療提供者から情報をほとんど受け取っていない。途上国の多くの地域では、医薬品は、指示や情報がまったくない状態で、紙に包まれて処方される。このような状況は、製品の品質や使用、そして健康アウトカム(health outcome)に悪影響を及ぼしかねない。これらの理由から、我々の医薬アクセスの定義には、製品の品質と使用を含めている。

集団の健康改善と技術へのアクセスをつなぎあわせることは、このように複雑な作業である。我々は事例を通じて、貧困国において、どのようにして、さまざまな活動やアクターが組み合わさり、医療技術へのアクセスを作り上げているのか探る。その過程で、ケーススタディでは、医療効果に対し、積極的に影響を及ぼすことができた技術アクセスとうまくできなかった事例について説明する。

3　なぜ医薬アクセスはそんなに難しいのか?

医薬アクセスが達成困難である根本的な理由の1つは、不十分な医薬アクセスは、ほとんどの場合、単一の障害が問題となっているわけではないからだ。医薬アクセス問題は、市場の失敗、政府の失敗、さらにNGOの失敗の組み合わせから生じる。複数の失敗への対処には、グローバル、国、地方(local)レベルのアクターに向けられる多くの段階が必要で、さまざまな種類の専門家に依存する。その解決策には、多くの場合、経済的、政治的、認知的(perceptual)な戦略を伴う。ただ単に、より多くお金を提供することで医薬アクセス問題が解消できるということは、まれである。

同様に、知的財産権は、新製品に対するアクセスに関して、手ごわい障壁を構成しうるが、特許障壁を取り除くだけで、ただちにあるいは必然的に医薬アクセスが達成されるわけではない(新たな企業の参入により効率的な競争が起きて、価格が引き下がったとしても)。ケーススタディにおいて、我々は、製品特許が切れても、すぐには医薬アクセスが活性化しなかった例(第3章のプラジカンテル)を検討する。また、交渉によって特許問題が解決しても、多くの問題がまだ残っていたケース(第6章のノルプラント)も検討する。特許を重視することは、多くの新製品に対しては適切であるかもしれないが、我々のケーススタディのいくつかで説明するように、特許が医薬アクセスを阻害する唯一の問題ではない。

医薬アクセスは、人間の行動の特定の形態(particular form)に依存するため、非常に困難である。単一の技術でも多種多様な方法で用いられうるし、時には、まったく製品開発者が予期していない方法で使用されることもある。たとえば、ジンバブエでは、女性用コンドーム上のリングが、女性がファッションアクセサリーとして使用する「腕輪」(bangles)のもととなった(第8章の女性用コンドームのケーススタディを参照)[30]。製品開発者が意図したとおりに、その技術を人々に使ってもらうよう個人の行動を変容させることは、大変挑戦的な取り組みである。いくつかの技術については、製品の一見シンプルな使用がスティグマという複雑な問題(たとえば、HIV診断検査に関連したスティグマ)を生じることもある。いくつかの技術の使用は、親密な性的行為の一環として話し合わなければならない(たとえば、男性用と女性用コンドームの両方を使用するなど)。他の技術では、行動パターンを変容させることが求められるため、アドヒアランス(adherence)の問題を引き起こす(たとえば、統合失調症や糖尿病などの慢性疾患、ならびにHIV/AIDS、結核のための医薬品の正しい継続的使用)。一言で言えば、人々に医療技術を「適切に」使用させることは、容易ではない。

最後に、医薬アクセスは、問題の多くが製品固有(product specific)なものであるために、困難である。技術によって、健康問題によって、国によって、民族やコミュニティによってさえ、問題は異なる。本書における我々の目標は、一連の技術について、複雑に織り込まれた諸問題を解説し、それらを分析して対処しうる方法を示すことである。この実践は、技術開発者と販売促進者にとって、ミッションをより成功させるためのアプローチを特定するのに役立つだろう。

4　本書の構成

本書は、3部構成である。第1部で、医薬アクセスに関する一般的な考え方をいくつか提示する。第2部で、独自の調査研究に基づいて一連の医薬アクセス物語(access stories)を述べる。第3部で、それらの事例から学んだ一般的な教訓を議論する。

第1部は、この第1章と第2章であり、我々は、医療技術へのアクセス・プロセスに関する分析フレームワークを提示する。我々のアプローチは、組織構築(architecture)、使用可能性(availability)、支払可能性(affordability)、採用(adoption)に特に注目しながら、文献に記載された医薬アクセスに関する既存研究を取り上げる。第2章では、グローバル、国、地域レベルで生じる特定の活動を検討し、医薬アクセスのこれら4つの次元について説明する。フレームワークは、医薬アクセスのために関連した活動がどのように相互作用するか、そして、多様なアクターが、さまざまなレベルでどのように相互作用するかを示す。

第2部では、深く掘り下げた6つのケーススタディ（第3章から第8章)を示し、途上国におけるさまざまな医療技術へのアクセス物語を述べる。第2章で述べるフレームワークに基づき、主要なアクター、障壁や促進要因、医薬アクセスを改善するための戦略に関する分析によって、6つの医療技術の開発と普及を評価する。

第3部となる最終章(第9章)では、各ケーススタディから得られた教訓について議論する。我々は、医薬アクセスをうまく促進する要因、医薬アクセスを阻害する要因を含んだ、ケースを横断するテーマを探る。そして、新しい医療技術を導入し、スケールアップのプロセスを容易にしうる多くの具体的な提案によって報告をまとめ、その結果として医薬アクセスの拡大につなげる。巻末の用語解説(glossary)は、我々の分析で使用される医薬アクセスの用語の定義のほか、ケーススタディで引用される公衆衛生の概念、そして疾患、症状について掲載している。

5　研究の手法

本書のための我々の調査研究は、公表（published）と非公表（unpublished）のほか、それぞれの技術の開発および配送（delivery）に関与する主要な参加者との綿密なインタビューの分析を含む。異なる視点から医薬アクセス問題を理解するために、可能な限り、多くの異種の人々と話をし、多様な文献を分析するように努めた。

ケーススタディを選択する際に、4つのクライテリアに従った。第1に、我々は、異なる種類の医療技術にまたがるように事例を選んだ。すなわち、医薬品（第3章のプラジカンテル）、ワクチン（第4章のB型肝炎ワクチン）、診断機器（第5章のマラリア迅速診断テスト）、避妊（第6章のノルプラント）、医療機器（第7章のワクチン・バイアル・モニター）、二重避妊技術（第8章の女性用コンドーム）。第2に、住血吸虫症、性感染症（HIVを含む）、マラリア、B型肝炎ウイルス、意図しない妊娠など、さまざまな健康問題を反映したケーススタディを選んだ。

第3に、各フェーズ（phase）に固有の促進要因、障壁、戦略を特定するために、医薬アクセスの異なるフェーズを持つ事例を選択した。たとえば、女性用コンドーム（第8章）のケースでは、主に医薬アクセスの導入フェーズに焦点を当てている。プラジカンテル（第3章）のような別の事例では、医薬アクセスのスケールアップ・フェーズを調査している。しかし、本書のために選択されたケーススタディは、個々の国が長期的な予防、管理、または関連疾患の根絶のための技術の使用を維持しようとする医薬アクセスの最終フェーズは検討していない。最終フェーズを含んでいない理由は、一部には紙幅制限の問題、そしてまた一部には、別個の国レベルの分析を要し、我々の研究の範囲を超えているからである。我々は、第2章で、医薬アクセスのさまざまなフェーズの詳細な説明を行う。

第4に、我々は成功したものだけでなく、障害が発生し行き詰っている事例も選択した。医薬アクセスの歴史は完結する話ではなく、アクセス拡大のための進行中の取り組みであるため、事例の多くは、アクセス処理が「失敗」したかどうかを言うには時期尚早なのだ。また、多くの事例にとって、医薬アクセスの提供は一様にはならない（ある国では成功し、他の国では問題が発生するということもある）。我々は多様な医薬アクセスの成果を調査し、成功を生み出すプロセスを特定することをめざす。

我々の研究は、国や地域、コミュニティレベルでの医薬アクセス問題を調査しているが、その国の一連の背景事情を踏まえて、個々の技術のケーススタディを詳細に行ったわけではない。その代わりに、ケーススタディでは、医療技術へのアクセスに影響を与えるプロセスについての分析を重点的に行った。我々は、この包括的な視点が医薬アクセスの拡大に役立ち、それによって貧困国における貧困層の健康状態を向上させることができることを願う。

注

1. World Health Organization, *The World Medicines Situation* (Geneva: WHO, 2004), 61.
2. World Health Organization, *The World Drug Situation* (Geneva: WHO, 1988), 53.
3. Pable Gottret and George Schieber, *Health Financing Revisited: A Practitioner's Guide* (Washington, DC: The World Bank, 2006), 36.
4. Beth Anne Pratt, Ilavenil Ramiah, Laura Frost, and Michael R. Reich, "Annotated Bibliography on Access Issues" (Working Paper for Access Project, September 1, 2006).
5. Lu Ann Aday and Ronald Andersen, "A Framework for the Study of Access to Medical Care," *Health Services Research* 9 (1974): 208–220.
6. Kara Hanson, M. Kent Ranson, Valeria Oliveira-Cruz, and Anne Mills, "Expanding Access to Priority Health Interventions: A Framework for Understanding the Constraints to Scaling-Up," *Journal of International Development* 15 (2003): 1–14.
7. 同様の手法は以下の文献でも用いられている。Michael J. Free, "Achieving Appropriate Design and Widespread Use of Health Technologies in the Developing World," *International Journal of Gynecology and Obstetrics* 85 (2004): S3–S13.
8. United Nations, *Road Map Towards the Implementation of the United Nations Millennium Declaration, Report of the Secretary General* (New York: United Nations General Assembly, September 6, 2001, A/56/326), 58.
9. Department for International Development, *Increasing Access to Essential Medicines in the Developing World: UK Government Policy and Plans* (London: DfID, June 2004); and Editorial, "MeTA: A Welcome Force for Access to Medicines," The Lancet 371 (2008): 1724.
10. この節の内容は以下の文献に基づくものである。Michael R. Reich, "Essential Drugs: Economics and Politics in International Health," *Health Policy* 8 (1987): 39–57.
11. Halfdan Mahler, *Report to the 28th World Health Assembly*, Official Records of the World Health Organization, No. 226, Annex 13 (Geneva: WHO, 1975), 96–110; and "National Drug Policies," *WHO Chronicle* 29 (1975): 337–349.
12. 1948年から1975年までの医薬政策のさまざまな側面に関する世界保健総会の決議については以下の文献に記されている。WHO, "The Role of WHO in the Transfer and Dissemination of Information on Drug Quality, Safety and Efficacy," in *The Rational Use of Drugs: Report of the Conference of Experts, Nairobi, 25–29 November 1985* (Geneva: WHO, 1987), 109–141.
13. World Health Organization, *The Selection of Essential Drugs*, WHO Technical Report Series No. 615 (Geneva: WHO, 1977).
14. Ernst Lauridsen, "But Some Are More Essential Than Others!" *World Health*,

July 1984, 3–5.

15. World Health Organization, *Declaration of Alma Ata: Report on the International Conference on Primary Health Care (Alma Ata, USSR)* (Geneva: WHO, 1978).
16. Reich, 43.
17. "The First Four Years—So Far, So Good!" *Essential Drugs Monitor* 1 (1985): 2.
18. Alec Irwin and Eva Ombaka, *Background Paper of the Millennium Project Task Force on Major Diseases and Access to Medicine, Subgroup on Access to Essential Medicines* (New York: UN Millennium Project, 2003), 4.
19. World Health Organization, "Director-General's Summing Up of the Issues," in *The Rational Use of Drugs: Report of the Conference of Experts, Nairobi, 25–29 November 1985* (Geneva: WHO, 1987), 6.
20. Anthony S. Fauci, "The AIDS Epidemic: Considerations for the 21st Century," *New England Journal of Medicine* 341 (1999): 1046–1050.
21. UNAIDS and World Health Organization, *AIDS Epidemic Update: December 1998* (Geneva: UNAIDS and WHO, 1998).
22. Michael R. Reich and Priya Bery, "Expanding Global Access to ARVs: The Challenges of Prices and Patents," in *The AIDS Pandemic: Impact on Science and Society*, eds. Kenneth H. Mayer & H. F. Pizer (New York: Academic Press, 2005), 324–350.
23. Hans V. Hogerzeil, "Essential Medicines and Human Rights: What Can They Learn from Each Other?" *Bulletin of the World Health Organization* 84 (2006): 371–375.
24. Marc J. Roberts and Michael R. Reich, "Ethical Analysis in Public Health," *The Lancet* 359 (2002): 1055–1059.
25. John McKie and Jeff Richardson, "The Rule of Rescue," *Social Science and Medicine* 56 (2003): 2407–2419.
26. Stephen J. Fabrican and Norbert Hirschhorn, "Deranged Distribution, Perverse Prescription, Unprotected Use: The Irrationality of Pharmaceuticals in the Developing World," *Health Policy and Planning* 2 (1987): 206–207.
27. Mickey C. Smith, *Principles of Pharmaceutical Marketing* (Philadelphia: Lea and Febiger, 1983), 112.
28. William C. Hsiao and Y. Liu, "Economic Reform and Health: Lessons from China," *New England Journal of Medicine* 335 (1996): 400–406.
29. Irwin and Ombaka, 5.
30. Steve Vickers, "Zimbabweans Make Condom Bangles," *BBC News*, February 10, 2005, http://news.bbc.co.uk/2/hi/africa/4250789.stm (retrieved January 22, 2007).

第2章

医薬アクセスのフレームワーク

The Access Framework

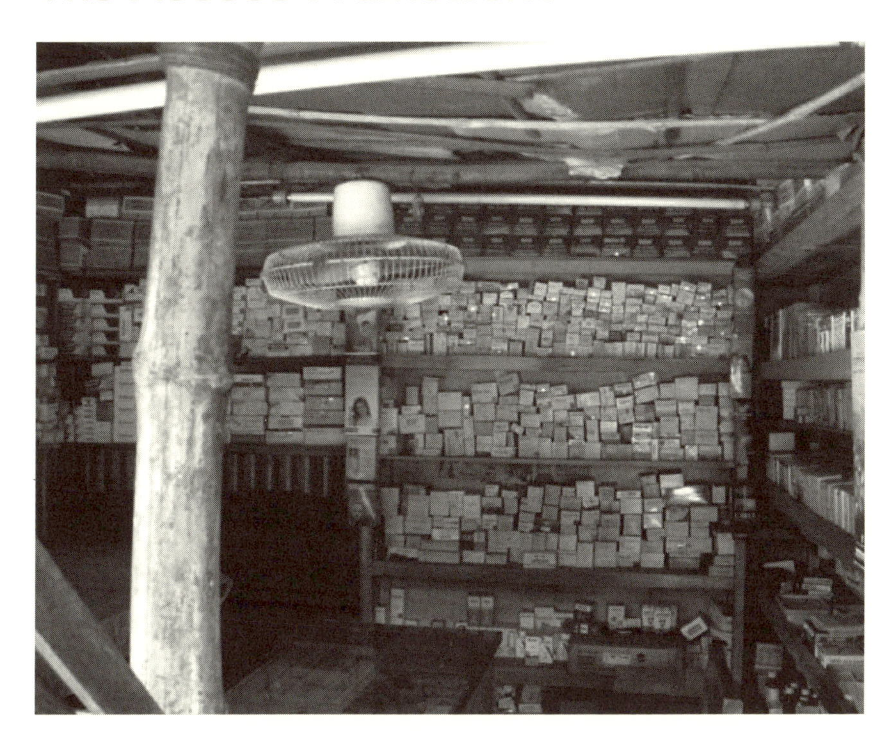

はじめに

この章では、医薬アクセスを促進・制限するさまざまなプロセスや、医薬アクセスの成果に影響を与える関係者を理解するためのフレームワークを紹介する。後述する医療技術へのアクセスに関する6つの事例を紹介していく中で、このフレームワークをどのように活用していくべきかについて説明していく。同時に、このフレームワークが新しい医療技術の医薬アクセスを分析するうえでも有用であることについて述べていく。

第1章で述べたように、本書では途上国の健康状況を改善しうる技術に焦点を当てている。したがって医薬品やワクチンはもちろん、診断技術や避妊具、医療機器に関する事例も検討していく。我々が関心を持つ技術への医薬アクセスを確立するためには、公共機関や民間機関による、グローバル、国、地方レベルのさまざまな活動—財政支援(funding)、制度の整備(institutions)、介入(interventions)、判断(thinking)—が必要である。この章で提案するフレームワークは、途上国における医療技術へのアクセスに関して、行動の責任者と活動の規模の2つの点から分析している。すなわちこのフレームワークは、以前我々が公衆衛生における官民パートナーシップの役割について論じたものを踏まえつつ、さらに拡大したものである[1]。

1　フレームワークの鍵となる要素

Figure 2.1に示すとおり、我々のフレームワークには医療技術へのアクセスに関わるさまざまなプロセスが含まれる。このフレームワークは4つのA（4A's、以後4Asと略す）に基づいている。「組織構築」（architecture）とは医薬アクセスのための組織化された協力体制を指し、「使用可能性」（availability）は医薬アクセスにおける供給要素に着目するものである。「支払可能性」（affordability）はさまざまな関係者からみた費用を意味し、「採用」（adoption）は需要要素や

Figure 2.1　医薬アクセスのフレームワーク

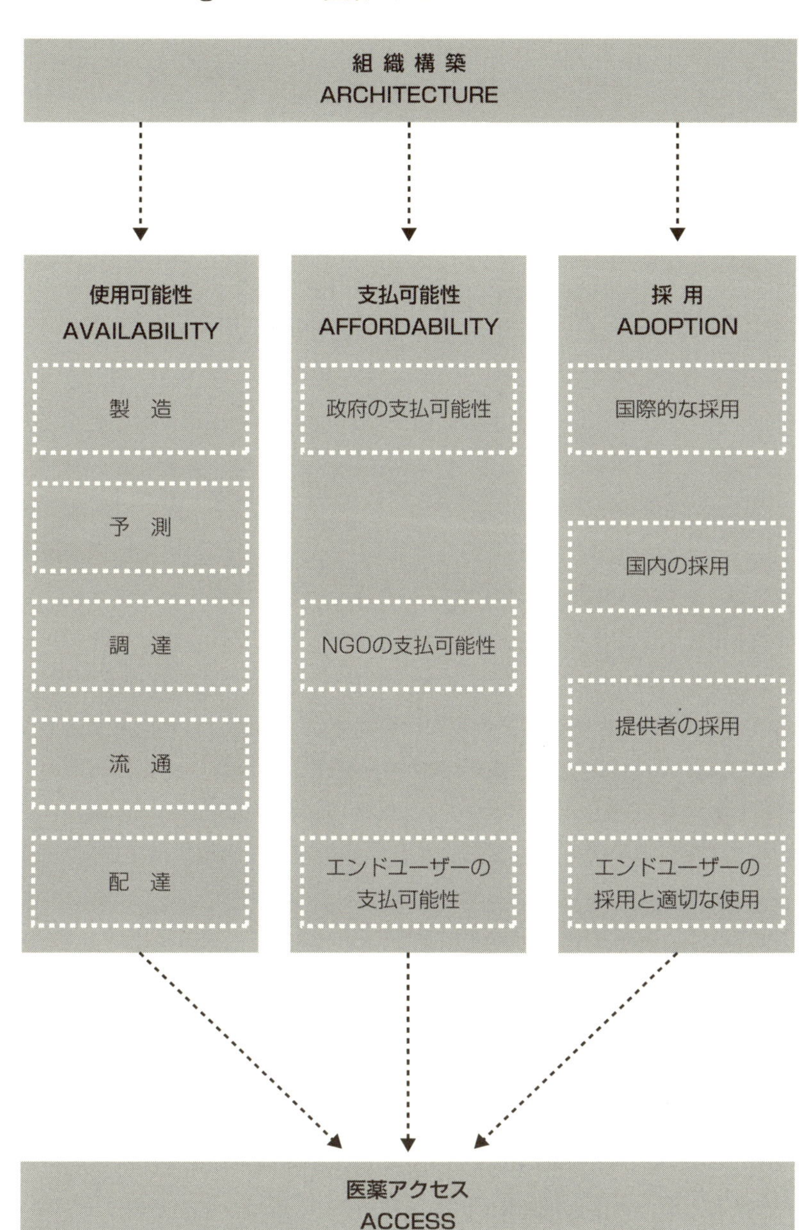

Figure 2.2　医薬品産業における価値連鎖

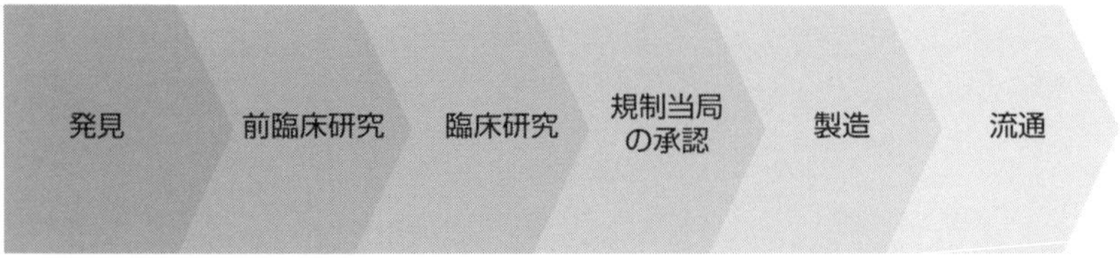

現場での受け入れなども含む。このフレームワークは、結核治療薬開発のためのグローバルアライアンス(Global Alliance for TB Drug Development)による「AAAストラテジー」と呼ばれるアプローチを基本とし、改変したものである[2]。我々は分析のわかりやすさと汎用性を高めるために、用語の変更と新しいアイデアの追加を行った。供給の次元(availability)、費用の次元(affordability)、需要の次元(adoption)に加え、組織化の次元(architecture)をフレームワークに加えた。

我々のフレームワークは、これら4つのAを、同時に行われるアクティビティ・ストリームとして扱っている。このフレームワークは、多くのアナリストが製品開発や医薬アクセスの分析に用いている従来のような線型的な(linear)「価値連鎖」(value chain)の概念をより複雑にしたものである(医薬品産業における価値連鎖はFigure 2.2を参照)。4つのアクティビティ・ストリームの正しい理解は、医療技術へのアクセスを成功させる鍵である。

第1のストリームは、「組織構築」(architechture)と呼ばれる組織的構造に関するものである。これは医薬アクセスを確立するうえで他の3つのアクティビティ・ストリームをまとめあげる際に必要となる。

第2のストリームは、医療技術の「使用可能性」(availability)に関わるものである。このストリームは、物流管理に配慮し、医療技術を確実かつ安定的に供給することを保証するさまざまなレベルの活動を含む。

第3のストリームは、途上国の政府や個々のエンドユーザーに対する医療技術の「支払可能性」(affordability)に関わるものである。

第4のストリームは、医療技術の「採用」(adoption)に取り組むものである。このストリームは、医療技術の現場での受け入れと需要を確実にするものである。この活動は、グローバル、国、地方、コミュニティレベルで行われる。

組織構築、使用可能性、支払可能性、採用の4As達成に関して、その促進因子、障壁、重要な関係者を深く理解することは、よりよい医薬アクセスの計画に必須である。この目的の達成のために、我々のフレームワークは、グローバルレベルからエンドユーザーへの医薬アクセスを確立するために必要な活動を図式化している。Figure 2.1に示すように、我々は医薬アクセスのプロセスを特徴的なイベントで定義されるアクセス活動に分解していく。この活動は、医薬アクセスがその潜在的なヘルスベネフィットを十分に発揮するためになくてはならないものである（具体的な医薬アクセス活動の定義はTable 2.1を参照）。我々のフレームワークは、医薬アクセスを製品開発の段階からエンドユーザー（供給業者、患者、消費者）が技術を正しく使用するまでとしている。ここで、医薬アクセスの概念をエンドユーザーに届けた後まで拡張していることがポイントである。なぜならば、「人々が実際にどのように技術を使うか」が、最終的な製品の効果を大きく左右するからである。このように、医薬アクセスに対する我々の概念は、実際に使用する段階にまで広げ、適切あるいは不適切な技術の使用といった考えを含むものである。

このフレームワークでは、それぞれの活動が、その行動主体である固有の関係者（actor）と結びつけられている。医薬アクセス活動の関係者には、世界保健機関（World Health Organization: WHO）のような国際機関、多国籍製薬企業などのグローバルレベルの民間セクタ、ビル＆メリンダ・ゲイツ財団や二国間援助機関などのグローバルレベルの民間あるいは公共の援助団体が含まれる。一方、国内では、医療技術の民間流通業者、保健省などの国の公共セクタ、国の規制当局、公営診療所の医療提供者などの地方、地域、コミュニティレベルの公共機関従事者、コミュニティに根ざした医療技術提供者、患者や消費者を含むエンドユーザーなどが含まれる。

我々が医薬アクセス活動を基礎にフレームワークを組んだのには、理由がある。このようなフレームワークによって、こうした活動の明暗を分ける特定の因子の同定が可能になるからである[3]。制約（constraint）といわれるような活動を制限する因子を障壁（barrier）という。一方で、エンドユーザーに対し、組織構築、使用可能性、支払可能性、採用の4Asを通じて医療技術の寄与するよう

Table 2.1　医薬アクセス活動の定義

医薬アクセス活動	説　明
組織構築（architecture）：使用可能性、支払可能性、採用の活動を統合する目的で確立された組織構造や関係性	
使用可能性（availability）：新規の医療技術をエンドユーザーの手（あるいは口）に届けるための、生産、注文、出荷、保管、流通、配達の戦略	
製造	使用あるいは販売目的で原材料から最終製品を生み出す過程
予測	製品の販売数と使用数の見込みと、適当な価格の調査
調達	公共あるいは民間の供給者からの医療技術の購入過程と、受注量、支払金額、購入技術の品質に関わるすべての決定
流通	公共あるいは民間、もしくは官民混合の流通経路による輸送過程
配達	公共あるいは民間の流通経路によって当初のエンドユーザーへ物理的に技術が輸送される過程であり、サプライチェーンの要
支払可能性（affordability）：医療技術を必要とする人にとって、医療技術と関連サービスのコストが高すぎないよう保証すること	
政府とNGOの支払可能性	途上国政府の調達部門やNGOに対する、技術の支払可能性
エンドユーザーの支払可能性	個々の患者や消費者に対する、技術の支払可能性
採用（adoption）：国際機関、政府関係者、供給者、薬剤師、個々の患者から、新規技術への需要と受け入れを醸成すること	
国際的な採用	技術に対するWHO、UNICEF、UNAIDS、UNFPA、専門家集団などの国際機関の受け入れ
国内の採用	政治的コミットメントや規制当局の承認、治療プロトコルの採用を含む、技術に対する途上国政府省庁の政策決定者の受け入れ
提供者の採用	技術に対する医療供給者の受け入れと適切な処方
エンドユーザーの採用と適正使用	技術の適正使用を含む、技術に対する患者や消費者の受け入れ

なものを促進因子(facilitator)という。次節では、よりよい医薬アクセスを進める上で、あるアクティビティから次への移行に影響する障壁や促進因子を明らかにしていく。ここで述べる因子は、途上国における技術アクセスの障壁に関する既存の文献を参考にした。これらには、たとえば医療システムの機能(capability)や政治的コミットメント、疾患や技術の特性、患者のアドビアランスなどがある。このような障壁や促進因子は複雑で、社会的、文化的、経済的、政治的、技術的、法的といったさまざまな側面を持つものである。

我々にとって重要なことは、医薬アクセスの過程に影響を与える障壁や促進因子に対処(address)するような戦略を立てることである。これらの要素を同定したら、それらがどの程度決まっているのか、または変えうるのかによって検討することができる。このように、障壁を克服し、促進因子を強化することで「医薬アクセス戦略」をデザインすることができる。次節では、各アクティビティ・ストリームについて述べ、それに関連する医薬アクセス活動、関係者、障壁、促進因子についてみていく。

2　4つのアクティビティ・ストリーム

(1) アクティビティ・ストリーム1：組織構築 (architecture)

医薬アクセスには、多くの個人、団体による取り組みが必要であろう。このとき特定の医療技術アクセスに関して、他の3つのアクティビティ・ストリーム(使用可能性、支払可能性、採用)における活動を結びつけ、これらのハンドルを握る団体のネットワークが必要になる。我々はこれを組織構築と呼ぶ。

組織構築ストリームは、新しい医療技術を導入するか否かの判断から始まる。この意思決定は安全性と有効性に関する標準的なレギュラトリーアセスメントを伴うが、それだけではない。既存技術との比較評価や、潜在的なベネフィットなどの評価も必要である。こうした評価は通常は国レベルで行われるものだが、多国籍レベル、あるいは地域レベルで行われることもある。その一例が、欧州医薬品庁(European Agency for the Evaluation of Medicines: EMEA)である。いくつかの国では、比較評価として医療技術の費用対効果分析を正式に取り込んでいる。これはオーストラリアとニュージーランドにおける新薬についても同様である。こうした評価は、技術を必要とする地域での医療システムの機能やユーザーのニーズといった背景も考慮に入れることができるだろう。避妊薬の導入を評価するためのフレームワークにおいては、意思決定のプロセスに4つの可能性がある。1)新しい技術を導入する、2)（あるならば)既存技術の実用性を改善する、3)技術を導入しない、4)（あるならば)現在利用可能な技術の使用を中止する[4]。もし新しい技術を導入すると決定した場合、状況に合わせてどのように導入すべきかを計画するためにより深い分析が必要になる。こうした分析を行うのは、技術保有者、導入の推進者、規制当局(regulator)などである。導入試験あるいは、サービス提供やユーザー側の見方(perspective)に関する評価といった応用研究は、製品の導入に進む前に必須である。

ここで大切なのは、いったい誰が新技術導入の決定を行うかということである。この決定を行う者は、民と官、先進国と途上国などのように異なる組織をとりまとめるという、次の段階に進む必要がある。このとりまとめは技術アクセスを確かなものにするために必須のものである。こうした多様な組織をとりまとめ、協力体制を整えることは、一筋縄ではいかない。組織の構造はさまざまな形態をとりうるからだ。McKinsey & Companyによるグローバルヘルスパートナーシップの研究によれば、単純な提携、先導してくれる協力者、主契約者、事務局、合弁会社(独立機関)の5つの異なる構造モデルが存在する[5]。本書の6つのケーススタディで、グローバルヘルスの技術アクセスにおける各プロセスで鍵となる協力者について評価していく。こうした協力者が医薬アクセスを生み出すために、どのように組織構築(architecture)をしていくのか、またそうした体制が製品、状況に応じてどのように異なるのかを、形態、責任の所在という観点からみていく。我々はどのような個人や組織がリーダーシップを発揮していくのかをみていく。また異なる体制の立ち上げや実行から教訓を探していく。標準的な製品においては、生産者は通常、このようなフォーマルなパートナーシップの組織構築を技術導入あるいはスケールアップのために構築することはない。しかし本書の中で取り上げられる技術においては、従来のような市場アプローチは(とりわけ貧しい国の貧しい人々に対して)通用しない。したがって異なるパートナーどうしをとりまとめ、組織構築を整えることは、医薬アクセスを成功させるうえで必須である。

Austinの戦略的な提携に関する研究によれば、「戦略的な協力の7つのC」と呼ばれる組織についての7つの課題がある[6]。その7つとは、1)目的の明確化(clarity of purpose)、2)使命や戦略、価値観の一致(congruency of mission, strategy, and values)、3)価値の創造(creation of value)、4)目的と人の総合(connection of purpose and people)、5)パートナー間のコミュニケーション(communication between partners)、6)継続学習(continual learning)、7)パートナーシップへのコミットメント(commitment to the partnership)である。グローバルヘルスの官民パートナーシップ(public-private partnerships)に関するこの文献は、以上の7つの因子が国際保健パートナーシップの成功にどれだけ重要であるかを明らかにした。たとえば、メクチザン寄付プログラム(Mectizan Donation Program)において、Merckと子どもの生存・発達タスク・フォース(Task Force for Child Survival and Development)は、対象疾患、人々、アイデア(先の文献で我々が"boundary object"と呼ぶもの)を共有することで価値、コミットメント、共通の目的を創り出した[7]。彼らが構築し、維持したこうした共通性によって、さまざまな分野にわたるパートナーどうしの協力は成功し、イベルメクチンの寄付によって貧しい国のオンコセルカ症(河川盲目症)を治療するという共通の目的を達成した。

この他に、保健分野のパートナーシップの成功に寄与する因子として、パートナー間で明確な管理体制を確立すること、意思決定とプログラムの説明責任における透明性を確保すること、必要な活動をとりまとめること、プログラムの成功を評価する実績評価の基準を確立すること、国内のオーナーシップと持続可能性を保証するために途上国政府を巻き込むことなどが挙げられる。ハンセン病撲滅のためのグローバルアライアンス(Global Alliance for the Elimination of Leprosy: GAEL)の例で、実績評価と実行戦略におけるパートナー間の同意の大切さをみていこう。Rinaldiは、ハンセン病キャンペーンでみられた成功がいかにして2003年のWHOによる「ハンセン病の撲滅目標」の達成宣言へとつながったかについて述べている[8]。しかしWHOとGAELが採用したハンセン病撲滅の指標に異議を唱え、依然としてハンセン病がグローバルへルスの大きな問題であり続けていると信じている者もいる。WHOはハンセン病キャンペーンの鍵として「有病率」（prevalence）と「撲滅」（elimination）という言葉を繰り返していたが、これが結局はハンセン病に立ち向かうための提携に亀裂を招いてしまった。その結果、2001年には、対ハンセン病協会の初期メンバーがグローバルアライアンスから脱退してしまった。これにより、GAELは評価機関からの働きかけによってその活動内容を撲滅戦略から疾患コントロールへと変更しなければならなかった。つまり有病率に焦点を当てるのではなく、感染の予防、新規発症数の縮小、患者の支援などへと戦略を変更したのである。

本書における6つのケーススタディでは、医療技術アクセスのパートナーシップを創り、実行するうえでの成功と失敗に関与する因子を調べていく。こうした情報が、医薬アクセスの組織構築をどのようにデザインし、運用していくかについてのよりよい理解につながれば幸いである。加えて、グローバル、国、地方レベルにおける効果的なパートナーシップを開発、実行、評価するうえでも参考になればと思う（ただし本書では地方レベルの活動に関しては詳しくは述べない）。

(2) アクティビティ・ストリーム2：使用可能性（availability）

使用可能性は、エンドユーザーに医療技術の受け渡しを保証するための生産、注文、出荷、保管、流通、配送についての戦略を指す。Figure 2.1に示すように、使用可能性の鍵となる活動には、製造、予測、調達、流通、配送が含まれる。こうした活動は官民双方の関係者によって、グローバル、国、地方、そしてコミュニティの各レベルで行われるものである。

一般的に、「製造」とは、使用あるいは販売を目的として原材料から最終製品を生み出す過程である。製薬企業にとって、「製造」は大きく2つに分けられるのが普通である。第1は一次製造と呼ばれる過程で、原薬（active ingredient）の製造を指す。多くの場合、この一次製造は先進国で行われる。第2は二次製造で、最終製品の製剤に関わるものである。この過程は通常、原薬の製造に比べて複雑な技術プロセスを必要としない。しかしワクチンや多くの生物学的製剤（遺伝子組換え医薬品を含む）、徐放性製剤などといった特定の種類の医薬品については、二次製造が複雑となる。このように、製造過程の複雑性は製品の特性による。また、医薬品の原薬の確保に問題があると、医療技術の供給不足を引き起こすことがある。たとえば、植物由来の化合物である生のアルテミシニン(artemisinin)の世界的な不足によって、アルテミシニンを併用したマラリア治療(ACT)が危機に陥っている。アルテミシニンのとれるクソニンジンが生息する地域は限られており、加えて栽培には多くの時間がかかる。この供給の問題を解決するために、代替的なアルテミシニン合成法の開発や、新しい地域でのクソニンジン栽培の導入に関する研究が行われている。

特許の所在によって、誰が技術の製造を担うのかが決まる。製造は、製品の特許権者や製造過程の特許権者(製品自体の特許を認めていない国の場合)、特許権者に許可された製造者、もしくは技術の特許が切れている場合(あるいは特許が取得されていない国で)はジェネリックメーカーが担う。技術の製造を行うべきかという製造者の判断は、特許の所在、国の政策、法的枠組み、市場の大きさや収益性の見積(estimate)といった製造者の市場への認識、実際に誰が選択し購入するのかといったものに影響を受ける[9]。本書で取り上げる6つのケーススタディでは、途上国向けの医療技術における異なる種類の製造者について分析し、こうした製造者が市場参入の意思決定をする際に影響を与える重要な因子についてみていく。

途上国向けの医療技術の製造が決まったら、次の過程は需要「予測」(forecasting)である。これは製品がどの程度の値段でどの程度売れ、使用されるのかを調査するものである。需要の予測によって、製造者は見込まれる需要に見合うだけの供給を保証する生産能力への投資・計画が可能となる[10]。十分な供給を確保し、技術と生産者の信頼性を高めるためには正確な予測が不可欠である。もし注文した量の製品が製造されず、使用不可能になるという疑念を受注者が抱いた場合、受注者は受注量を減らし、結果的に医薬品の不足と技術への医薬アクセスの妨害を招くだろう。加えて、生産者は信頼できる需要予測なしに医療技術の生産へ投資することを嫌う傾向がある[11]。ワシントンに拠点を置くグローバル開発センター(Center for Global Development)によって2006年に開かれたグローバルヘルス予測ワーキンググループ(Global Health Forecasting Working Group)はグローバルヘルスのコミュニティに対して需要予測の改善に関する提案を出した。この中には、情報仲介者(infomediary)を立てることで効率的に製品の需要を集約し、製造者とグローバルヘルスのパートナー間で情報を共有すべきであるとの提案があった[12]。

「調達」とは民間あるいは公共の提供者から医療技術を購入する過程であり、特定の製品の購入量、購入価格、購入する製品の品質などに関するすべての意思決定を含むものである[13]。途上国政府は、多くの技術をしばしば入札手続きを経て多国籍企業あるいは現地の提供者から調達している。調達の過程で起こりうる制約として、提供者を探し、選び出す難しさ、予算の問題、変則的な支払いなどが挙げられる。IDA(International Dispensary Association)のような国際調達機関は調達時の問題を解決し、途上国政府の医療技術購入を支援する。国際調達機関(多くの場合が非営利機関)は、一括の大量購入によって値上げを最小限に抑えつつ、医療技術を政府にとって利用可能なものにしている。こうした機関は供給者探しとその選定や製品品質の保証などの面でも政府をサポートする。これまでに2、3の国際機関が、途上国政府が(特定の疾患に対する)特定の技術を調達するためのサポートを行ってきた。たとえば、世界抗結核薬基金(Global Drug Facility)は一括大量購入によって結核薬のスムーズな医薬アクセスを保証し、国内の結核プログラムの技術支援を行い、途上国にサポートを保証するために2001年に設立された[14]。

技術の「流通サイクル」は、製造者あるいは供給者から製品が発送された段階から始まる。続く分配のプロセスには出港、受領と査察、棚卸し、保管、医療施設への運搬、消費状況の報告などが含まれる[15]。民間あるいは公共の団体が、これらの作業を請け負う。典型的な流通システムにおいては、製品はまず1つあるいは複数の一次店舗に受け渡される。そこから中間店舗に受け渡され、最終的に個々の医療施設へと渡っていく。保管と流通にかかるコストは大きく、技術をエンドユーザーに届けるまでのコストの大部分を占める。多くの因子が技術の流通に影響を与える。ナイジェリアのサプライチェーンに関する研究によれば、輸送のための車両の不足が、流通に大きな影響を与えた因子だったという。その他の重要な制約として、効果的な薬の管理(management)情報システムやスタッフのパフォーマンスをモニターし、評価するためのシステムの欠落といった行政上の不備が挙げられている[16]。

「エンドユーザーへの医療技術の配送」は、官民のさまざまな協力のもとに行われている。この中には、公立病院や健康センターの薬局、公式・非公式の店舗、また大規模キャンペーン実施中のさまざまなコミュニティが含まれる。エジプトでは、経口補水塩(oral rehydration salts: ORS)の配送が、5つの配送センターと37の支局を含む公共セクタを介して行われた。これに加え、「デポ・ホルダー」(depot holder)と呼ばれる人々がORSの田舎の村への配達に大きく貢献した。こうした人々は、コミュニティのリーダーや分娩介助者、ORSの使用について訓練を受けたヘルスワーカーなどであった[17]。ORSが利益の多い下痢止め薬と競合するにもかかわらず、民間の薬局もORSの配送に協力した。ORSの配送に経済的なインセンティブを持たせるために、薬局には無料で計量カップを配布し、ORSとともに販売できるようにした。これにより、薬局の利益を増やすのが目的であった。大部分の医療技術において、効率的な配送にはエンドユーザーに対して製品の使用法を明確に示し、助言することが不可欠である。配送の「質」は、インセンティブに加えて関係者の訓練や管理体制、製品の情報などのさまざまな因子によって決まる。特定の社会で配送者の社会的地位の低さが問題になるように、患者数もまた配送に影響を与える因子になりうる[18]。

たとえ製品自体がシンプルなものにみえたとしても、配送という過程は非常に複雑なものである。たとえばBabuらは、ジエチルカルバマジン(diethylcarbamazine: DEC)とアルベンダゾール(albendazole)と呼ばれる、低価格で単回投与のリンパ系フィラリア症に対する薬剤の大規模なプログラムについてインドのオリッサ州で検証している[19]。彼らの研究によれば、州全体にわたる活動、そして年単回投与のために目立った障害がなかったにもかかわらず、この2つの薬剤の分配範囲(coverage)と服薬コンプライアンスは比較的低いものであった。具体的には、調査対象の4分の3の地域において、分配範囲は70%以下であり、治療全体のコンプライアンスは41%であった。Babuらは分配範囲とコンプライアンスの低さの原因が、キャンペーンに対するエンドユーザーの当惑や不信といった問題にあると考えている。プライマリーケアを担う医療スタッフの取り込みの欠落や、訓練されていないヘルスワーカー、不快な副作用に対する戦略の不足、新聞地方紙によって広まってしまった効果や安全性に対する誤解、コミュニティの参加や動員活動の調整不足あるいは欠落、キャンペーンの説明に対する市民の不信などがその例である。キャンペーンのある参加者は、「話を鵜呑みにしたくない」「疑いが残っている」とコメントしている[20]。このような市民の不信は、北ナイジェリアのポリオワクチン接種のキャンペーンにおいても大きな問題になっており、結果として他の国へも波及しつつある。

(3) アクティビティ・ストリーム3：支払可能性 (affordability)

支払可能性のストリームには、医療技術とそれに関連するサービスを、必要とする人に妥当な価格で提供できるようにする過程が含まれる。医療技術が支払可能か否かは、技術の価格、(使用料金などの)技術アクセスに関するサービスの費用、購入の際のファンドの支払可能性などに依存する(ここでファンドの支払可能性は、購入者の資金量や、薬の副作用や社会の容認度といった因子を含むベネフィットとコストの見込みによって決まる)。中所得国において社会保障組織の重要性が増してきているものの、途上国において医療技術の主たる購入者は政府あるいは個人の消費者である。世界で最も貧しい国々では、ほとんどの医薬品が各々の家庭によって自費で購入されているか、政府によって国の予算で購入されている[21]。多くの途上国では家庭の所得や国の予算が非常に限られており、医療技術の低価格化がますます重要になってくる。医薬品へのアクセスに関する多くの文献は、高価格を医療技術の拡散にとっての大きな障壁であるとし、医薬アクセスを保証するためには支払可能性が必須であるとしている。これは医薬品に限った話ではなく、途上国におけるその他の医療技術にもあてはまる。

この章の採用と使用可能性の項で述べたように、支払可能性はFigure 2.1に示される多くの医薬アクセス活動に影響を与える。政府による調達、エンドユーザーへの配送、国内の採用、エンドユーザーの採用などである。たとえば、インドの内臓リーシュマニア症治療のためのミルテホシン(miltefosine)の支払可能性に関するSundarとMurrayの研究によれば、支払可能性と製品の適正使用には関連性があることがわかった[22]。ミルテホシンのコスト(もともとは28日の処方の場合200ドルであり、2005年に145ドルまで低下)は、多くの患者をこの治療アクセスから遠ざけていた（2005年の調査では、年間の平均所得が94ドルという、インドの中でも最も貧しいビハール州に住む者の90％がこの治療を受けられずにいた）。一般医薬品（OTC）の調剤に関する法制度の不備とあいまって、こうした高価格は貧しい人々の自己診断や、気分が良くなり、仕事に戻るための最小限度の医薬品購入を助長してしまっている。こうした状況によって、薬剤耐性の急速な発展の可能性についての懸念が広がっている。アルテミシニンを併用したマラリア治療（artemisinin-based combination treatments: ACTs）に関する研究でLaximinarayanらは、製品の支払可能性を向上させる取り組み（この場合は助成金）が、いかに技術の適正使用にとって予期しない結果をもたらすかについて調査した[23]。彼らは助成金がいかに医薬品の過剰使用を助長し、それによって近年マラリアに対して最も効果的であると言われている最前線の医薬品に対する薬剤耐性の出現が増加するかについて検証した。数学的モデルを用いて解析を行った結果、彼らはACTsに対するいかなる助成金—全額であろうと一部であろうと—も、少々の耐性マラリア出現はあるにせよ、マラリアによる死亡症例の大幅な回避が見込めることを見いだした。この結果をもとに、彼らはグローバルヘルス関係者に助成金プログラムの実行に向けて早急に行動するよう提言している。加えて著者らは、耐性マラリアの調査の一本化もプログラムに加えるよう提言している。

文献の多くが高価格を医薬アクセスの主たる障壁として指摘しているが、場合によっては低価格も障壁となりうる。ある研究によれば、医療技術の価格の低さが予期せぬ効果をもたらした[24]。この例では、（母親と胎児の死亡原因となりうる子癇と子癇前症の治療薬である）硫酸マグネシウム（magnesium sulphate）の価格が低かったために、製品の登録（registration）が遅れた。なぜならば、製造業者にとって硫酸マグネシウムに見込める利益は小さく、登録に対する経済的インセンティブが乏しかったためである。比較的小さな市場とあいまって、低価格な医薬品は、企業にとって積極的な市場展開を行いにくい。この例は、製品の価格の重要性とそれが持つ影響の複雑さを示している。

技術の価格に影響を与える因子は何か？　技術の価格は、製造者の販売価格に加え、輸入関税、卸と小売りの利益、売上税や付加価値税といった追加費用で決まる。製造者の販売価格は研究、開発、生産、マーケティング、利益によって決まる。また、技術の価格は国あるいは国内の公共セクタ、民間セクタの間でも異なる[25]。これは企業戦略、政策還境、関税、為替、交渉状況などの違いに起因するものである[26]。国内あるいは国際的な特許システムは、価格決定の際の鍵の1つである。既存の文献の多くが、医薬品へのアクセスにおけるこの特許システムの重要性に焦点を当ててきた。

価格と特許の医療技術のアクセスへの影響については、HIV/AIDSの治療薬である抗レトロウイルス薬(antiretroviral drug: ARV)のアクセスの国際議論の際に大きな議題となった。活動家組織、生産者、国連の機関、クリントン財団(William J. Clinton Foundation)のような団体の努力によって、1999年から2003年の間に、AIDSの3剤併用療法(triple-drug AIDS Therapy)の価格は年間12,000ドルから200ドル以下へと、実に98%低下した[27]。通常、多くの医療技術の価格決定の問題はここまで劇的ではないものの、国際あるいは国内のさまざまな組織が途上国の医療技術の価格問題に対してさまざまな戦略を立てている。本書に出てくるほとんどのケーススタディで、どのような戦略が価格の引き下げに成功し、また失敗に終わったかをみていく。

(4) アクティビティ・ストリーム4：採用 (adoption)

採用は、国際機関、途上国の政府機関、提供者、薬剤師、個々の患者や消費者といったさまざまな関係者に対し、新しい医療技術への理解と需要を生み出す過程である。しかし、製品開発パートナーシップの中には、技術が認可を受け、配送の準備が整う段階になるまで、採用の問題に取り組もうとしない者もいる。本書では、採用の問題が医薬アクセス達成のための鍵であることを述べ、採用の問題解決―特にエンドユーザーの理解―が必須であり、製品開発段階の初期から考慮されるべきであることを説明していく。

「グローバルでの採用」は、技術に対する各関係者の理解を得ることが必要である。この関係者とは、専門家グループ、寄附団体、そしてWHO、国連児童基金(UNICEF)、国連合同エイズ計画(UNAIDS)、国連人口基金(UNFPA)などの国際機関や、各技術に特有の団体である。過去の研究も、「専門家の合意」(expert consensus)が重要であると述べている[28]。ここでいう専門家の合意とは、技術の利用法、治療の手順や対疾患戦略に関する、国家間の技術機関

(technical agency)やより広範囲のパブリックヘルスコミュニティによる合意を指している。我々は製品に対する専門家の理解は、社会形成の中で能動的に獲得されるべきものであると考えている。製品に対する専門家の理解を得ようとする場合、彼らが医療技術の利用に対して理解を示すのを受動的に待つべきではない。

現場の製品需要や技術の利用に対する専門家の理解が得られない場合、それは医薬アクセスを進めていくうえで大きな障壁となる。たとえば、設備が乏しい環境でどのように多剤耐性結核(multi drug resistant tuberculosis: MDR-TB)を取り扱うかについての科学者間の不十分な同意が、MDR-TBの使用可能性の向上のための取り組みにおいて問題となった。この問題を解決するために、臨床、プログラム策定、検査分野の専門家団体に対し、WHOはパイロットプロジェクトを実行するためのガイドラインの骨子作成を要請した[29]。このパイロットプロジェクトから、MDR-TBの取り扱いに対する政策決定のためのエビデンスが得られた[30]。その他の医療技術に関しても、国家間技術機関で合意を得る過程で、技術や関連疾患または健康状態に対する公式な判断を伴うことがある。たとえば、1998年5月の第51回世界保健総会(World Health Assembly)で出された、トラコーマ症による失明の撲滅決議では、まずトラコーマの概要を説明し、トラコーマの蔓延する国におけるアジスロマイシン(azithromycin)の使用可能性の向上の新しい取り組みを推進させた。医療技術に対するグローバルな理解を得る過程の障壁や促進因子について述べた既存の文献はほとんど見当たらない。本書のケーススタディでは、こうした因子を深く考察し、グローバルな理解を得るうえでのボトルネックを克服するための戦略を検証していく。同時に、グローバルな合意の重要性、合意形成の過程で鍵となる関係者、関連する議論などについてもみていく。

「国内の採用」とは、途上国の各省庁の政策決定者が、新しい医療技術の受け入れを行う過程である。少なくとも3つの活動分野がこれに関係する。第1に、医療技術へのアクセスを成功させるうえで、政治的コミットメントが重要であることが繰り返し示されている。たとえば、アフリカ包括的HIV/AIDAパートナーシップ(African Comprehensive HIV/AIDS Partnership: ACHAP)のボツワナのプロジェクトチームは、ボツワナにおいて大きなリーダーシップを発揮した。特に、AIDS対策に乗り出すという大統領のコミットメントはACHAPとの協力関係を一層強め、政府は国内の抗レトロウイルス薬プログラム実行時にACHAPを最大限利用することができるようになった[31]。第2に、技術の登録にはしばしば国内の規制当局からの承認を必要とし、いくつかのケースでは製品導入の遅れの原因となったりする。登録とは、医療技術の質、安全性や有効性、提供者や患者の情報を調査する基本的な過程である。その過程の大部分は各政府の規制当局の方針と市場インセンティブに影響を受けるが、同時にさまざまな市場の不完全性にも依存する。なぜならば、こうした市場の不完全性は規制当局の承認過程を遅らせる可能性があるためである。たとえば、硫酸マグネシウム(前述のように、子癇と子癇前症の治療薬である)がジンバブエでなぜ広範囲で利用可能とならないのかを調査した研究では、その原因として、硫酸マグネシウムは価格、潜在的患者数ともに少なく、製薬会社にとっては登録を進めるほどに経済的インセンティブがなかったことを挙げている[32]。登録費用、情報不足、官僚主義がもたらす障壁、贈賄の問題、登録申請の準備費用なども、医療技術の広範な利用の妨げとなりうる。

国内レベルの採用に重要な第3のポイントは、保健省の政策決定者に対し、技術の受け入れをしてもらうことである。このことは、大きな公共の医療セクタを持つ国で特に重要であり、政府が技術の主な提供者(社会保障制度あるいは省庁経由)であるかどうかはあまり問題ではない。受け入れには、治療プロトコルの開発、新規医療技術の利用に割かれる医療予算が含まれる。これに加え、新規技術を伴う介入(intervention)を管理しようとする意欲なども、受け入れの例である。保健省庁は国内の治療プロトコルを作成することができる。これは、ヘルスワーカーが臨床における診断や治療の決定をする際の助けとなるよう、体系的にまとめられている[33]。しかし、この過程は大変難しく、議論が絶えない。特に新規の技術が既存の技術に置き換えられる場合はなおさらである。国内のマラリア治療方針を変更する過程についての研究は、多くの障害因子を報告している。たとえば、新しい治療法の利用可能性や支払可能性の欠如、方針転換の理想的なタイミングの不確実さ、既存の治療法への愛着、標準化されたデータの不足、基礎研究と政策決定の橋渡しの失敗、利害関係者どうしのコミュニケーション不足などが障害となる[34]。ヘルスワーカーが医療行為を行ううえで治療プロトコルをどの程度参考にするかは、プロトコルを誰が作成し、誰が保証したかといった事柄に加え、プロトコルの開発におけるヘルスワーカーの関与、ガイドラインの複雑さやフォーマット、さらにはガイドラインがどのように配布されたかにもよる[35]。

「新規技術に対する受け入れと需要を提供者から得る」ことは、採用の過程で重要な要素である。特に医療の専門家によって投与される医薬品とワクチンや、提供者がエンドユーザーである技術（診断など）の場合に重要となる。提供者は、利用可能な情報や製品の評判、費用、保険償還、企業インセンティブなどを吟味し、その医薬品、ワクチン、診断法を患者に供給するかを決める。経口補水療法（oral rehydration therapy: ORT）に関する研究でRuxinは、米国の医療制度が経済的な理由から過去の安価な治療法をすぐには受け入れないだろうと指摘した。病院は、脱水症状に対し経口補水液を用いるよりも経静脈的な治療を行ったほうがより多くの保険償還を得ることができる[36]。不適切な処方の原因として、不十分な教育、客観的な情報の欠落、膨大な患者数、提供者や患者や同僚からの特定の治療方法に対する圧力などが挙げられる[37]。供給不足、慣習、既存の治療法に対する信頼（loyalty）、提供者／患者間の力学（dynamics）なども、提供者が新しい技術を受け入れる際の障壁となりうる。ブラジル北東部で行われたORTに関するその他の報告では、自家製、自己投与のORTに医師が反対していた。その理由は、そうした単純な技術（処方の際に提供者を必要としない）がコミュニティにおける医師の社会的地位と権力を脅かすかのようにみなされていたためである[38]。このように、医療技術に関する提供者の決定はさまざまな因子による影響を受け、また現場での実際の使用方法に直結する。最近はインセンティブやソーシャル・マーケティング、採用医薬品集（fomularies）や治療プロトコルなどを通して提供者の行動を変えていく努力の重要性が認識され始めている[39]。こうした取り組みを組み合わせていくことで提供者の理解、受け入れ、処方行為に変化をもたらしうる。

エンドユーザーが患者や消費者である医療技術の場合、「個人による技術の受け入れ」が医療技術へのアクセスを成功させるうえで重要になる。患者や消費者の受け入れとは、いわゆる「健康追求行動」（health-seeking behavior）である。これには医療機関の受診、コミュニティ単位の健康キャンペーンへの参加、店舗での医療製品(コンドームや蚊帳)の購入などが含まれる。同様に、新規の技術に対する理解と受け入れも健康追求行動に含まれる。これは経口補水塩や避妊具といった医療製品のみならず、新薬やワクチンについても同様である。ある社会科学の大著は、新規技術の普及率と、エンドユーザーの受け入れ率の違いについて述べている。Everett Rogers(1962)はイノベーションの拡散について論じており[40]、Zvi Griliches(1957)はハイブリッド・コーンの導入について述べている[41]。これらの研究は、エンドユーザーによる新規技術の受け入れ過程を述べたものである。このことは、本書で我々が扱うより大きな医療へのアクセスのフレームワークにとっても重要な要素である。

支払可能性の項ですでに述べたように、コストは健康追求行動と新規の医療技術の採用に影響を与える重要な因子である。しかしタンザニアの小児期熱症についての最近の研究によれば、母親が子どものために政府機関に対し治療を切望する最も重要な理由は、経済的なものではない[42]。この研究によれば、最も重要なのは疾患の症状についての文化的な知識や、過去の小児期熱症での経験、疾患の重症度の認識、治療の有効性などである。したがってここで最も重要となるのは、疾患の診断や治療の際の医療提供者と母親のコミュニケーションなのである。この研究は、新規技術の利用可能性を向上させるためには、背景要因(contextual factor)や社会文化的な関係力学(母親の日々の関心事や彼女たちの社会サポートへのアクセス、マラリアの症状に対する理解、医療提供者とのコミュニケーションなど)にもっと関心を払うべきであると結論づけている。このように、疾患と治療に対する認識は、熱症などの健康問題に遭遇した際の消費者の意思決定に大きな影響を与えるのである。

ワクチン接種の受け入れと拒否に影響を与える因子の研究の中で、大きな理論モデルにおいてエンドユーザーの受け入れに影響を与える複雑な問題が提起された。このモデルでは、健康状態と医療技術の変数は、個人、文化、社会構造、政治・経済の状態に依存して相互作用し合う[43]。健康状態の変数に大きな影響を与える因子は、疾患の重症度の認識、自分や他人の疾患に対する脆弱性の認識、疾患の原因と考えられたもの、予防や治療の感覚的な有効性や使用可能性などである。一方、技術の変数に大きな影響を与える因子は、技術の目的、有効性、リスクとベネフィット、コスト、期待される特性、配送戦略などである。このアプローチは、健康状態と医療技術に対する認識に重点を置いている。この2つの認識がどのように形成され処理されるかを理解することが、医療へのアクセスにとって重要な課題である。

同様に、抗レトロウイルス療法(antiretroviral therapy: ART)導入の例からも健康状態と医療技術という2つの因子の重要性がみてとれる。いくつかの国では、もともと抗レトロウイルス薬の需要が予想よりもはるかに低かった。このような予期せぬほど低い需要は、健康状態の因子(拒絶とスティグマを恐れてHIVの検査を受けたがらない)と医療技術の因子(抗レトロウイルス薬に対する人々の無知)に関係していた[44]。健康状態と医療技術という2つの変数そのものが重要なのに加え、この2つの変数はしばしば相互に影響し合う。たとえば、エンドユーザーが疾患を重篤だととらえなければ、技術の副作用が大きな問題となってくる[45]。避妊具であるノルプラントのケーススタディでは、医療技術(避妊具)と健康状態(妊娠)の関連を検証する。我々はすべてのケーススタディで、医療技術と健康状態という2つの変数が医療へのアクセスの過程で持つ役割を検証する。また製品開発の段階で、こうした変数をどう扱っていくべきかについても論じていく。

採用のエンドポイントは、「患者とユーザーがどのように製品を使うか」である。ここで問題となるのは、「適正利用」(appropriate use)か否かという点である。技術の最終的な利用は、処方に関する因子(正しい技術が、適切な指示で、適切なエンドユーザーに、適切な用量で、適切な管理のもとで、正しい期間使われたか)と配送に関する因子(エンドユーザーに伝えられる、技術に関する情報など)とアドヒアランスに関わるエンドユーザー側の因子によって決まる。アドヒアランスに影響を与える因子には、提供者による説明、容量の制限(数と時間)、副作用への理解、記述あるいは記号化され技術に添付された説明書き、個人の信条や態度などがある[46]。技術のコストも、人々がどのように技術を使うかに影響を与える。しかし結局は、費用対効果が最も優れる医療技術の使用でさえ、消費者の好みに影響を受ける。アフリカの5つの国で世帯ごとの蚊帳の使用を調べた研究から、Baumeは蚊帳の所有率と使用率のギャップは、消費者の好みで説明できることを見いだした[47]。消費者によれば蚊帳は暑く、吊るすのが難しく、蚊取り線香やスプレーで容易に代替できてしまう。加えて、新しい蚊帳(2年以内のもの)は古いものよりも多く使われる傾向がある。また寄付されたものよりも購入したもの、未処理のものよりも殺虫剤処理済みのものののほうが多く使われる傾向がある。

個人が医療技術をどのように使うかは、それぞれの価値観や経験に依存する。価値観や経験は疾患、医薬品、治療方法、副作用に対する個人の態度を形作るからである。加えて、たとえ技術が手頃な価格あるいは無料であったとしても、設備の乏しい環境での治療には間接費用が発生することがある。抗レトロウイルス療法(antiretroviral therapy: ART)のアドヒアランスに関するある研究によれば、患者はこうした因子を内面化(internalize)させることで、AIDSの罹患に意味を持たせているという[48]。たとえば、ある患者はARTの望まない副作用のために治療を求めないことを、診療所へ行く交通費がないためとしている。またある患者は、さもAIDSが問題でないように振る舞おうとして、無症状時にあえて服薬を避けることがある。Castroは投薬計画の遵守の失敗を理解するために、研究者には生物社会的なアプローチが必要であると主張している。生物社会的なアプローチとは、疾患の臨床症候、ARTの投薬計画の技術的側面と、途上国の医薬品使用の社会的、経済的、文化的背景因子の相互作用を調べるために、定量的、定性的な分析方法を融合させたものである[49]。そうした生物社会的因子への注目は、技術革新と包括的な社会経済介入のバランスをとりながらARTのアドヒアランスを高めるためのAIDS治療キャンペーンの新しい道を生み出す可能性を秘めている。

3　フレームワークの種類

我々の分析的なフレームワークの中のアクティビティや関係者は、医療技術や国といった背景因子によって変化する。たとえば、いくつかの国においては、技術へのアクセス拡大のための政府主導の努力であっても、民間の配送者の協力が必要となることがある。一方で、公共の配送者のみに頼る場合もあるだろう。また医療技術の獲得場所も、製品ごとに異なる。たとえば、患者は医薬品を病院あるいはコミュニティの薬局で受け取る一方で、殺虫処理の施された蚊

Figure 2.3　医薬アクセスのフェーズ

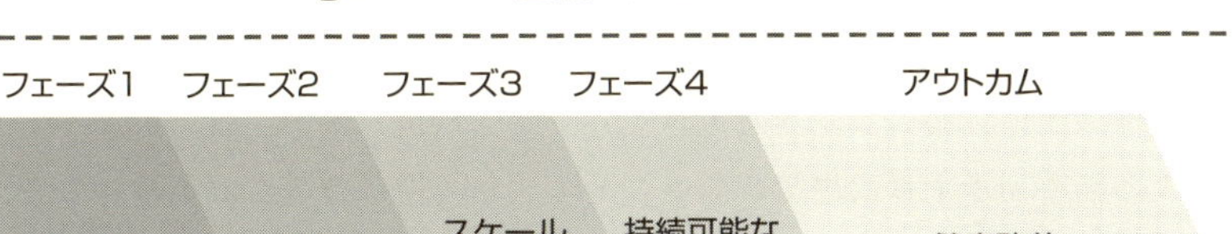

帳は店舗で購入する。さらに言えば、エンドユーザーが誰なのかによっても、アクティビティや関係者が変化する。医薬品やワクチン、その他の医療製品のエンドユーザーは患者あるいは消費者であるが、多くの診断テストのエンドユーザーは公共あるいは民間の診療所の医療専門家である。

医薬アクセスのフェーズごとにフレームワークは異なる。我々は医薬アクセスの過程を主に4つのフェーズに分けている(Figure 2.3)。第1のフェーズは「製品開発」である。これは、たとえば開発者がエンドユーザーの採用と使用を見越して製品をデザインする過程である。これに続く第2のフェーズが「導入」で、パイロットプロジェクトやデモプロジェクトを含む。こうしたプロジェクトでは、今までに当該技術が存在しなかった地域に初めて技術が導入される。このフェーズでは医薬アクセスへのアプローチが開発、テストされ、教訓を得たうえでアプローチを洗練していく。導入のフェーズは通常、臨床試験が完了した後、規制当局の承認が下りたうえで行われる。第3のフェーズは「スケールアップ」である。これは技術へのアクセスを持つ人の数を増やしていく段階であり、究極の目的は技術を必要とするすべての人に医薬アクセスを保証することである。これはしばしば「量的な」スケールアップと呼ばれる[50]。しかしこのスケールアップのフェーズは、「組織的な」スケールアップ(活動の効果、有効性、持続可能性を高めるための組織の強化)、「機能的な」スケールアップ(運営の幅を広げるための活動の数と種類の拡大)、「政治的な」スケールアップ(サービスの供給だけでなく、権力機構や貧困の原因といった背景因子の問題を扱うための活動)といった追加的な要素を含むことがある[51]。最後の第4のフェーズは、需要がある限り「永久に持続的な医療技術アクセス」に関するものである。

このフェーズでは、製品やキャンペーンの疲弊による既存の技術アクセスの遮断がしばし問題になる。前章で述べた通り、本書ではこのフェーズについて詳しくは述べない。

以上の4つのフェーズにはアクティビティや関係者の多くの重複があるものの、これらは著しい違いがある。さらに重要なことは、障壁や促進因子はフェーズによって異なり、医薬アクセスの成功のためには異なった戦略が必要になるだろう。本書の各ケーススタディでは、医薬アクセスの1つあるいは複数のフェーズに焦点を当て、フェーズに特有な障壁、促進因子、医薬アクセス確保に必要な戦略をみていく。

4　フレームワークの利用

この章で紹介したフレームワークは説明的な利用と予測的な利用の両方に用いることができる。説明的な応用として、分析者は製品アクセス拡大のために行われた過去の尽力を、アクティビティ、関係者、障壁といった観点から分析することができる。また計画立案者にとっては、このフレームワークは新製品導入の過去の経験をマップにし、教訓を引き出し、医薬アクセス拡大の戦略を洗練していくことに応用できる。予測的な使用例としては、分析者は達成すべき重要な活動やその関係者を提案したり、潜在的な障壁を予測したり、チャンスを見定めたり、技術をエンドユーザーに届けるための戦略を開発したりするのに応用することができる。

このフレームワークには、言及すべきいくつかの限界がある。第1に「フリーサイズ」(one size fits all)なアプローチではないということだ。それぞれの医療技術へのアクセスは、製品や背景因子によって異なる。第2の限界は、このフレームワークが医療技術を構築、考察する唯一の方法ではないということである。いくつかの事例では、このフレームワークは複雑すぎて使用に堪えないだろう。一方、このフレームワークよりも多くのアクティビティや関係者を細かく考慮しなければならない事例もあるだろう。我々は精密性と単純性のバランスをとり、実用的な分類になるように努力したが、同時に理論的な概念のうえにフレームワークを組み上げるよう試みた。このフレームワークをデザインする際に利用した包括的なアプローチが、医薬アクセスの過去の成功や失敗を説明するうえで役に立つと信じている。このアイデアが、自分たちの製品が途上国の貧しい人々の健康を改善させることができると信じながらも、一方で多くの新たな問題に直面している製品開発者の助けにもなると考えている。このフレームワークは、致命的な問題を明確化し、そうした問題の解決策を提案するのに役立つであろう。

さて、ケーススタディに移ろう。このケーススタディでは、6つの異なる製品の医薬アクセスの事例を紹介し、製品の流れを異なるフェーズや活動ごとに追っていく。こうしたアプローチは、医薬品の製造からエンドユーザーまでの「ライフサイクル」や「伝記」(biography)を追っていく人類学研究のようなものである[52]。ケーススタディでは、幅広い医療技術を検証し、鍵となる関係者、障壁、促進因子、実際に何が役立ち、何が役立たなかったのかなどを同定しながら医薬アクセス活動の流れを追っていく。私たちは過去の経験を注意深く検証することで、将来貧しい国の貧しい人々に優れた医療技術へのアクセスを向上させることができるだろう。

注

1. Michael R. Reich, ed., *Public-Private Partnerships for Public Health* (Cambridge, MA: Harvard Center for Population and Development Studies, distributed by Harvard University Press, 2002).
2. 結核治療薬開発のためのグローバルアライアンス(Global Alliance for TB Drug Development)では、医薬品の供給に関わる因子を「医薬アクセス」と称している。一方で、我々のフレームワークにおいては、製造から配達までのすべての過程を「医薬アクセス」と呼び、供給に関わる因子は「使用可能性」と称している。AAAストラテジーに関する詳細情報は以下のURLを参照。http://www.tballiance.org.
3. このアプローチは、マクロ経済と保健委員会(Commission on Macroeconomics and Health: CMH)が作成したフレームワークのアプローチに類似している。このフレームワークは、途上国の健康に関し、優先すべき医療介入を拡大していくにあたって、「制約」を分類するために用いられたものである。しかし我々のフレームワークは、障壁(制約)だけでなく促進因子を考慮し、また途上国内だけでなく国際的に分析を試みる。この点で、我々のフレームワークはより包括的であるといえる。Kara Hanson, M. Kent Ranson, Valeria Oliveira-Cruz, and Anne Mills, "Expanding Access to Priority Health Interventions: A Framework for Understanding the Constraints to Scaling-Up," *Journal of International Development* 15 (2003): 1–14参照。
4. Joanne Spicehandler and Ruth Simmons, *Contraceptive Introduction Reconsidered: A Review and Conceptual Framework* (Geneva: UNDP/UNFPA/WHO/World Bank Special Programme of Research, Development and Research Training in Human Reproduction, 1994, WHO/HRP/ITT/94.1).
5. McKinsey & Company/Bill & Melinda Gates Foundation, *Developing Successful Global Health Alliances*. Retrieved January 24, 2007, from Eldis, Institute of Development Studies, Sussex, http://www.eldis.org/static/DOC11504.htm.
6. James E. Austin, *The Collaboration Challenge: How Nonprofits and Businesses Succeed through Strategic Alliances* (San Francisco: Jossey-Bass Publishers, 2000).
7. Laura Frost, Michael R. Reich, and Tomoko Fujisaki, "A Partnership for Ivermectin: Social Worlds and Boundary Objects," in *Public-Private Partnerships for Public Health*, ed. Michael R. Reich (Cambridge, MA: Harvard Center for Population and Development Studies, distributed by Harvard University Press, 2002).
8. Andrea Rinaldi, "The Global Campaign to Eliminate Leprosy," *PLoS Medicine* 2(12)/e341 (2005): 1222–1225.
9. Michael J. Free, "Achieving Appropriate Design and Widespread Use of Health

Technologies in the Developing World," *International Journal of Gynecology and Obstetrics* 85 suppl. 1 (2004): S3–S13.

10. Center for Global Development Global Health Forecasting Working Group, *A Risky Business: Saving Money and Improving Better Demand Forecasts* (Washington, DC: Center for Global Development, 2007).
11. Neelam Sekhri, "Forecasting for Global Health: New Money, New Products and New Markets" (Background Paper for the Forecasting Working Group, Washington, DC: Center for Global Development, 2006).
12. Center for Global Development.
13. Management Sciences for Health, *Managing Drug Supply: The Selection, Procurement, Distribution, and Use of Pharmaceuticals* (W. Hartford, CT: Kumarian Press, 1997).
14. Jacob Kumaresan, Ian Smith, Virginia Arnold, and Peter Evans, "The Global TB Drug Facility: Innovative Global Procurement," *The International Journal of Tuberculosis and Lung Disease* 8 (2004): 130–138.
15. Management Sciences for Health.
16. Kazeem B. Yusuff and Fola Tayo, "Drug Supply Strategies, Constraints and Prospects in Nigeria," *African Journal of Medicine and Medical Sciences* 33, no. 4 (2004): 389–94.
17. Ruth Levine, *Millions Saved: Proven Successes in Global Health* (Washington, DC: Center for Global Development, 2004).
18. Management Sciences for Health.
19. B. V. Babu and S. K. Kar, "Coverage, Compliance and Some Operational Issues of Mass Drug Administration During the Programme to Eliminate Lymphatic Filariasis in Orissa, India," *Tropical Medicine and International Health* 9 (2004): 702–709.
20. Babu and Kar, 706.
21. World Health Organization, *Health Reform and Drug Financing: Selected Topics* (Geneva: WHO, 1998, WHO/DAP/98.3).
22. Shyam Sundar and Henry W. Murray, "Availability of Miltefosine for the Treatment of Kala-Azar in India," *Bulletin of the World Health Organization* 83 (2005): 394–395.
23. Ramanan Laxminarayan, Mead Over, and David L. Smith, "Will a Global Subsidy of New Antimalarials Delay the Emergence of Resistance and Save Lives?" *Health Affairs* 25 (2006): 325–336.
24. E. Sevene, S. Lewin, A. Mariano, G. Woelk, A. D. Oxman, S. Matinhure, J. Cliff, B. Fernandes, and K. Daniels, "System and Market Failures: The Unavailability of

Magnesium Sulphate for the Treatment of Eclampsia and Pre-Eclampsia in Mozambique and Zimbabwe," *British Medical Journal* 331 (2005): 765–769.
25 Margaret Ewen and Dalia Dey, "Medicines: Too Costly and Too Scarce," Health Action International, http://www.haiweb.org/medicineprices (retrieved January 24, 2007).
26. Michael R. Reich and Priya Bery, "Expanding Global Access to ARVs: The Challenges of Prices and Patents," in *The AIDS Pandemic: Impact on Science and Society*, eds. Kenneth H. Mayer and H. F. Pizer (San Diego, CA: Elsevier Academic Press, 2005).
27. Reich and Bery.
28. Levine.
29. Rajesh Gupta, Alexander Irwin, Mario C. Raviglione, and Jim Yong Kim, "Scaling-Up Treatment for HIV/AIDS: Lessons Learned from Multidrug-Resistant Tuberculosis," *Lancet* 363 (2004): 320–324.
30. Thuridur Arnadottir and Rajesh Gupta, eds., Guidelines for Establishing *DOTS-Plus Pilot Projects for the Management of Multidrug-Resistant Tuberculosis* (Geneva: WHO, 2001).
31. Ilavenil Ramiah and Michael R. Reich, "Public-Private Partnerships and Antiretroviral Drugs for HIV/AIDS: Lessons from Botswana," *Health Affairs* 24 (2005): 545–551.
32. Sevene et al.
33. Management Sciences for Health; and R. O. Laing, Hans V. Hogerzeil, and Dennis Ross-Degnan, "Ten Recommendations to Improve Use of Medicines in Developing Countries," *Health Policy and Planning* 16 (2001): 13–20.
34. Holly Ann Williams, David Durrheim, and Rima Shretta, "The Process of Changing National Malaria Treatment Policy: Lessons from Country-Level Studies," *Health Policy and Planning* 19, no. 6 (2004): 356–70.
35. Laing et al.
36. Joshua Nalibow Roxin, "The History of Oral Rehydration Therapy," *Medical History* 38 (1994): 363–397.
37. Management Sciences for Health.
38. Marilyn K. Nations and L. A. Rebhun, "Mystification of a Simple Solution: Oral Rehydration Therapy in Northeast Brazil," *Social Science and Medicine* 27 (1988): 501–522.
39. Marc J. Roberts, William Hsiao, Peter Berman, and Michael R. Reich, *Getting Health Reform Right: A Guide to Improving Performance and Equity* (New York: Oxford University Press, 2004): 281–307.

40. Everett M. Rogers, *Diffusion of Innovations* (New York: Free Press of Glencoe, 1962).
41. Zvi Griliches, "Hybrid Corn: An Exploration in the Economics of Technological Change," *Econometrics* 25 (1957): 501-522.
42. Vinay R. Kamat, "'I Thought It Was Only Ordinary Fever!' Cultural Knowledge and the Micropolitics of Therapy Seeking for Childhood Febrile Illness in Tanzania," *Social Science & Medicine* 62 (2006): 2945-2959.
43. Linda M. Kaljee, Rob Pack, Al Pach, Andrew Nyamete, and Bonita F. Stanton, "Sociobehavioural Research Methods for the Introduction of Vaccines in the Diseases of the Most Impoverished Programme," *Journal of Health, Population,* and Nutrition 22, no. 3 (2004): 293-303.
44. Ramiah & Reich.
45. Kaljee et al.
46. Management Sciences for Health.
47. Carol Baume, "Understanding Mosquito Net Use at the Household Level: Are Household Mosquito Nets Being Used? If So, Who Uses Them?" *Global HealthLink* 138 (2006): 8, 20.
48. Arachu Castro, "Adherence to Antiretroviral Therapy: Merging the Clinical and Social Course of AIDS," *PLoS Medicine* 2, no 12 (2005): e338.
49. Paul Farmer, *Infections and Inequalities: The Modern Plagues* (Berkeley: University of California, 1999).
50. Peter Uvin, "Fighting Hunger at the Grassroots: Paths to Scaling Up," *World Development* 23 (1995): 927-939.
51. Uvin.
52. Sjaak Van der Geest, Susan Reynolds Whyte, and Anita Hardon, "The Anthropology of Pharmaceuticals: A Biographical Approach," *Annual Review of Anthropology* 25 (1996): 153-179; Susan Reynolds Whyte, Sjaak Van der Geest, and Anita Hardon, *Social Lives of Medicines* (Cambridge: Cambridge University Press, 2002); and Susan Reynolds Whyte, Michael A.Whyte, Lotte Meinert, and Betty Kyaddondo, "Treating AIDS: Dilemmas of Unequal Access in Uganda," in *Global Pharmaceuticals: Ethics, Markets, Practices*, eds. Adriana Petryna, Andrew Lakoff, and Arthur Kleinman (Durham: Duke University Press, 2006), 240-262.

第3章

プラジカンテル*

―医薬品へのアクセス―

Praziquantel: Access to Medicines

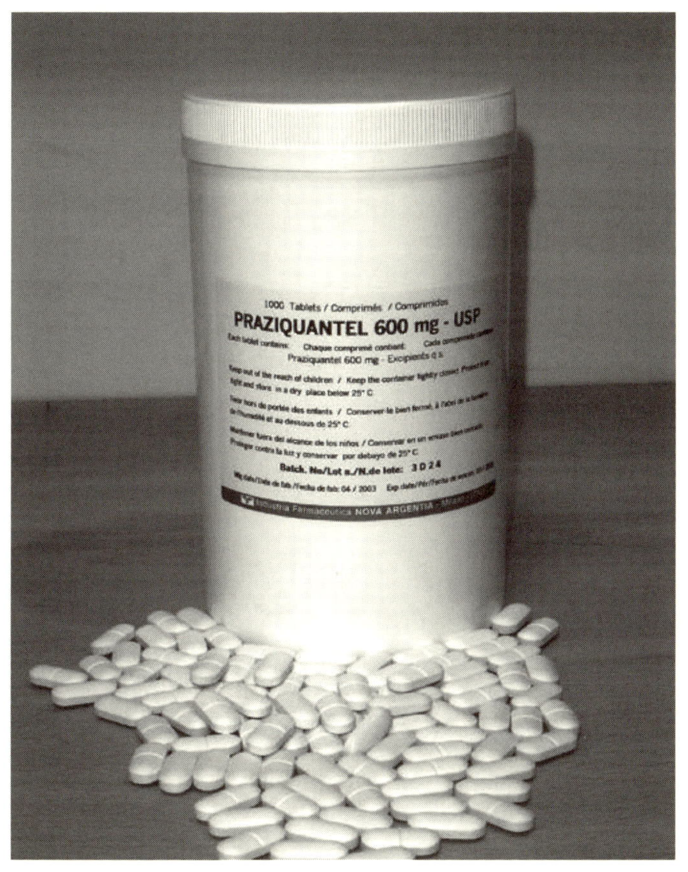

＊共同執筆：Alan Fenwick、Harold Thompson

はじめに

この章では、住血吸虫症治療の選択薬(drug of choice)として用いられるプラジカンテル(praziquantel: PZQ)に対する医薬アクセス拡大プロセスを検証する。この感染症は人を宿主とし血管内に寄生する寄生虫(住血吸虫)が原因である。ヒトに感染する寄生種としては3つの主要な種があり、そのうちの2つは、アフリカで見られるビルハルツ住血吸虫(*S. haematobium*)とマンソン住血吸虫(*S. mansoni*)である。世界保健機関(World Health Organization: WHO)によれば、住血吸虫症はマラリアに次いで2番目に有病率(prevalence)の高い寄生虫疾患であり、2億人が感染していると見積もられているが、そのうち1.8億人はサブサハラアフリカ地域の人々である。4,000万人近くの人々は重篤な病的状態にあるか、治療しなければ重篤な状態になると思われる。毎年、およそ100万人が、出血や膀胱がん、あるいは肝臓や腎臓の感染症が原因で死亡する。住血吸虫症は中等度から重度の健康上の問題(栄養失調、貧血、発育障害や認知機能障害など)や慢性的な健康問題を引き起こし、HIV/AIDSや結核などの感染症にかかりやすくする。つまり、住血吸虫症はアフリカにおける健康障害の主要な原因といえる。

住血吸虫のライフサイクルはヒト宿主と巻貝宿主の両者に依存しており、感染は淡水湖、川や灌漑地で起こる。成虫の雄と雌の住血吸虫は、長さは約1センチでともにヒトの血管内で暮らし、雌は1日に約300個の卵を産むことができる。ビルハルツ住血吸虫の感染症の病態が重くなると、特に子どもでは、尿が鮮血で真っ赤に染まる場合もある。住血吸虫の他の種(マンソン住血吸虫)では、糞便中に血液とともに住血吸虫の卵が見られることがある。尿や糞中にあるヒト宿主から離れた卵は淡水にたどり着くと孵化する。卵から孵った小さな幼虫は淡水の中間宿主である巻貝を探し感染する。幼虫は巻貝の中で増殖し、4週間後には、次の段階の何千もの幼虫が巻貝から水中へと現れ出てヒト宿主を求めて泳ぎ出し、こうしたライフサイクルが続くことになる。

住血吸虫症になると時間を経るにつれ、卵が蓄積するため膀胱壁や結腸壁は肥厚し線維化するので、慢性的な健康問題を生じる。膀胱がんや大腸がんに発展することもある。肝臓では、何百万もの卵が集積して線維化と肝臓の機能障害をもたらし、血圧が上昇し、腹部が膨張し、ついにはその圧力で血管が破裂して、通常は死に至るような出血の発作をもたらす。住血吸虫症になるリスクにさらされている人々は、多くの場合、貧困層の中でも最も貧しい人々で、特に農村部の村の子どもや女性であり、そして特定の職業群の人々（農夫や漁夫、その他日常的に水に触れる人々）である。貧しい農村社会の人々はしばしば、家庭用水やレジャー活動や農業水利として住血吸虫だらけの水に頼っており、水との接触が必要な日常活動を通して住血吸虫症に遭遇するようになる。彼らは飲み水や、感染に暴露や再暴露するのを抑えるような衛生機器も利用できないでいる。

この章では、プラジカンテルという特定の薬剤を取り上げ、その薬剤に対する医薬アクセスと、医薬アクセスを広げるためにWHOが尽力している組織、住血吸虫症コントロールイニシアチブ(Schistosomiasis Control Initiative: SCI)の努力にフォーカスする。市場やその他のメカニズムの利用を通してPZQへの医薬アクセスを拡大し維持するメカニズムは興味深いものがある。わずか数年のうちに、住血吸虫症コントロールイニシアチブ(SCI)は、これから我々が検証する一連の戦略、すなわち調達、共同研究、情報、登録、局所性製剤(local formulation)、寄贈を通してアフリカにおけるPZQの医薬アクセスを飛躍的に高めた。特にPZQへの医薬アクセスを継続していくために、こうした戦略がどんな影響をもたらすかについては強く関心を引く。将来のPZQの医薬アクセスは、製品市場の発展性、鍵となる関係者の行動、国際援助基金の使用可能性(availability)、そして疾病と治療の両者に関する各国保健省の認識など多くの要因に左右されると思われる。

PZQのケースは、医薬アクセスに定常的な障害があると、それほど高価ではない医薬品であっても、治療やより快適な生活をするために、その潜在的な効果を十分に発揮することは容易ではないことを示している。支払可能性(affordability)は過去における主要な問題であり依然として医薬アクセスへの重要な障壁であり続けているが、現在の障壁となっているのは主に採用(adoption)（低い消費者需要と低い政府需要）と使用可能性(供給と価格についての情報の欠如)である。SCIは2002年にスタートしたビル&メリンダ・ゲイツ財団による巨額資金援助により、医薬アクセスを短期間にのうちに見事に拡大させた。しかし、SCIは財政と活動の過渡期に直面しており、2007年の時点で持続的な医薬アクセスの問題は依然として主要な課題のままである。

1 製品開発(フェーズ1)

PZQは最初に動物薬市場向けに開発され、次に2つのドイツの製薬企業(BayerとE. Merck)の企業間共同事業により人の医薬品として開発された。ヒトの病原となる扁形動物門に対するこの化合物による治療の有効性は1970年代に実施された試験で確認されている[1]。その試験では、PZQの単回投与(40mg/kg)で、ヒトに感染する住血吸虫のすべての種(主なものは3つあり、ビルハルツ住血吸虫: *S. haematobium*、マンソン住血吸虫: *S. mansoni*、日本住血吸虫: *S. japonicum*である)に対して効果的に治療できることが明らかとなった。

PZQは1973年12月にドイツで、1977年には米国で特許化された[2]。ヒトの医薬品市場に対しては、Bayerが1970年代にPZQの有効性と安全性を証明するための多施設臨床試験の共同研究をWHOに申し入れた。こうして行われた臨床試験の共同研究により科学的な実証も達成された。1973年にPZQが初めて特許化されてから10年後までに、その新規化合物の前臨床および臨床の観点から400以上の文献が発表されている[3]。1982年までに、PZQは3つの大陸で25,000人の患者に安全かつ有効な治療として使用されてきた[4]。このように、多くの実験と幅広い臨床経験、そして大規模な野外調査プログラムを通して、PZQの初期試験の治療効果の妥当性は確実なものとなった[5]。

PZQの臨床試験を実施するにあたりWHOが援助、支援したことは、医薬品開発のこのフェーズにおいて決定的に重要なことであった。このケースは熱帯病の医薬品開発における官民協力の重要な一例といえる。1990年代半ばまでに、BayerとE. Merckは38か国でPZQの特許を登録した[6]。しかし、この官民協力も貧しい国々のPZQへのアクセス問題に効果的に対処できたわけではない。

Bayer とWHOの共同研究はPZQの臨床試験を行うにあたって大きな成功を収めたのだが、両者の関係は製品が完全に開発され登録された後の価格や配布方法に関する事項に対しての合意事項を契約書として書面に残すことまでは含んでいなかったようだ。何人かの関係者は、2つの組織に関係している個人間の「誠実な合意」の存在について述べている。しかし、我々の研究では、どのようにPZQが利用されるのかという重要な論点に関して、2つの組織の間にも個人間にも合意の存在を支持するような、どんな文書も特定することはできなかった[7]。

この経験は、官民パートナーシップについての重要な教訓を与えている。その教訓とは、医薬アクセス問題は、製品開発努力とは切り離せない不可欠な部分として対処される必要があり、そして、医薬アクセスに関わる合意はアクセスプランを通して曖昧さがなく、書面化され、透明性を持つことが必要であるということである。

2　プラジカンテルの導入（フェーズ2）

PZQは1978年以降に欧州で購入可能になり、1980年代には徐々に国際市場でも購入できるようになった[8]。PZQはその高い有効性と低い毒性、単回経口投与でよいという簡便性により、あらゆる種類のヒト住血吸虫症に使用できる選択薬として専門家やWHOに認識されるようになった[9]。たとえば、オキサムニキン(oxamniquine)はマンソン住血吸虫には有効であるが他の住血吸虫症には効果がなく、その結果として使用が減少した。そしてブラジルでオキサムニキンに対する耐性獲得が進み、ブラジルのマンソン住血吸虫のみならずアフリカのマンソン住血吸虫にも効かなくなったことが、オキサムニキンの使用減少に拍車をかけた。1985年当時、世界中で約2億人の人々が住血吸虫症に感染したと推計されるが、1985年までにはおよそ100万人にPZQの治療が施されている[10]。これらの経験の研究から、PZQは効果的に住血吸虫症に付随する罹患率(morbidity)を減少させることができ、感染した人間から住血吸虫の卵を排出するのを減少させることができることが証明された[11]。しかし、この研究は、同時に、流行地域では再感染のリスクが高いのと、ヒトの体内にいる幼住血吸虫や未成熟の住血吸虫たちにはPZQの有効性が不足しているため、ある地域の集団投与を行っても住血吸虫症の伝染を防ぐのは容易でないことも示すものであった。したがって、学校に通う子どもたちと感染リスクの高い地域の住民にPZQで定期に治療を施すことが、感染強度を減らし、重篤な症状になる罹患率を減らし、またそうすることによる公衆衛生上の大きな利益を生み出すために必要とされた[12]。

1980年代から1990年代にかけては、最も住血吸虫症が流行している地域におけるPZQの医薬アクセスは非常に限定されたものであった。その鍵となる障害は薬剤の支払可能性である。1980年代にPZQがBayerにより市販されたとき、途上国では600mgの1錠剤当たり1ドルという割引価格(ドイツ国内での市販価格1錠当たり6.50ドルよりも低い)で利用できた。これは、40mg/kgの推奨用量では60kgの体重の人1人当たりの治療4ドルに相当する。しかし、たとえ割引価格であっても、外部資金を必要としないで住血吸虫症対策プログラムに着手できるような余裕のあるアフリカ政府は皆無であった。ドイツの援助機関GTZ(Gesellschaft für Technische Zusammenarbeit)によるマリへの援助のように、いくつかのアフリカ諸国にはドナーによって外部資金が供給され、その結果、これらの国々ではPZQを使用する国家プログラムを設立することができた。しかし、この外部資金が終わると、治療プログラムも終わってしまった。これら初期に行われたプログラムは全体として持続不可能なものであった。

続いて、いくつかの国では、成功を収める住血吸虫症の国家対策プログラムを確立するために国際金融を利用した。最もよく知られた事例は、エジプト、中国、フィリピンで、これらの国々ではすべてPZQを使用した。ブラジルもまた、国家プログラムを開始したが、ここでは何年もの間、マンソン住血吸虫に対する治療をオキサムニキンに依存し、つい最近になってPZQに切り替えた。これらの国々では、資金をさまざまな国際金融に求めている。たとえば、エジプトではPZQを購入するために世界銀行(World Bank)とアフリカ開発銀行(Africa Development Bank)の融資に頼り、対策プログラムに関連した調査研究については米国国際開発庁(U.S. Agency for International Development:

USAID)からの助成金を受けた。中国とフィリピンは対策プログラムに資金を拠出する世界銀行の融資を頼っている。

PZQの治療戦略(そして消費量)が、対策プログラムが進展するに従ってどのように変化していったのかをエジプトのケースを例にとって示してみよう。1993年のエジプトのPZQの年間全消費量はおよそ1,000万錠で、その内訳は、民間市場での売上は200万錠、政府による買い上げが800万錠であった[13]。この数字は、診断と治療の手順を踏む従来の方法から集団化学療法による集団投与に置き換わるとともに、1996年以降年々増加を続けた。ついには、PZQの使用量は毎年1,000万人を治療するために1年当たり約2,500万錠に達した。その結果、2004年までにエジプトの住血吸虫症の有病率は5%未満に低下したと報告されている。2005年までに治療の対象は、ナイル・デルタ流域の学校に通う児童に絞られ、エジプトのPZQの年間消費量はその学童の治療として使われる分として約500万錠にまで落ち込んだ。一般的にPZQの集団処方を用いる国家的な対策プログラムを実行すると、最初の5年間はPZQの使用量はきわめて高いが、その後は維持処方として必要なだけの低い水準量にまで減少することをこの事例は示している。このことから、感染強度が高い地域を最初に治療すれは、全体のプログラムはうまく管理できることが想定される。ブルキナファソ、マリ、ニジェールなど、前述の国より遅れて始まった(SCIの下で開始された)対策プログラムで得られた結果においても同様なパターンを示した[14]。

1990年前半のPZQのグローバル市場を評価すると、この製品に対する需要量、供給量、そして必要量との間に大きなギャップがあることがわかる[15]。1993年のグローバル供給量は8,900万錠と推定された。この数字は、当時PZQの生産に関わった主要企業であるドイツのBayerとE. Merck、そして韓国のShin PoongのPZQ有効成分の生産量調査に基づくものである。1980年代にPZQの生産(製剤にする前の原料)におけるグローバル市場構造は劇的に変化した。1981年では、BayerとE. Merckで100%を占めていたが、Shin Poongが生産工場を作って市場に参入したため、1985年には80%にまで市場シェア を落とした。Shin Poongの生産とシェアは成長を続け、1995年には55%に達した。一方、ドイツの企業は両方で27%までシェアを落とし、中国の企業は18%近くまで上昇した。

Table 3.1 プラジカンテル(PZQ)有効成分の生産者、2005年

企業名	所在地	年間生産量[a]
Shanghai OSD Co., Ltd.	中国	70 トン(1億2,200万錠)
Nanjing Pharmaceuticals Factory Co., Ltd.	中国	50 トン(8,000万錠)
Shin Poong	韓国	50 トン(8,000万錠)
E. Merck	ドイツ	10 トン(1,600万錠)
Hang Zhou Minsheng Pharmaceutical, Ltd.	中国	20 トン(3,200万錠)
その他の企業	中国	データ入手不能
合　計	世界全体	200 トン(3億2,000万錠)

注)出所:"A Major Gap: The Supply of Praziquantel," WHO, 2006, Geneva. 著者の許可を得て引用。
a)推計年間生産量(2005年)。データの欠落により総生産量は低く見積もられている。

PZQの有効成分の生産におけるこうした傾向は、BayerとE. Merckによる生産量の低下と数社の中国企業による増産を伴いながら、1990年代とそれ以降も継続した。2004年の主要な有効成分の生産者として5つの企業が特定されている。Table 3.1にその年の企業ごとの推定年間生産量を示す。

しかし、PZQのグローバルな「需要量」(demand)は、住血吸虫症が蔓延している国では国内の採用(adoption)が欠如しており、ドナーである国際機関や非政府組織(NGO)においては、その疾患に対する国際的な採用の優先順位が低かったことから、歴史的には限られたものとなっていた。ドナーは資金拠出の優先順位を世界援助におけるトレンドや好み(fads)といったものとともに、分析、機会、地域政策要因などに基づいて決定する。こうした決定は、外国の援助に自国の保健セクタの運営を依存している国々の保健政策の戦略プランに重大な影響を持つ。いくつかのケースでは、国家として住血吸虫症対策プログラムを実施することが望ましいことをその国が認識することにドナーが影響を及ぼし、多くの場合、ドナーの資金拠出の支払可能性が国家として住血吸虫症対策プログラムを実施することの実行可能性を決定する重要な因子となっている。そして、そのことが、グローバル市場におけるPZQの需要に影響を与えてきた。すなわち、ドナーの資金援助がしばしば需要のレベルとアフリカにおける

PZQの医薬アクセスのレベルを決定してきたのである。

PZQのグローバル「必要量」(need)はまったく異なった様相を呈する。1980年代にWHOは住血吸虫症のグローバル地図と、住血吸虫症の有病率、人口推計の入手可能なデータに基づいたPZQの国単位の推定必要量を作成した。これは、すべての感染者を体重当たり40mg/kgで選択的に治療するという戦略を仮定して作成したものである[16]。この計算によれば、1993年のグローバルの供給量が8,900万錠と推計されるのに対して、グローバルの必要量は4億2,400万錠であった。つまり、この時期の供給量は概算で、グローバルの推計必要量の20%を供給したにすぎない[17]。供給量も必要量も数字がかなり不確かな切り貼りだらけの限られたデータからの外挿に基づいた推計だということは留意しておく必要がある。それにもかかわらず、これらの算定の結果は、1980年代と1990年代においてPZQへの医薬アクセスのレベルは異常なほど低いものであったこと—住血吸虫症に感染した人々を治療するのに必要な量をはるかに下回っていたこと—を表している。

SCIが作戦を開始した年である2002年以前のアフリカ諸国のPZQの実際の使用可能性に関する情報は非常に限られている。しかし、サブサハラアフリカの数か国は少量ではあるが毎年PZQを購入していたようだ。おそらく、西アフリカの風土病になっている国々では国当たり20万錠まで、そして東アフリカで風土病になっている国々では国当たり30万錠ほどである。これら薬剤の供給の方法の典型的なものは、政府の中央医療倉庫(central medical stores)が購入して個人と政府の両者の薬局に配布するものであった。薬は、症状のある患者が個人病院か政府の保健センターに来たときに(すなわち、患者が主導する受動的な配布システムを通して)使用された。もし、個人的にあるいは保健センターで処方された場合には、患者は、結局は相対的に高い価格(治療当たり2ドルから10ドルの間の価格、すなわち錠剤の最初の調達価格の2–10倍)を支払うことになることがしばしばであった。この慣行は2006年まで続けられた。治療時点で価格がより高いのは、調達、保管、流通などの費用はもちろん、保健センターの運営費用やさまざまな卸業者、仲買人、配達プロセスに関わる処方者の利益を加えたものが価格に転嫁されるからである。

3　住血吸虫症コントロールイニシアチブ(SCI)を通したスケールアップ（フェーズ3）

2002年6月にSCIはビル&メリンダ・ゲイツ財団からの2,780万ドルの資金援助により設立された。SCIは住血吸虫症対策に世界の関心を集める大きな転換点となった。1980年代に一時急に注目が高まった時期があったが、それ以来、住血吸虫症対策は国際開発援助やグローバルヘルス政策、そして国の保健政策において顧みられてこなかった。ゲイツ財団へのSCI最終提案(2002年3月)で説明されているように、SCIの目的は「サブサハラアフリカの持続性のある住血吸虫症対策プログラムの発展を促す」ことであった[18]。ほぼ同時期に、WHO内の住血吸虫症対策の賛同者たちは、より多くの世界中の関心を集めようと努力していた。そして、国際的な採用における2つの重要なマイルストーン、すなわち、2001年5月の世界保健総会(World Health Assembly)による決議案の可決[19]と寄生虫対策の相互連携を進める広範囲かつ包括的な新しい組織(The Partners for Parasite Control: PPC)の設立を達成した。WHOの2001年5月の決議は「2010年までに住血吸虫症と土壌伝播蠕虫症による病気になる危険にさらされているすべての修学年齢の子どもたちのうち少なくとも75%の子どもたちに」定期的な治療を提供することを目標とするものであるが、これを実行するためにSCIはいくつかの国を選び援助を行った。これは、アフリカ全土で治療に対する需要が増大するのを後押しした。新規イニシアチブは、各国の政府だけではなくゲイツ財団とより広い範囲の国際保健社会に向けて、「原理の証明」を実証しようとするもので、「どのくらいの費用で、そして健康にどれだけのインパクトをもって住血吸虫症や同時に起こる寄生虫感染をコントロールできるのか」を示そうとするものであった[20]。

ゲイツ財団からの資金援助により、SCI（Alan Fenwickを責任者としてロンドンのインペリアル・カレッジに拠点を置く)は、WHOの寄生虫対策の専門家とともに、PZQとアフリカの住血吸虫症の治療の主要な製品チャンピオン(product champion)となった。これら2つの製品チャンピオンは、お互いに協力、支援しあって、住血吸虫症の治療のためのPZQの医薬アクセスにより多くの財源確保と政治的な注目を促進するように努力した。SCIのアイデアはFenwickの個人的な経験と、PZQによる治療が住血吸虫症を患っている何百万人もの人々の生活に大きな変化をもたらすという彼の確信から生まれたものである。Fenwickは、タンザニア、スーダン、エジプトの住血吸虫症の研究と対策プログラムに取り組み、35年間アフリカで生活し仕事を続けてきた。彼は、WHOの住血吸虫症の専門委員会の一員を務め、住血吸虫症の中間宿主である巻貝対策、薬効評価、化学療法、疫学、住血吸虫症の人獣共通感染症に関して多くの出版物がある。彼は、国家対策プログラムを開始するように国々を説得することは可能で、4年の期間内にPZQの治療を受けるアフリカの人々は4,000万人から8,000万人に達することができ、その実績は、残りのアフリカ諸国への見本になると固く信じていた。「今日、何人たりとも住血吸虫症が原因で重篤な病を患うべき理由はない」との一節は、FenwickとReichにより2000年に提出された企画助成金の提案で述べられたものである[21]。

援助資金が限られるため、SCIは比較的少数の国々に絞ることを決め、対象国として国家対策プログラムへの支援を申請した12か国から、ブルキナファソ、マリ、ニジェール、タンザニア、ウガンダ、ザンビアの6か国を選んだ。2004年には最初のPZQの国際供与を行った。2004年には3,270万錠を、2005年には3,020万錠を、そして2006年には1,250万錠を購入したのであった。また、寄付として、バージニア州アレキサンドリアのMedPharmから2004年に1,250万錠を受け入れ、2006年と2007年にも追加の寄付を受け取っている。このようにして、SCIはグローバル市場においてもPZQの単独で最大の購入者となり、2004年と2005年には、この薬剤の世界中の取引の90%を占めたと見積もられる。SCIは対象となった6か国に優先的に供給した。SCIはこのプロジェクトが続く限り(当初は2002年から5年間の予定であったが、ゲイツ財団の援助により7年間に延長された)購入を継続することを計画し、MedPharmからの寄付も以前と変わりなく続くことを期待した(Table 3.2)。

2004年には、SCIの支援を受けていないアフリカ数か国も独自の住血吸虫症対策プログラムを展開し始め、SCIはNGOやそれらの国々の政府機関に少量ではあるがPZQの寄付も行っている。受取者としては、カメルーン、ギニア、

Table 3.2 SCIにより供給されたプラジカンテル(PZQ)、購入と寄付、2003-2007年(実績)

暦年ごとのプラジカンテル錠の供給量(単位：百万錠)						
国 名	2003年	2004年	2005年	2006年	2007年	合計
ブルキナファソ	–	6.15	4.48	2.5	7	20.13
マリ	–	4	13	3	8.85	28.85
ニジェール	–	4.68	9.26	2	7.5	23.44
タンザニア(ザンジバルを含む)	–	4.85	13.7	8	10.2	36.75
ウガンダ	3.5	9	2	3.66	7.5	25.66
ザンビア	–	1.5	4	3.3	4.2	13
合 計	3.5	30.18	46.44	22.46	45.25	147.83
寄付によるもの[a]	–	–	13.7	10	10	33.7
購入したもの	3.5	30.18	32.74	12.46	35.25	114.73

注)錠剤は以下の企業から調達した：Shin Poong、MedPharm、PharmChem、IDA、TPI、Shelys。
出所：Schistosomiasis Control Initiative, London, 2008. 許可を得て使用。
a)寄付はMedPharmからのものである。

ケニア、マラウィ、モザンビークの政府プログラムと並んで、世界食糧計画(World Food Program: WFP)やISC(ケニアで活動するオランダ-ケニアNGO)が含まれる。SCIは、6つの主要な国家対策プログラムを援助することで、他のアフリカ諸国のPZQの需要を刺激し、この需要が次に世界銀行、アフリカ開発銀行、欧州連合、USAIDなどの他のドナーによって資金援助され、そして継続されるだろうと期待した。SCIの努力はいくつかの追加融資を生んだが、対策プログラムの財政が将来にわたって持続されていくかどうかはまだわからない。

ゲイツ財団がSCIの支援を決めるうえで重要な要因となったのは、PZQの価格の下落であった。1990年代後半から2000年代初頭を通し、PZQの価格は途上国向けの初期の特別価格である600mgの錠剤当たり1ドルから急激な低下をみた。価格が下がったのは、生産プロセスの技術革新、韓国や中国の新規供給者の参入による競争、BayerとE. Merckが保有する物質特許の期限が切れ、続いてShin Poongの製法特許権も1994年に切れたことなどの複合的要因によるものである。中国の企業は、有効成分の製造プロセスを模倣して、SCIによる対策への資金が増加するにつれ増大するPZQの需要に応える体制を整えた。

Table 3.3　プラジカンテル(PZQ)納入可能業者、2004年8月時点

PZQ納入可能業者	CIF価格(米ドル)	WHOの認定	有効成分納入業者
GSK	0.096	あり	Yixing City Ting Yu Medicien Chemicals Co., Ltd.
IDA	0.087	あり	Shanghai OSD(その他)
MedPharm(CIPLA)	0.001[a]	あり	Hang Zhou Minsheng Pharmaceutical, Ltd.
Panacea Biotech	0.174	あり	Shin Poong
Pharmchem	0.074	なし	Nanjing Pharmaceuticals Factory Co., Ltd.
Shin Poong	0.072	あり	Shin Poong
TPI (価格は04年11月)	0.078	なし	Shanghai OSD
Shelys (価格は04年11月)	0.078	なし	Shanghai OSD

注)出所はSchistosomiasis Control Initiative, London, 2005. 許可を得て使用。
a) MedPharmの入札価格が非常に低いのは、2004年に1億3,700万錠の寄付に合意しているからである。また、CIPLAにかわって1錠当たり0.075ドルの価格で応札した。

2004年の8月には、SCIは8つのPZQを供給できる設備を持つ供給元を特定しているが、その価格は1錠当たり0.174ドルから0.072ドルであった(**Table 3.3**)。価格はこのように非常に低くなったので、アフリカの個人と政府の両者ともに製品を以前よりも手に入れやすくなった。

PZQ錠剤の質と価格は、特別注文の数量や購入者が約束してくれるこの先何年かにわたる将来の買い上げ規模によっても影響されるが、有効成分の質と価格によってほとんど決まってしまうことにSCIは気付いた。Shin Poong（新豊, 韓国)とShanghai OSD(上海沃斯得, 中国)の2つの企業は製品の国際品質基準を満たし、それゆえにWHOや国連の機関やさまざまな生産者にPZQの有効成分を供給できたのである。

SCIはまた、グローバル関係者と各国政府の両方の関係者の疾病と治療の認識を変えようと努力し、そうすることで採用を促進しようとした。WHOとの協力、さらにはWHOが始めた寄生虫対策組織(Partners for Parasite Control: PPC)の擁護運動の支援を受け、PZQの価格が安いこと、住血吸虫症の罹患率が高いこと、そこから導かれるPZQを使用する治療の費用対効果をわかってもらうために、訪問、出版、訓練プログラムなどの機会を通してSCIは活発にアフリカの保健省に接触した。こうした援助努力と財政的な支援のインセンティブとが合わさって、かなりの数のアフリカの国々が、住血吸虫症対策に関心を持ち、SCIの支援の獲得を争い、国家の優先事項としてPZQ治療を採用するように説得する手助けとなった。

4　医薬アクセス拡大に向けたSCIの戦略

SCIは対策事業をスケールアップする取り組みの一環として、アフリカでPZQの医薬アクセスを増加させるために、6つの戦略を展開し実行に移した。その戦略とは次のとおりである。

・調達：アフリカのPZQ市場の形成と6つの国の住血吸虫症対策プログラムに必要なPZQの調達のためにビル＆メリンダ・ゲイツ財団からの外部資金を利用する。
・協力：住血吸虫症対策とPZQの需要を刺激するために国際機関と協力する。
・情報：PZQの安全性、有効性、低価格についての情報の流れを改善する。
・登録：競争入札の状況を作り出すために蔓延国でPZQの登録を促す。
・現地製剤化：製造管理および品質管理に関する基準（Good Manufacturing Practice: GMP）の承認を持つ生産者によるアフリカでのPZQの製剤化を促す。
・寄付：PZQの寄付を受け、それを国家対策プログラムのために使用する。

これら6つの戦略は、アフリカのPZQ市場に悪影響を及ぼす「市場の失敗」（market failures）を正すために役立つように策定したものである。全体的な目的は、政府の調達機関によって発行される政府入札に対して多数の生産者が、真剣に競い合うことで、良好に機能する市場を創造することであった。このモデルによって、良質、低価格、政府対策プログラムへの継続的な供給が保証される。以下に、それぞれの戦略と実施と限界について概説する。

(1) 調 達

SCIは国家対策プログラムを行うにあたり、PZQへの医薬アクセスを促進するための手段の1つとして、またアフリカで製品獲得の競争を促す手段として調達(procurement)を活用し、それによって不完全な競争(古典的な市場の失敗)の側面に対処しようとした。ゲイツ財団の助成を背景にしたその購買力を使って、生産者や製剤業者が生産能力を拡張し、アフリカ市場で事業展開が拡大することを奨励したのである。2006年を通じて大規模な購入を続け、現時点で2008年を通して続けるだけの資金を持っている。SCIは2004年に行われた最初の入札においては、単一の供給者に絞るのではなく、より多くの生産者の参画を奨励するため入札に際してSCIで事前に承認した4つの入札者に分配することにした。その入札者はShin Poong(韓国の営利の民間製薬企業)、IDA(オランダを本拠とする非営利医薬品調達機関)、MedPharm(米国を本拠とする医薬品納入業者であり、寄付プログラムで使用するジェネリック医薬品の受託製造業者)、Pharmchem/Flamingo(インドの医薬品製剤業者)であった。タンザニアの2つの企業(TPIとShelys)は、アフリカの企業によるPZQ製剤化を奨励するため、入札後にSCIによる調達対象に含まれることになった。SCIは購入したすべての供給元のすべてのバッチについてサンプル分析を行ったが、これらタンザニアの2つの企業は米国の薬局方の基準を満たしており、見積価格も他の供給業者と十分に競争できるものであった。このようにして、調達という好機を使いアフリカでのPZQの市場を形成し、価格を低下させ支払可能性を創造する手段として種類の異なる企業間の競争を促した。

Shin Poongは1980年代にPZQの有効成分の生産コストを著しく下げる新規合成プロセスを開発し、市場に参入した。この技術革新が貢献してPZQの価格は1990年から2004年の期間の間で90%以上低下した。1990年代の後半になると、Shin Poongはアフリカ諸国での直接販売によって、あるいはWHO、SCI、世界銀行とのコンタクトを介してPZQの錠剤の市場での販売を開始した。Shin Poongのアフリカにおける売上は初期には少ないものであったが、成長を続け2006年までにはウガンダ、タンザニア、ザンビアにおいてはPZQ供給(SCIを介している)の首位となった。

IDA(International Dispensary Association)は、オランダに本拠を置く主要な非営利調達機関である。IDAは強力な社内の品質管理により国際的な品質基準を保証しつつ、途上国向けにジェネリック価格競争力のある医薬品を売るという事業を展開し成功した。最初はいくつかの医薬品を完全に自前の工場で作っていたが、2006年までに、直接の生産はやめ、代わりに世界中、特に中国やインドの供給者から医薬品を購入するようにした結果、より安くしかも高い品質の医薬品を供給できるようになった。IDAは、多くの生産業者を使うことで、最安値と最高品質を同時に追求し、続いてIDAブランド商品として包装する。さらに、IDA製品の信頼を獲得するため途上国の調達機関と親密に協力し、IDA製品が目的とする国で登録されるのを確実なものとするのである。SCIは、PZQを2003年と2004年にIDAからアルベンダゾール(土壌を介して感染するさまざまな一般的寄生虫感染の治療に使う)とともに購入した(Table 3.3参照)。

第3のSCIへの主要な供給業者はMedPharmで、米国を拠点とする製薬企業である。2004年にSCIとWHOは、SCIの目的と活動がMedPharmの医薬品供与プログラムに相応しいかどうかを検討する目的でMedPharmによる訪問を受けている。MedPharmは医薬品の卸売事業を行う一方、医薬品の寄付イニシアチブを介して途上国の駆虫プログラムも促進し、支援している。その寄付プログラムでMedPharmは、カナダのエスカープメント・バイオスフィア基金(Escarpment Biosphere Foundation)と呼ばれるNGOから寄付された資金を使い、カナダ人道支援信託(Canadian Humanitarian Trust)を介して、欧州とインドの製剤業者から医薬品を購入した。2004年2月にMedPharmは68万錠のPZQと100万錠のアルベンダゾールをザンジバルとザンビアで使用するためSCIに寄贈した。2004年6月に、2004年末までに配布する1,370万錠のPZQの寄付の追加を誓約し、続いて2005年には1,200万錠をさらに追加したのであった。MedPharmからは、最初に計画した2007年までのSCIプロジェクト期間中は毎年寄付できるかもしれないとの申し出があった。この誓約は2004年と2005年に実行された。そして2007年にはタンザニアの必要量をほぼ満たすだけの製品を寄付することを誓約してくれたのであった。

(2) 協 力

アフリカの国々の国家保健政策における住血吸虫症対策への注目を促すため、SCIは国際機関やその他の組織との協力(collaboration)を続けてきた。国際舞台での3つの中心的存在である3つの機関は、WHO、世界食糧計画、そして世界銀行である。これら機関の活動が、グローバルレベルと国レベルの両方におけるPZQの採用を推進してきた。

WHOは住血吸虫症対策のグローバル政策を設定するのに主要な役割を果たしてきたし、SCIとの中心的協力者であり、世界に向けたPZQ治療の提唱者であり続けている。2001年5月にWHOは世界保健総会で決議案54.19が通過したことを受け、住血吸虫症の対策と土壌伝播性蠕虫症(soil transmitted helminths: STH)対策を世界的に優先すべき事項として設定した。先に述べたように、この決議では、感染が流行しているすべての参加国がすべきこととして、2010年までにすべての学齢期の子どもの75%に住血吸虫症と腸管寄生蠕虫症の定期的な治療を提供することを述べている。国際的な採用としてのこの声明は、国レベルでのSCI活動に道を開く助けとなり、PZQと対策プログラムに対する国家の関心を刺激するのに役立った。積極的な協力関係を作るために、SCIはその理事会に職権上のWHOの代表者に入ってもらい、住血吸虫症研究プログラム(Schistosomiasis Research Program)の専門家諮問委員会には、熱帯病研究・訓練特別プログラム(Special Programme for Research and Training in Tropical Diseases: TDR)の代表者に入ってもらった。

SCIはまた、WFPと協力して学校給食プログラムを利用してPZQの需要の促進をはかった。2000年代初頭には、WFPはサブサハラアフリカ諸国の約500万人の子どもたちに食事を与えている。カナダ国際開発局(Canadian International Development Agency: CIDA)からの資金を使って、WFPは子どもたちから虫を駆除する努力を幅広く開始した。そこでは、腸管内蠕虫症にはアルベンダゾールを使用し、住血吸虫症の流行地域ではPZQを使ってWFPの学校給食プログラムを受けている子どもたちの治療に役立てている。毎年駆虫を行うことで、食物の恩恵を子どもたちに宿す寄生虫ではなく、より子どもたち自身に与えるものと期待された。また、WFPは、PZQやアルベンダゾールを購入する資金は保証されていなかったので、駆虫プログラムを継続するための支援資金を探し始めた。SCIの支援プログラムの選定に外れた国々で使用するため、SCIは少量ではあるがこれら医薬品をWFPに供給している。

SCIはまた、世界銀行の教育プログラムと共同でアフリカの住血吸虫症対策プログラムを振興していった。その教育改革の取り組みの一環として、世界銀行はUNICEFやWHOとともにFRESH(Focusing Resources on Effective School Health)戦略を創設した。その中身には、学校内における駆虫やその他の保健介入も含まれている。世界銀行は、教育改革として学校保健を構成要素に組み入れる国々に援助を申し出た。その結果として、20か国の学校保健に10億ドル以上を寄託することとなった。しかしながら、2006年夏までの時点で、ほんの2-3か国が学校教育にFRESH資金を使ったにすぎない。SCIとWHOは教育セクタを通した駆虫を実行するために、より効果的にこの財源を使用することを促進する方法を追求し続けている。

(3) 情 報

SCIが選択した第3の重要な戦略はPZQについての情報の流れを改善することであった。2003年以前の10年以上にわたって、アフリカではPZQの深刻な情報の欠落があり、多くの国々で売上と消費が押しとどめられていた。それは、第1に、PZQの生産者たちには、アフリカ諸国に確立された市場が存在するという意識そのものがなかったので、生産者たちがアフリカに販売のチャンスがあることを知らなかったためであった。また第2に、アフリカの各国政府が、十分に供給する能力を持つ供給業者やより低価格で入手可能なPZQのことを知らなかったからであった。

この情報の問題の一部は入札するのに煩雑なメカニズムをとっていたアフリカ諸国の国家薬剤調達機関に原因があり、その結果として、新規の供給業者や彼らが提示する競争価格や許容基準などについて知ることが困難になったのであった。加えて、入札者についての国の政策決定権を持つ委員会が、誠実に入札過程をオープンにするのではなく、単一の事前承認元から独占価格を受け取って満足するようなことがしばしばであった。SCIは、売り手と買い手の両方に影響するこれら情報の乖離に対処することで、PZQに対する市場機能を改善し、入札過程で効果的な競争の機会を改善してきた。

(4) 登 録

第4の戦略は、アフリカのさまざまな国の市場でPZQ製品の登録(registration)を奨励することであった。製品が登録されていなければ、政府の調達や民間セクタの購入の考慮の対象になることはありえない。例を挙げると、主要な供給業者であるShin Poongですら、アフリカの多くの有望な国の市場にPZQの製品を登録していなかった。SCIはShin Poong(韓国)、MedPharm(米国)、Flamingo(インド)とともに、アフリカの数か国においてそれぞれの企業のPZQ製品の登録手続き作業を支援した。続いて、CIPLA(インド)がPZQの登録でSCIに援助を求め、そして2006年にはウガンダでPZQで製剤化を行う薬の製造施設の合弁事業を開始した。その結果、国内市場での競争が激化して政府の購入価格は低下した。

例を挙げると、ブルキナファソの国営調達機関(CAMEG)は住血吸虫症国家対策プログラムのためにPZQ錠の購入を望んでいたが、過去のケースでは、1錠当たり約0.14ドルの価格を保証していた。ブルキナファソでShin PoongとPharmChem/FlamingoがPZQの販売を登録したことで、SCIは供給者の認定数をIDA(CIPLA)の1つから3つに増やした(PharmChem/Flamingoのパートナーシップはその後解消された)。その結果、2004年にはCAMEGはPZQをCIF価格(保険と空輸のコストも含む)で1錠当たり0.09ドルの購入価格で入手でき、その価格は、ブルキナファソで売り手がIDAの1つのみであったときにIDAが申し出た価格をかなり下回るものであった。市場の競争が働く限り、2006年以降もブルキナファソではPZQの購入価格は低く維持されるものと思われる。SCIはまた、Pharmacie Populaire du MaliによるPZQの直接発注を支援し、その結果、200万錠を1錠当たり0.08ドルの購入価格で手に入れることができた(以前の購入価格は1錠当たり0.12ドルであった)。

(5) 現地製剤生産

SCIは、PZQを製剤化(formulation)するアフリカの企業を支援した。過去10年以上にわたり数社のアフリカ企業が商品としてPZQの製剤化を行ってきている(そのほとんどは自国の政府向けである)。これらの企業はCosmos(ケニア)、EIPICO(エジプト)、Shelys(タンザニア)、そして不運に見舞われるスーダンにおけるShin Poongとの合弁事業であった。しかし、どの企業も自国の外で製品を売り込むことに成功していない。EIPICOは本国エジプトの市場におよそ700万錠を納入（Shin Poongから購入した有効成分を製剤化）したのだが、エジプトの需要は有病率が5％を下回った2002年以降は減少してきている。Shanghai ODSやShin PoongなどPZQの有効成分の生産者は、WHOが認定したGMP基準を満たすアフリカ企業に対して、製剤化するための有効成分を納入する意向を示している。すでに、Shanghai ODSは有効成分を納入して英国政府化学研究者による試験を受け、アフリカの企業が製剤化プロセスの正当性を保証できるようにしている。こうした展開は、アフリカの製薬企業が、注文の規模や期間という要因に部分的には左右されるものの、ドナーや国際機関そして政府が受け入れることができる質と価格でPZQを生産できたことを示すものである。

ドイツの主要なNGOであるAction Medeorもまた、アフリカで医薬品製剤化を促進しようとしている。Action Medeorはアフリカで製剤化された医薬品を国際流通のために購入するというIDAモデルに類似した新しいビジネスモデルを展開した。IDAと同じく、Action Medeorがそれぞれのバッチを検査し、医薬品の品質を保証する。Action Medeorの最初の納入業者の1つはタンザニアを拠点とする企業であった。IDAと同様の目的を持ち同様に仕事を進めるもう1つのグループがLa Centrale Humanitaire Médico-Pharmaceutique（フランス）である。この非営利機関は医薬品と設備調達サービス、およびコンサルタント業務を通して技術支援を提供する。

タンザニアにおけるPZQ市場の最近の変化をみてみると、アフリカでの現地製剤化を促進しようとすることに対して、チャンスと同時に課題が浮き彫りになってくる。タンザニア食糧医薬品局は2001年にタンザニア政府に医薬品を販売しようとするすべての企業は、WHOによってGMP認定を受けなければならないと宣言した。その履行期限は2005年6月であった。WHOのGMP認定は国際的に認められた製造管理基準と医薬品の品質の承認である。この決定は、基準に満たない品質の問題、すなわちタンザニア市場に流通する製剤化に不具合のある医薬品に対処するための処置であった。これらの基準を満たさない医薬品は、寄贈された製品にも現地製造された医薬品にもあった。

タンザニアには、納品の大部分を政府との契約に依存する7社の国内製薬企業があるが、そのうちの数社は新しい政府の政策に対応して、タンザニアのGMP基準と国際GMP基準の両方を満たすため、施設にかなりの額の自己資金を投資した。2002年から2004年の2年にわたり1,500万ドルがタンザニアの製薬企業に投資されたのであった。これらの資金の大部分は、新興成長市場のリスクを伴う案件への投資を行う英国のCDC Capital Partnersなどの民間財源に由来する。2005年1月までに少なくとも3つの企業がGMP認定を達成した。GMP認定の資格を取ったこれらの企業はアフリカの他の市場で彼らに製造する医薬品を輸出する機会を探るものと期待される。2005年には、2社のタンザニア製薬企業が他社に負けない競争力のある価格でSCIにPZQを納入する実績を示した。

TPI(Tanzanian pharmaceutical Industries Limited)は、経営陣が経営不振の国営事業を反転させ、利益を生む事業に復帰させるために力を尽くした民営化製薬企業である。この企業の経営者は旧式の設備を新しい工場と機械に置き換えGMP基準を達成するためにかなりの自己資金を投資した。TPIは、Action Medeorからアフリカで製剤化した医薬品を国際的に流通させるという調達事業提案に合致する納品業者として選定された。TPIはタイのAIDS擁護者であるKrisana Kraisintuの提案する事業の選定納品業者でもある。Kraisintuはタイでの抗レトロウイルス薬(ARV)の使用可能性を拡大した。そして、現在はタイで達成したのと同じ国際基準での抗レトロウイルス薬の製剤をタンザニアで行うためにTPIと一緒になって取り組んでいる[22]。彼女はタイでも国際的に通用する品質と価格水準で抗レトロウイルス薬を製剤化することが可能であることを証明していたが、国境なき医師団(Médecins Sans Frontières: MSF)がTPIの製品を購入し流通を開始したことで、世界で通用する抗レトロウイルス薬をTPIで製剤化するという彼女のねらいの成功は確定的なものとなった。TPIは、以前はPZQを製剤化していたが、最近になってPZQの契約を他のタンザニアの製薬企業であるShelysに外部委託した。

Shelysは東アフリカ最大の製薬企業である。この企業は野心的な拡張計画を持ち、2006年までにダルエスサラーム近郊に新しい工場を完成させた。2002年以前は、小さな国内市場向けのPZQを製剤化していた(毎年10万錠)。

Shelysで製剤化された錠剤のサンプルを分析して、米国薬局方や欧州の薬局方の基準を満たすものであることが明らかとなっている。2005年6月には、Shelysの工場はWHOのGMP基準に準拠していることが報告されている。

2006年時点で、ShelysとTPIの両社はともに中国企業のShanghai OSDから有効成分の納品を受けてPZQを製剤化しており、両社の錠剤が国際基準を満たすことには確信を持っていた。両社にとっての最終試験とは、品質と価格の両方で他のアフリカ政府の基準を満足させることであろう。SCIは両社の製品を英国政府化学研究所(Laboratory of the UK Government Chemist: LGC)の研究所で試験した結果、それらの製品は2005年と2006年における米国薬局方基準に合致した。TPIとShelysの両社ともにウガンダや他のアフリカ諸国に会社と製品の登録を進め、外国市場への参入に必要な輸出資格を確実に手に入れることを望んでいると表明した。

(6) 寄 付

他の見捨てられた疾病(neglected disease)と対照的に、住血吸虫症は企業にとって意義のある寄付(donation)プログラムの対象とはなってこなかった。PZQの創出企業であるBayerは、WHOなどから数え切れないほどのアプローチを受けたものの何年分にも及ぶまとまった量の医薬品を寄付として提供するのを拒んできた。Merckが開始したイベルメクチンの大掛かりな寄付プログラムをはじめとして、Pfizerのアジスロマイシン、GlaxoSmithKline(GSK)のアルベンダゾール、さまざまな企業のAIDS関連の医薬品などの寄付プログラムとは対照をなし、Bayerの返答はアフリカに寄付として相対的に少量のPZQを供給するにとどまった。BayerがSCIに向けた重要な対策をまったくとらなかったのに対し、先に述べたようにMedPharmは新しい組織に話を持ちかけ、その組織にかなりの量のPZQの寄付を申し出たのであった(およそ2005年に1,400万錠、2006年に1,000万錠、2007年に600万錠を供給している)。

MedPharmによる医薬品の寄付がアフリカのPZQ市場の発展にどのように影響を及ぼしてきたのか、また、もし将来この寄付プログラムが将来も続けられるとしたなら、市場の発展にどんな影響を与える恐れがあるのか、について確かなことはわからない。たとえば、医薬品の寄付プログラムは、無料の製品が広く出回ることでPZQのアフリカ市場の発展を抑制するという意図しない効果を持つかもしれない。しかし、このインパクトの程度は、PZQの寄付の規模と期間によるであろう。他のリスクは、他の単一製品の寄付プログラムで生じた問題と同様であるが、プログラムの長期間にわたる持続可能性である。2006年までには、SCIが納入する全PZQに占めるMedPharmのPZQ寄付の割合は相対的に小さくなっており、このことはPZQ寄付のアフリカ市場に与える負の影響のリスクが相対的に低くなったことを示している(ただし、医薬品の寄付が特定の国々に集中し、その国と特定の企業に大きな影響を与える恐れはある)。

別のアプローチとして寄付資金を使って現地企業によってアフリカで製剤化されたPZQを購入することが挙げられる。このアプローチは、住血吸虫症が広まっている国々での現地生産と競争価格で良質の医薬品の販売を支援することになる。また、PZQのアフリカ市場の発展を促し、良質かつ容易に購入できる価格で治療するという使用可能性がこれからも継続していくことを確かなものにする助けになるかもしれない。しかしながら、2008年、MedPharmはSCIにPZQを寄付することができなかった。

5　医薬アクセスを維持するための課題（フェーズ4）

これらの6つの戦略を組み合わせながら、PZQの世界的な供給の成長と世界的な需要の増加の力を借りてSCIはPZQの医薬アクセスを劇的に拡大していった。Figure 3.1に示すように、SCIは2003年から2008年6月にかけて約1,928万人の個人に対し、アフリカの6か国で合計4,029万回の治療を供給した。治療の約半分はPZQによる初回の治療で、残りの半分が2回目と3回目の治療であった。この成果はSCIに対する意義深い成功を物語っているが、その努力も住血吸虫症に感染しPZQの治療を必要とすると見積もられる人口の10%ほどに届いたにすぎない。加えて、この疾病に関連する症状と罹患率の適切な管理を確かなものにするために推奨されるPZQの反復治療を提供することに課題が残っている。

Figure 3.1　プラジカンテル年間治療数の推移、SCI対象6か国、2003-2008年

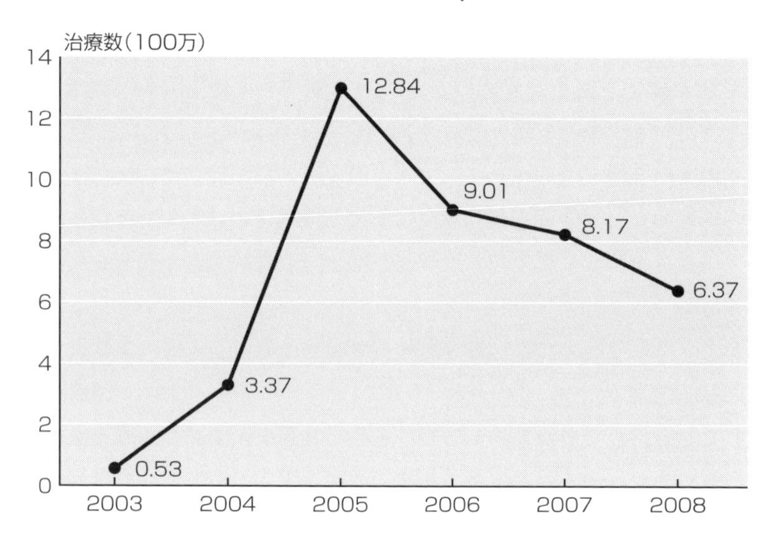

注）この数字はウガンダ、ブルキナファソ、ニジェール、マリ、タンザニア、ザンビアにおいてSCIが支援する国家プログラムによって提供された各年のプラジカンテル治療数を示す。2008年はその年の6月までのデータである。データは、新規治療数に加えて、何人かに対しての2回目、3回目の治療数を含んでいる（治療数として全体でおよそ4,029万回が、住血吸虫症の治療を必要とするサブサハラアフリカの住民推計約1億8,000万人のうちの約1,928万人に提供された）。
出所：Schistosomiasis Control Initiative: SCI.

PZQの有効成分の価格が低いがゆえに、SCIがPZQへの医薬アクセス拡大ができたという一面がある。錠剤の工場出荷価格は、そのほとんどが有効成分の価格で決まってしまうのだが、2002年以降、有効成分の価格は、キロ当たり、低いもので76ドルから高いもので103ドルの範囲を推移してきた。その変動は米ドル通貨の弱さに一部の原因がある。キロ当たり103ドルでは1錠当たりの有効成分のコストは0.062ドルなのに対し、キロ当たり76ドルでは、約0.046ドルである。近い将来、SCIによるPZQの購入需要が増えると、2つの効果が想定される。第1は、納入者が限定されていて、企業が増え続ける需要から利益を得ようとするケースで、上昇する需要はPZQの価格を押し上げるであろう。第2は、新しい企業が生産を始め、成長を続ける市場のシェアを確保しようと競争するケースで、価格は低く押しとどめられるというものである。これまでのところはSCIの増加する需要のインパクトは後者であり、グローバルな市場

でPZQ錠の価格は下がり続けている。

将来のアフリカにおけるPZQの消費量は多くの要因によって決まるであろう。まずは、国家の対策プログラムで採用された治療戦略である。WHOは全体の目標としては、まず感染率が高い集団に照準を合わせて新規の治療プログラムを実施することによって罹患率をコントロールすることを推奨している。これらの人口集団に治療をしてしまった後で、学齢期の子どもたちを目的とした所定の維持プログラムを実施することができる。この段階に達するまでには時間が必要で、すべての高リスク集団に治療を届けるには、おそらく最大5年かかるであろう。しかし、いったんこうした治療が達成されてしまえば、新しく発見された危険な状態にある集団に治療を施し続けることを政府はできるはずである。消費はこのように国家プログラムで採用された治療戦略と国家プログラムの進化により決まるのである。

最も重要なことであるが、もし、政府が彼ら自身の財源をアフリカの国家住血吸虫症治療プログラムに使うことに納得しなかったとしたら、その治療プログラムの展開は外部からの追加援助資金とそのプログラムを遂行する国家の基盤能力の発達具合により決定されるであろう。SCIはこれら両方の懸案事項に取り組もうとしている。SCIは、ビル&メリンダ・ゲイツ財団以外にもさまざまな外部の出資者から長期の制度的な資金援助を確保しようと努め、また住血吸虫症対策プログラムのために国の保健省の基盤整備を支援しようと努力してきた。2006年9月に、財政の追加支援を見いだすことにおいて重要な前進があったが、それは、米国国際開発庁が住血吸虫症を含む7つの見捨てられた熱帯病の総合的な疾患対策を実行するためにRTI Internationalに1億ドルの共同プログラムを与えたことである。SCIはRTIと共同事業を行う5つのパートナーのうちの1つとして指名された。そして、Alan Fenwickはプロジェクトの統括者に任命され、SCIでの現在の彼の地位に戻る前の4か月間にわたってその役職にあたった。その総合疾患対策の新規プログラムは、まずはアフリカの5か国(タンザニア、ウガンダ、ブルキナファソ、マリ、ニジェール)で運営され、次第に他の国や大陸に広げる計画を持つものであった。

SCIは2004年のアフリカでのPZQの消費量をおよそ4,000万錠と推計していた。2005年には、増加して約7,000万錠になった。サブサハラアフリカには、

1億8,000万人が感染しているという最近の推定からすると、一度にこれらすべての人々を治療するのに必要な薬剤量はおよそ6億錠になる。もし、高い有病率の地域を対象に集団治療を適用するとしたら、必要量はおそらく1.5倍になる。これらの数字と実行中のプログラムが他の国にかなり拡大される可能性を考えると、2007年までに2億6,000万錠、さらに5年間続けて毎年同量が必要とされるかもしれないとSCIは推定していた。このレベルの治療を行うとなると、600mgの1錠当たり0.08ドルとして医薬品の費用だけでも毎年およそ2,000万ドルが必要になるであろう。アフリカ諸国が自身の国内保健予算からこうした資金を喜んで拠出することはまずもってありえないことで、結局は外部から資金提供を受けたプロジェクトや寄付による継ぎ接(は)ぎの仕事になる傾向にある。このレベルの治療を達成するには、援助資金の提供者が、国の住血吸虫症対策プログラムと大規模な集団治療の実施の支援を申し出ることが必要となるであろう。SCIとWHOのアドボカシーが引き続き成功すると仮定すると、2007年から2010年にかけて治療プログラムに毎年2億5,000万錠を必要とし続けることもありうる。最も感染率が高い集団を先に治療し、湖や川や灌漑施設の近くに住む学童の反復治療にプログラムが移行すると仮定すると、集団投与の初期段階が終われば、必要量は毎年5,000万錠に落ち着くはずである。これらの推計はSCIやWHO、そして新しく設けた「見捨てられた疾病コントロール世界ネットワーク」(Global Network for Neglected Diseases Control, www.gnntdc.org)による資金調達の成功を前提としている。もし十分な資金が確保されなければ、PZQの消費量は崩壊し、PZQを持続的に使用するという機会は土台から壊れてしまうかもしれない。

PZQの有効成分の納入業者5社すべてが容易ではないが、注文に対応し生産を拡大する用意があると表明している。それゆえ、PZQの供給は需要に応えることが可能で、その需要は主に現地政府が保健の優先度をどこに位置づけるかという判断と国際的援助機関が拠出できる援助資金額にかかっている。

2007年に発表になった新規の寄付プログラムは将来に向けたPZQの医薬アクセス支援に対してとりうる新たな道筋を開くものであった。WHO当局は、ヒト用と家畜用の両方にPZQを販売しているBayerと何年にもわたって話し合ってきたが、会社を説得して意義のある量の製品の寄付をさせることに進展を見いだせないでいた。そして、次にPZQの生産者であるE. Merckの代表と2006年に2度の面会をした。WHOの見捨てられた熱帯病対策部のディレクターであるLorenzo Savioliは当時のことを「Bayerは我々にMerckに話すようにと言い、MerckはBayerと話せと言う」と*Financial Times*に書いている[23]。2007年4月、ついにE. Merckは住血吸虫症対策のためにWHOを通じてかなりのPZQを寄付することに合意した。最初の合意は10年間にわたる2億錠に対してであり、それはサブサハラアフリカで治療を必要とすると推定される約1億8,000万人のうちの学齢期の子どもたちに対して、毎年約800万回分の追加的治療を提供するものである。WHOはこの新規の寄付を称賛し、その寄付がPZQによる治療が健康上非常に良い効果を上げることをさらに証明し、さらなる寄付の導火線となることを望んだのであった。

結　論

この章では、アフリカでPZQへの医薬アクセスを増やそうというSCIの組織的な努力が、PZQの需要を増加させ、アフリカ諸国でのPZQの価格を低下させうる(それにより、採用と支払可能性の両方を高める)ことを示してきた。また、生産者をPZQ市場に参入するのを誘導し、有効成分の生産を拡大することが可能であること(それにより、使用可能性を拡大する)、そして、最終製品の生産者間の間に競争を作り出すことができること(それにより、政府と消費者の両方への支払可能性を拡大する)を示してきた(医薬アクセスの障壁と戦略の要約についてはTable 3.4を参照)。さらに、主要な買い手が必須医薬品の医薬アクセスの拡大を可能にし、買い手が購入に十分な資金を持つ限り、価格を低く抑える助けになることをSCIは明らかにしてきた(このようにSCIは経済学者が言うところの「買い手寡占パワー」(oligopsony power)を持つ。このパワーとは、少数の買い手が、彼らの購入する莫大な購入を通して製品の市場価格に影響を及ぼすことができることをいう)。

現在の主要な問題は、ゲイツ財団の助成金により支えられているPZQ購入の財政援助が止まったあと、アフリカでPZQへの医薬アクセスの継続をどのように保証していくかである。長期間にわたるPZQへの持続的な医薬アクセスは採用の高まり―すなわち、製品への政府と消費者の両者の需要が発展していくこと―によって決まるものである。PZQを購入するのに公的財源を使うという政府の決定は、製品が入手可能な値段であり、PZQによる治療は効果的で、住血吸虫症の感染リスクにさらされている集団の健康福祉に重要であるということを、どの程度政府が認知するかで決まるであろう。SCIは2006年の後半にゲイツ財団からの資金援助が終わったあとの選択肢を検討していたが、資金援助の終了時期そのものは2006年中に財団が供与した412.8万ドルの追加助成金(主にドル安による予算の欠損を補うための助成)によって延期された。そして、2006年には、ゲイツ財団は、プログラムを継続するためにSCIにさらに1,000万ドルを追加し、主要国においては他の疾患と統合することに合意した。SCIの何人かのアドバイザーは他の援助資金供与者を説得してアフリカの住血吸虫症治療に関与するのを引き受けてもらうことができると信じている。また他のアドバイザーは、他の感染症対策プログラムと統合すれば、おそらく国際援助によってまた支援されることになるので、この統合が答えを与えてくれるだろうと提案している[24]。しかし、短中期的にはアフリカ諸国が、彼ら自身の予算から住血吸虫症の治療の費用を進んで支払うとは誰も信じていない。というのも地方ファンドはそのほとんどを人件費で消費してしまうのが典型的なパターンだからである。したがって、PZQの医薬アクセスの維持は、しばらくの間はアフリカの政府へ流れる外部援助に依存を続けることになるだろう。

2008年中頃の状況はアフリカのPZQ供給の継続的な外部支援にいくらか楽観的な見通しを与えてくれた。というのも、2006年にUSAIDが見捨てられた熱帯病(Neglected Tropical Disease: NTD)の総合対策を支援するため、5年で1億ドルの多国間プロジェクトを立ち上げたからである。2006年の9月には、米国のコンサルティング会社RTIがその資金を管理する契約を受注した。2007年度には1,300万ドルがNTDの総合対策を実施するのに割り当てられ、さらに1,300万ドルが2008年度分として支給されたのであった。最初の2年間で要件を満たすような前進を示すことができれば、2009年度として最高で2,500万ドルが米国議会によって割り当てられるだろうと期待している。SCIは、ブルキナファソとニジェールでのプロジェクトの実施、ウガンダにおける実施の支援、そして2007年から2008年にかけて（そしておそらく2011年まで通して）のPZQの調達に対してRTIから助成金を受け取った。したがって、このUSAIDプロジェクトは量的にかなりのPZQがブリキナファソ、ガーナ、マリ、ニジェール、ウガンダ、シエラレオネ、南スーダンに2011年まで継続的に供給されるのを保証するものである。そして、2008年の2月には、職を辞するGeorge W. Bush大統領は思いがけなく、米国がNTD対策に3億5,000万ドルを出費することを表明し、G8諸国や他の援助資金供与者にもできるだけ速やかに10億ドルまで到達するように要請したのであった。もし、この要請がかなえば、PZQ供給のために必要な外部資金援助金は、これから数年間にわたり維持することも可能かもしれない。WHOなどによるアドボカシー効果は結果的に取り組みに追随してくれる2つのパートナーを生んだ。第1は、プライベート・エクイティー投資会社であるLegatumで、ブルンジとルワンダのNTD対策に890万ドルを寄付した。第2は、ビル＆メリンダ・ゲイツ財団で、アフリカのNTD対策に必要とされる10億ドルを集めることを目的に話し合いを始めたのであった。

PZQの消費者を基盤とする市場の発展は、住血吸虫症の治療を理解し求める能力に伴う個々の患者レベルにおける採用によって決まる。現在は、小さいながらも一定のPZQの民間セクタ市場があり、サブサハラアフリカ全体にわたって都市部の民間薬局や農村部の政府の保健センターで一般的に手に入れることができる。これらの販路での価格は、しばしば国際的な入札でSCIが買う価格の10−30倍もする。この消費者価格は、通常その国の調達機関の調達費、物流費、薬局の利益などを含むからである。都市に住む中産階級の人々は難なくこうした価格にも対処できるが、この民間薬局の市場は国が行う住血吸虫症治療の重要な因子となりそうにない。というのも、疾患が最も広がっている農村の住民はこの価格では出費を惜しむだろうし、出費できないと考えられるからである。農村部の住民が住血吸虫症に感染したとわかった場合、原価に近い価格でのPZQの治療に金を惜しむかどうかは実際のところまだ不明である。

疾病と治療の両方についての認識を変えること、すなわちグローバルの認識、国家の認識、そして最終消費者の認識を変えることがPZQへの医薬アクセス拡大に貢献してきた。SCIが直接支援した6か国、そして部分的に支援した5か国においては、住血吸虫症の症状や適切な治療法についての国や最終消費者の知識は顕著に増加した[25]。3,000万人を超える人々が治療を受け、しかもその多くは少なくとも2回の治療を受けたことで、現在はさらなる治療に対する意識と需要は地域社会と政府の両レベルで顕著に高くなっている。とはいえ、SCIの対象外の国々においてはWHOの決議した目標に到達し、SCIの支援対象国においてはWHOの目標を継続して達成できるようになるまでには、まだ進むべき長い道のりがある。

Table 3.4　プラジカンテル（PZQ）：医薬アクセスの要約

障　壁	戦　略	具体的行動
	組織構築（architecture）	
住血吸虫症の治療を促進する国際的なチャンピオンの必要性	効果的な指導を見いだし、科学技術（PZQ）を生かすパートナーシップを策定する	ゲイツ財団は住血吸虫症対策イニシアチブ（SCI）を設立するための主要な助成金を提供し、WHOには進行中の活動を支援し拡大するための助成金を拠出した
	採　用（adoption）	
国際機関、ドナー、政府による住血吸虫症の低い優先順位の位置づけ	エンドユーザーを説得して科学技術を採用してもらうため、製品の適切な質を保証する	SCIはWHOや他の国際機関と共同して取り組み、住血吸虫症対策とPZQの需要を掘り起こした
低い政府需要	住血吸虫症対策の治療の優先度を上げるように政府に働きかける	SCIの代表団はアフリカ諸国を訪問し、住血吸虫症対策に関する合意とゲイツ財団や他の財源からの支援を受けてPZQを供与することに同意を求める交渉を行った
低い消費者需要	住血吸虫症とその治療の両者に対する一般の認知度を上げるため、情報キャンペーンを行う	先進国と途上国の両者における住血吸虫症対策と治療の両者に関する認知度を上げるため、SCIはビデオや他の資料の作成を支援した
	支払可能性（affordability）	
政府とエンドユーザーにおける支払可能性の欠如	調達のために外部財源を強化し寄付を求める	アフリカ諸国でSCIプログラムを実施するために必要なPZQの調達と寄付のため、SCIはゲイツ財団の支援を受けるとともに、追加の財源を探した
	納入者間にさらなる競争を作り出すことで価格低減化を生み出す	政府調達に向けてさらなる競争環境を作り出すため、SCIはアフリカ諸国でPZQを登録するのを支援した
	使用可能性（availability）	
販売機会、存在する納入業者、それぞれの納入業者の価格などに関する情報の欠如	売り手と買い手の双方への情報の流れを改善する	SCIは供給業者に働きかけ、彼らがアフリカの市場に参入するのを支援し、アフリカの買い手に働きかけて、彼らに価格や代替え納入者のことを意識させた

注

1. D. H. Wegner, "The Profile of the Trematodicidal Compound Praziquantel," *Arzneimittel-Forschung/Drug Research* 34 (1984): 1132–1136.
2. Jürgen Seubert, Rolf Pohlke, and F. Loebich, "Synthesis and Properties of Praziquantel, a Novel Broad Spectrum Anthelmintic with Excellent Activity against Schistosomes and Cestodes," *Experientia* 33 (1977): 1036–1037.
3. Peter Andrews, Herbert Thomas, Rolf Pohlke, and Jürgen Seubert, "Praziquantel," *Medicinal Research Reviews* 3, no. 2 (1983): 147–200.
4. Wegner.
5. Andrew Davis, "Antischistosomal Drugs and Clinical Practice," in *Human Schistosomiasis*, eds. Peter Jordan, Gerald Webbe, and Robert Sturrock (Cambridge: Cambridge University Press, 1993), 367–404.
6. Michael R. Reich and Ramesh Govindaraj, "Dilemmas in Drug Development for Tropical Diseases: Experiences with Praziquantel," *Health Policy* 44 (1998): 1–18.
7. Michael R. Reich, ed., *International Strategies for Tropical Disease Treatments: Experiences with Praziquantel* (Geneva: WHO, Action Program on Essential Drugs, 1998, WHO/DAP/CTD/98.5), 19.
8. Charles H. King and Adel A. Mahmoud, "Drugs Five Years Later: Praziquantel," *Annals of Internal Medicine* 110, no. 4 (1989): 290–296.
9. World Health Organization, *The Control of Schistosomiasis: Report of a WHO Expert Committee*. Technical Report Series, 728 (Geneva: WHO, 1985).
10. World Health Organization.
11. Michael Doenhoff and Livia Pica-Mattoccia, "Praziquantel for the Treatment of Schistosomiasis: Its Use for Control in Areas with Endemic Disease and Prospects for Drug Resistance," *Expert Review of Anti-Infective Therapy* 4, no. 2 (2006): 1–12.
12. Alan Fenwick, et al., "Drugs for the Control of Parasitic Diseases: Current Status and Development in Schistosomiasis," *Trends in Parasitology* 19, no. 11 (2003): 509–515.
13. Reich and Govindaraj.
14. Amadou Garba, Seydou Touré, Robert Dembelé, Elisa Bosque-Oliva, and Alan Fenwick, "Implementation of National Schistosomiasis Control Programmes in West Africa," *Trends in Parasitology* 22, no. 7 (2006): 322–326.
15. Reich and Govindaraj.
16. J. A. Utroska, M. G. Chen, H.Dixon, Soon-Young Yoon, Margaretha Helling-Borda, Hans V. Hogerzeil, et al., *An Estimate of the Global Needs for Praziquantel within*

Schistosomiasis Control Programs (Geneva: WHO, 1989).
17. Reich and Govindaraj.
18. Schistosomiasis Control Initiative, *The Control of Schistosomiasis in Africa. Proposal Submitted to the Bill & Melinda Gates Foundation* (London: SCI, Imperial College, March 2002), 3.
19. World Health Organization, *Schistosomiasis and Soil-Transmitted Helminths: Fifty-Fourth World Health Assembly Resolution WHA54.19* (Geneva: WHO, May 22, 2001).
20. Schistosomiasis Control Initiative, 3.
21. Harvard School of Public Health, *Proposal for a Planning Grant: The Schistosomiasis Control Initiative, Submitted to the Bill & Melinda Gates Foundation* (Boston, MA: Harvard School of Public Health, May 2000), 2.
22. Julie Clayton, "Out of Thailand, into Africa," *Nature* 430 (2004): 136–137.
23. Andrew Jack, "WHO Calls on German Groups to Donate Drugs," *Financial Times*, October 25, 2006.
24. David M. Molyneux, Peter J. Hotez, and Alan Fenwick, "Rapid-Impact Interventions: How a Policy of Integrated Control for Africa's Neglected Tropical Diseases Could Benefit the Poor," *PLoS Medicine* 2 (2005): 1064–1070.
25. Garba et al.; Narcis B. Kabatereine, Fiona M. Fleming, Ursuline Nyandindi, James C. Mwanza, and Lynsey Blair, "The Control of Schistosomiasis and Soil-Transmitted Helminths in East Africa," *Trends in Parasitology* 22, no. 7 (2006): 332–339.

第４章

Ｂ型肝炎ワクチン

－ワクチンへのアクセス－

Hepatitis B Vaccine: Access to Vaccines

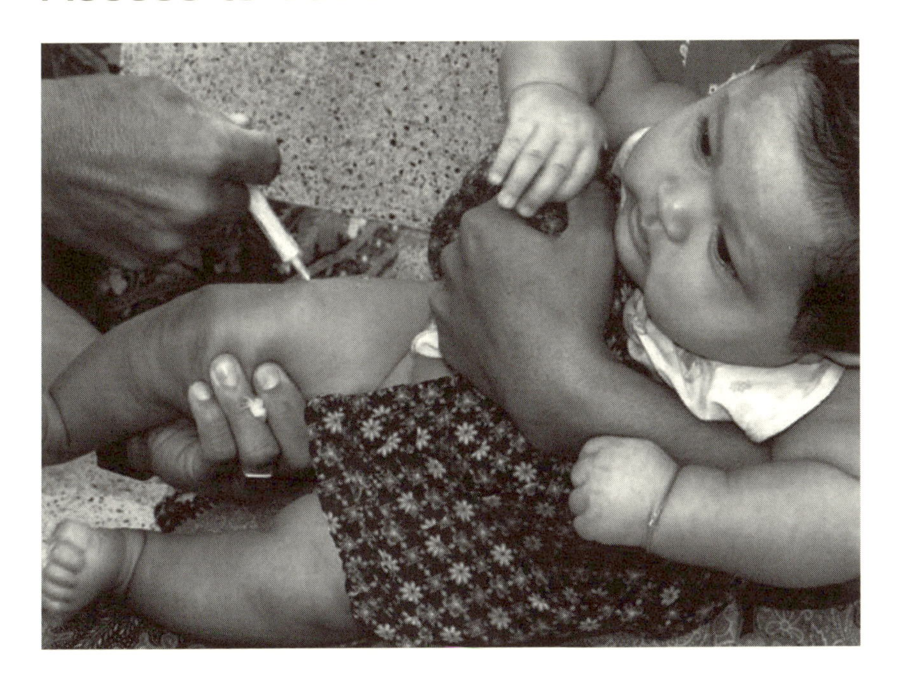

はじめに

B型肝炎はB型肝炎ウイルス(Hepatitis B virus: HBV)の感染による深刻な肝疾患である。HBVは血液や体液によって媒介される。感染者との直接的血液接触やコンドームなしの性交渉、注射針の使い回しや輸血によって感染が成立する。また、出産時に感染者である母親からの垂直感染も感染経路の1つである。HBVとヒト免疫不全ウイルス(HIV)の混合感染の頻度が高いのは、両者の感染経路が類似しているためで、全世界的にみてHIV感染者の約10%がHBVにも感染している。

HBVに初めて感染した急性期の患者では、ほとんど症状を示さないこともあるが、劇症化の転帰をたどることもある。多くの人々は急性期から完全に回復するが、6か月を過ぎてもウイルスを排除できない場合、慢性感染と診断される。HBVに関係した疾病負荷のほとんどが、慢性感染に由来する。慢性感染の場合、感染初期数十年は無症状で経過することが多いが、やがて肝硬変(肝臓の不可逆的硬化による重症肝疾患)や肝臓がん(肝臓の悪性腫瘍、肝細胞がんともいう)を発病して死亡する。約18億の人々(世界人口の3分の1)で血清学的にHBV感染が確認されている。世界保健機関(World Health Organization: WHO)の推定によると3億6,000万人の人々が慢性感染の状態であり、肝硬変や肝臓がんによる死亡者は毎年60万人にも及ぶ[1]。無症状のB型肝炎感染者の免疫機構はこのウイルスを外敵とみなしていない。彼らはキャリアと呼ばれ、無自覚で他人に感染させてしまう危険性がある。

年齢はHBV感染の転帰を左右する重要な因子である。成人の90%では急性期を経て回復し、ウイルスを血液から排除できるため慢性期に移行するのは5−10%に留まる。しかしながら、1歳未満の乳幼児が感染すると80−90%が、1歳から4歳の小児では30−50%が慢性期へ移行してしまう[2]。このためにHBV感染対策として5歳以下の子どもたちへの取り組みが非常に大切であり、これはワクチンで対応可能なものである。この取り組みでB型肝炎に関連した死亡の85−90%は防げると考えられる[3]。

HBVワクチンが実用化されたのは1981年であるが、途上国の国々で1980-1990年代の導入は緩慢で限られたものであった。このケーススタディではこの時代のB型肝炎ワクチンへのアクセスの障壁を調査し、B型肝炎ワクチンの組織構築(architecture)における主要なグループ—WHOやB型肝炎ワクチン国際タスク・フォース(International Task Force on Hepatitis B Immunization)として知られる製品チャンピオン(product champion)を含む—がどのような活動を通して使用可能性(availability)、支払可能性(affordability)、採用(adoption)の主要な問題を、国際組織や個人基金、非営利組織、ワクチン製造者、さらには途上国政府といったパートナーと協力して解決したか調べている。こうした努力の積み重ねの結果、B型肝炎ワクチンへの医薬アクセスに関する全世界的な組織構築が変化し、2000年代にはこのワクチンの消費量は飛躍的に伸びることとなった。

1　製品開発（フェーズ1）

第二次世界大戦中から終了後にかけて、英国のF.O. MacCallum博士によって2つの疾患が明らかになり、それらはA型肝炎とB型肝炎と名付けられた(種類別のウイルス性肝炎に関する説明についてはTable 4.1参照)[4]。そして1950-1960年代には、多くの研究者がこの2つの肝炎の起因病原体を見つけようと試みていた。その中で、1960年代にBaruch Blumbergによって開発された画期的な方法により、血液検査でB型肝炎ウイルスの表面抗原を検出できるようになった[5]。実はこの発見をしたときBlumbergは、別の研究テーマ(ヒトの疾患感受性は環境因子よりも遺伝的因子に影響を受けるかどうか)に従事していた。Blumbergとその研究チームは米国国立衛生研究所(U.S. National Institutes of Health)で、世界中の人類集団から血液検体を集め解析する過程で、繰り返し輸血を受けてきた人たちの血液を検査するためのある方法を開発した。このとき彼らは、繰り返し輸血を受けてきたヒトは遺伝とは関係なく、外部タンパクに対する抗体を作りやすいであろうという仮説を立てていた。Blumbergらは、この血液テストを疾患感受性に関わる遺伝的相違を調べる研

Table 4.1　ウイルス性肝炎の種類

ウイルス性肝炎の種類	伝播経路	予防方法
A型肝炎(Hepatitis A: HAV)	汚染された食品や水	A型肝炎ワクチン(安全)
B型肝炎(Hepatitis B: HBV)	感染血液、感染者との性交渉、汚染注射針；また、感染母体からの新生児への感染	B型肝炎ワクチン(安全)
C型肝炎(Hepatitis C: HCV)	感染血液と汚染注射針	ワクチンはない
D型肝炎(Hepatitis D: HDV)	B型肝炎感染者にのみ感染する；感染血液、感染者との性交渉、汚染注射針；また、感染母体からの新生児への感染	B型肝炎ワクチンでよい
E型肝炎(Hepatitis E: HEV)	汚染された水	ワクチンはない

出所：*ABCs of Viral Hepatitis* by the Hepatitis B Foundation, 2003-2008(http://www.hepb.org/hepb/abc.htm).
Copyright 2003-2008 by Hepatitis B Foundation. 許可を得て使用。

究に用いていた。この研究を進める中で、彼らはオーストラリアのアボリジニーの血液中に存在するタンパクに反応する新しい抗体を見つけた。このタンパクはオーストラリア抗原と名付けられた(抗体、タンパク、抗原の定義に関しては用語解説(glossary)を参照)。

しばらくの間、研究者らはオーストラリア抗原の重要性を認識していなかった。1966年、ニューヨーク血液センター(New York Blood Center)のウイルス学者Alfred Princeはこの抗原がB型肝炎ウイルスに関連するものではないかと疑い、調査を行い、オーストラリア抗原がB型肝炎の発症に関与していることを突き止めた[6]。数年後、オーストラリア抗原がB型肝炎ウイルスの一部であることが他の研究者らによって明らかにされ、抗原の名前はB型肝炎表面抗原(hepatitis B surface antigen)を意味するHBsAgと改められた。Blumbergはこの発見への貢献を評価され1976年にノーベル医学賞を受賞した。この発見により研究者らはB型肝炎の疫学調査を開始し、血液検査を改良し、ワクチンの開発ができるようになったことを受けて、歴史学者William Muraskinは「医科学分野における革命的インパクト」と評している[7]。

さらにBlumbergは1960年代後半、フィラデルフィアのフォックス・チェイスがんセンター(Fox Chase Cancer Center: FCCC)で同僚のIrving Millmanとともに B型肝炎ワクチンの原型を開発した。この技術により研究者らは新たなアプローチでワクチン開発を進めることができるようになった。なお、それまでに開発されていたワクチンとしては以下の3つのタイプが挙げられる。1)殺菌処理されたウイルスや細菌の菌体全体を用いた感染防御のためのワクチン、2)弱毒化した病原体によるワクチンで、この接種により、時に軽度の症状を示すことはあるが、野生株による重篤な症状の発症を予防するもの、3)それ自体に病原性はないが、病原性のあるウイルスに類似したウイルスによるワクチン[8]。BlumbergとMillmanが開発した新しいワクチンはB型肝炎キャリアの人々の血液から得られたウイルスの一部(HbsAg粒子)のみを用いている。Blumbergは彼のワクチン開発の軌跡を振り返って次のように述べている。

> 我々は抗原をたくさん保有している人々からそれを採取し、まったく持たない人々に接種していたため、「人間ワクチン」(people's vaccine)と時に冗談半分に呼んでいた。我々がこうした開発をすることができたのは、このウイルスが微小で非感染性の粒子を抗原の表面だけに大量に産生していたためである[9]。

FCCCはこのB型肝炎ワクチンの特許を1969年に取得したが、試験、製造を行わなかった。そこでBlumbergとその研究チームは製薬会社にこの業務を行ってもらおうと考えた[10]。ニュージャージーに基盤を置くMerck & Co.が興味を示していたが、独占的特許権を得られればという条件つきのものであった[11]。一方、Blumbergの資金提供元である米国国立衛生研究所では独占を防ぐために、複数の企業にライセンスを供与すべきだと主張した。BlumbergらはMerck幹部とこの問題を十分に議論し、米国外市場での占有権を同社に提供することにした。こうして1975年に同社はFCCCからこの技術のライセンスに関する合意を取り付けることができ、BlumbergとMillmanの原案をもとに精度の高いB型肝炎ワクチンの開発に成功した[12]。その後、1981年にMerckは世界初となるHeptavaxの発売を開始した。なお、導入時のワクチンの価格は1回30ドルであった。1982年にはフランスのパスツール研究所(Institut

Pasteur)が別のB型肝炎ワクチンであるHevacBを発売した。これらのワクチンはヒトの血液由来であったため血漿由来ワクチンとして知られている。

1970年代の同時期にPrinceもまたB型肝炎ウイルスの血漿由来ワクチンの研究を続けていた。Princeは途上国でも購入できるワクチンを作りたいと考えていた。Merckやパスツール研究所では大きく高価な遠心分離機を用いていたので、途上国へ技術導入をするのが難しいと思われたためである。彼はワクチンを最も必要としている国々への技術移転を視野に入れて、簡単かつ安価に製造できる製品の開発をめざしていた[13]。そこでPrinceは、瞬間加熱精製法を用いてワクチンを作ることにした。この方法は簡単で安価であるだけでなくワクチンの効能も優れており、投与量を減らすことができた[14]。さらにこのワクチンは最も高価な成分であるB型肝炎キャリアの血液の必要量を大幅に削減できた。Princeは韓国のCheil Sugar Company(第一製糖)と共同で、このワクチンをアフリカやアジアの国々でも入手可能な価格で商業化できるように尽力した。1982年、同社はこのワクチンを作り始めた[15]。

1981年以降、B型肝炎血漿由来ワクチンの生産は米国、フランス、韓国、中国、ベトナム、ミャンマー、インド、インドネシア、イラン、モンゴルの企業へと広がっていった。しかし、このワクチンの大量生産には障壁もある。最大の問題はB型肝炎キャリアの血液を必要とする点であった[16]。さらに一部の政策立案者やエンドユーザーから、ヒト血液由来の製品の安全性を不安視する声もあがった。

血漿由来ワクチンの抱えるいくつかの問題は技術革新により解決がなされた。1977年にカルフォルニア大学のWilliam Rutterと彼の研究チームがDNA組み換え技術を用いた次世代型B型肝炎ワクチンの開発に向けて研究を始めた。この新しいワクチンは合成されたもので、血液成分をまったく含まないものであった。研究者らは肝炎ウイルスに含まれるタンパクの遺伝子配列を酵母に組み込み、培養をし、精製してワクチンの成分とした。Rutterとその同僚らによって立ち上げられたChiron CorporationはMerckと提携して組み換えB型肝炎ワクチンの商業化に向けて動き始めた。SmithKline Beechamもまた組み換えB型肝炎ワクチンの開発に着手した。米国食品医薬庁(Food and Drug Administration: FDA)は、1986年にMerckの組み換えワクチン(Recombivax

HB)を、その3年後にはSmithKline Beechamの組み換えワクチン(Engerix-B)を認可した。製品の開発のためMerckとSmithKline Beechamはパスツール研究所、Biogen、カルフォルニア大学に所属する3つの重要な特許の使用許可を得た[17]。彼らはその他にも分離や精製などに関与する製造工程で必要な90もの特許の使用許可を得る必要があった[18]。

組み換えワクチンが開発されたことは大きな進歩であった。このワクチンは免疫反応を惹起するがB型肝炎に感染する可能性はまったくない。他にも製造期間は大幅に短縮(65週から12週へ)され、バイアルの均一性は改善し、安定した供給ができるようになった。一方、組み換え技術は特許で守られているために限られた製造者しかワクチンを作れないという問題もある。価格は1回40ドルで、血漿由来ワクチンよりも高い[19]。北米や西欧では、高価であるにもかかわらず組み換えワクチンはすぐに血漿由来ワクチンを圧迫した(実際、たとえばMerckのHeptavaxは1990年に製造中止となった)。一方で、その他の地域では引き続き血漿由来ワクチンが産生、使用されているが、この点については後述する。

今日、組み換えB型肝炎ワクチンはベルギー、中国、キューバ、フランス、インド、イスラエル、日本、韓国、スイス、米国、ベトナムで製造されている(WHOの事前認定を受けた組み換え製品のリストについては**Table 4.2**参照)。B型肝炎ワクチンは単価(B型肝炎に対する防御のみ)のものも、多価のものもこれらの企業から入手できる。なお、この多価のものはインフルエンザ菌b型(*Haemophilus influenzae* type b: Hib)ワクチン、ジフテリア-破傷風-百日咳(diphtheria-tetanus-pertussis: DTP)ワクチン、不活化ポリオワクチン(inactivated polio vaccines: IPV)、A型肝炎ワクチンなどと組み合わせたものである。多価ワクチンは非常に有益である。なぜならば、輸送の手間を減らし、別個のワクチンを接種するよりもバイアル、パッケージ、針、シリンジ、そして保冷剤などの費用を大幅に削減できるからである[20]。次の節では新規の製造者がどうやってB型肝炎ワクチン市場に新たに入ることができたかについて議論していく。

B型肝炎ワクチンの製品開発の節は、血漿由来ワクチンと組み換えワクチンの出現についての説明で終わりである。これらのワクチンはHBV暴露前また

Table 4.2　2008年3月までに国際連合より事前認定を受けているB型肝炎ワクチン

製造企業	単価および多価のB型肝炎ワクチン製品
Berna Biotech Korea Corp	・組み換えB型肝炎ワクチン[a] ・DTP-HepB-Hib[c]
Bio Farma（インドネシア）	・ユニジェクト充填済みB型肝炎ワクチン[a] ・DTP-HepB[b]
Center for Genetic Engineering and Biotechnology（キューバ）	・組み換えB型肝炎ワクチン[a]
GlaxoSmithKline（ベルギー）	・組み換えB型肝炎ワクチン[a] ・DTP-HepB[b]（2製品） ・DTP-HepBとHib cとの組み合わせ ・DTP-HepB＋Hib
LG Life Sciences Ltd.（韓国）	・組み換えB型肝炎ワクチン[a]
Merk & Co., Inc.（米国）	・組み換えB型肝炎ワクチン[a]
Panacea Biotec（インド）	・組み換えB型肝炎ワクチン[a]（Enivac B） ・DTP（Bio Farma）–HepB（PHB）[b]（各1回）（Ecovac）
Serum Institute of India	・組み換えB型肝炎ワクチン[a] ・DTP-HepB[b]
Shantha Biotechnics Private Ltd.（インド）	・組み換えB型肝炎ワクチン[a] ・DTP-HepB[b]

注）出所：*United Nations Prequalified Vaccines: WHO List of Vaccines for Purchase* by UN Agencies as of March 2008 by WHO, 2008, Geneva（http://www.who.int/immunization_standards/vaccine_quality/pq_suppliers/en/）. Copyright 2008 by WHO. 許可を得て使用。

a）単価ワクチン

b）diphtheria-tetanus-pertussis（DTP）とhepatitis B（HepB）を含む4価のワクチン

c）破傷風ワクチン、diphtheria-tetanus-pertussis（DTP）ワクチン、hepatitis B（HepB）ワクチンなどに *Haemophilus influenzae type b*（Hib）ワクチンを組み合わせたワクチン

は直後に投与することにより感染を予防することができる。この技術革新は世界中に多大な恩恵をもたらした。次なる挑戦はB型肝炎ワクチンを効果的に途上国で普及させることである。

2　途上国へのB型肝炎ワクチンの導入（フェーズ2）

1980年代初期に血漿由来ワクチンが承認されてからも、途上国での使用は限られたものだった。ワクチンの価格が高かったために政府が購入できなかったのが第1の理由である。Merckの血漿由来ワクチンが米国で販売された当初、1回の接種費用が30ドル、つまり3回接種するには100ドル近くかかっていた。一方、この時点でWHO予防接種拡大計画（Expanded Programme on Immunization: EPI）において、従来のEPIワクチン（ポリオ、DTP、麻疹、BCG）は子ども1人当たり1ドルもかからないものだった[21]。最初のB型肝炎ワクチンは高価なために、進行中のEPI計画に組み入れることができなかった。

第2の理由としては政策立案者やエンドユーザーからヒト血液由来のワクチンの安全性を憂慮する声があがったためである。こうした安全性に対する懸念から、いくつかの国の専門家はB型肝炎ワクチンの集団接種を始めることに疑問を呈した[22]。問題はB型肝炎ワクチンと多発性硬化症との関連に関するもので、複数の国の提供者と患者を当惑させた。WHOやその他の機関がこの安全性に関する問題を調査し関連性ははっきりしないと宣言したが、いくつかの国の政策立案者の間で血漿由来ワクチンの健康への悪影響を危惧する考えは払拭されず、国内の採用をためらわせた。

第3のワクチン採用への障壁はB型肝炎の感染の広がりを理解していない国が多かったことである。Muraskinの記述によれば、アジアの多くの国ではB型肝炎の問題を認識していたが、アフリカの国では理解がされておらず、適切な関心を得ることができなかったようだ。「ほとんどのアフリカの国ではあまりにも多くの緊迫した健康の問題を抱えていたため、B型肝炎は緊急の課題とは考えられなかった」と記されている[23]。

第4の障壁は使用可能性の制限と配送上の問題にあった。子どもたちは必要な抗体を得るために3回の予防接種が必要である。WHOは小児の定期予防接種計画にこのワクチンを組み入れるために3つの選択肢を考案した（Table 4.3）。2つの選択肢では出生直後（24時間以内）の接種が組み入れられている。この接

Table 4.3　小児定期予防接種にB型肝炎ワクチンを加える際の選択肢

						B型肝炎ワクチンの選択肢		
						出生時接種なし	出生時接種あり	
年齢	訪問	他の抗原				I	II	III
出生時	0	BCG[a] [OPV0][1b]	—	—	—	—	HepB-birth[2]	HepB-birth[2]
6週後	1	—	OPV1[b]	DTP1[c]	—	HepB1[3]	HepB2[2]	DTP[C]-HepB1[4]
10週後	2	—	OPV2[b]	DTP2[c]	—	HepB2[3]	—	DTP[C]-HepB2[4]
14週後	3	—	OPV3[b]	DTP3[c]	—	HepB3[3]	HepB3[2]	DTP[C]-HepB3[4]
9-12か月後	4	—	—	—	麻疹	—	—	—

注）出所：*Introduction of Hepatitis B Vaccine into Childhood Immunization Services: Management Guidelines, Including Information for Health Workers and Parents* by WHO, 2001, Geneva（http://www.who.int/vaccinesdocuments）. Copyright 2001 by WHO. 許可を得て使用。

1）ポリオの高流行地のみで適応。
2）単価ワクチン。
3）単価または混合ワクチン。
4）混合ワクチン。
a）Bacillus Calmette-Guérin、結核に対するワクチン。
b）経口ポリオワクチン、ポリオに対するワクチン。
c）ジフテリア、破傷風毒素、百日咳に対する混合ワクチン。このワクチンでジフテリア菌、破傷風菌、百日咳菌の感染を予防できる。

種は周産期感染による慢性感染が多い国で重要になってくる。しかし、自宅出産が一般的な僻地では出産時接種は難しく、その背景に配送に関する問題があることが明らかであった[24]。さらにいくつかの国では予防接種プログラム自体が弱く、従来のEPIワクチンの配送すら問題を抱えていた。こうした地域の保健機関では業務が山積しており、従来の予防接種計画に新たなワクチンを加えることは負担となるし、新たな計画や訓練、運用が必要となる[25]。

こうした支払可能性、採用、使用可能性の問題のために新しい血漿由来ワクチンの国内的および国際的な採用は限られたものになってしまった。こうした医薬アクセスの障壁をなくすために途上国でのB型肝炎対策に従事する3人が1986年4月にB型肝炎ワクチン国際タスク・フォース（International Task Force on Hepatitis B Immunization）という統一組織を立ち上げた。その3人とは、Prince、保健における適正技術プログラム（Appropriate Technology in Health: PATH）の理事を務めるRichard Mahoney、米国疾病予防センター（Center for Disease Control and Prevention: CDC）肝臓分野責任者のJames

Maynardである。このタスク・フォースは始めるにあたってロックフェラー財団(Rockefeller Foundation)から50万ドル、ジェームス・S. マクドネル財団(James S. McDonnell Foundation)から3年間で250万ドルの資金提供を受け、以下の2つの目標を掲げた。1)集団小児予防接種計画にB型肝炎ワクチンを組み入れる現実的な方法を見つけること、2)途上国でも集団小児予防接種を実行できる低価格なB型肝炎ワクチンを必要量生産できるようにすること[26]。タスク・フォースはアジアやアフリカ(インドネシア、タイ、中国、ケニア、カメルーン)で、一連の実証プロジェクトによって目標を達成できると考えた。初めの2つのプロジェクトはインドネシアとタイで施行され、Mahoneyがタスク・フォースを指揮し、PATHが各地の事業実施パートナーを提供した。

タスク・フォースはまず血漿由来ワクチンの価格を下げようとした[27]。Princeはすでに韓国のCheil Sugarと共同でワクチンの開発を始めており、タスク・フォースはCheil Sugarと交渉し、少なくとも500万回接種分については1回1ドルで提供するという合意を取り付けた[28]。Cheil Sugarとのこの取り決めはタスク・フォースにとって、製品の価格を下げる主要な突破口となった。ただ、最初の実証プロジェクトが行われたインドネシアでは500万回未満しか必要とされなかったため、この購入可能な価格は適応されなかった。そこでインドネシア政府はタスク・フォースの勧めに従って国際競争入札による価格競争を進めることにした。多くの会社が値をつけたが血漿由来ワクチンに最安値(0.95ドル/回)を提示したのが、韓国の他の会社であるKorea Green Cross Corporation(韓国緑十字社)であった。

この価格でタスク・フォースはPATHおよびインドネシア政府とともに最初の実証プロジェクトをインドネシアで実施することができた。しかし、政府事務局は当初、さまざまな理由から計画を進めることに抵抗を示していた。その理由とは以下の通りである。

- 基本的なEPIワクチンですらすべての子どもたちに接種されているわけではない。
- 健康問題に関して大衆を教育するだけの十分なお金がない。
- ワクチン接種に十分な注射器がなく、繰り返し使用されたり、市場に非合法に流用されたりしている。

- ワクチンが必要とするコールドチェーンは不十分で、現在ある限られた資源はポリオと麻疹のために必要である。
- 下痢症や破傷風、上気道炎のほうが高い乳幼児死亡率を示し重要である。
- マラリアも流行している[29]。

最終的にはインドネシアの大統領Suhartoが親しかった同僚を肝臓がんで亡くしており、後ろ盾になってくれたおかげでタスク・フォースとPATHは政府事務局を説得し実証プロジェクト実施に至ることができた。この計画の重要な点は出生時投与のための配送方法を適切に調整することであり、その中の1つの取り組みとしてB型肝炎ワクチン充塡済シリンジの試験的導入があった(このワクチンは熱安定性がありコールドチェーン外でも1か月は安定している)[30]。この実証プロジェクトは成功し、結果的にインドネシア政府は1991年に全国民を対象にB型肝炎ワクチンの接種を行うことを決めた。同時にタスク・フォースはモデルプログラムを他の地域でも継続して行い、いくつかの国では国際入札できるように手助けをした。血漿由来ワクチンの価格は徐々に下がっていき、1991年のフィリピンの入札時には0.65ドルにまで低下した[31]。

グローバル規模でのB型肝炎ワクチンの指針は1990年代初頭に出来上がった。1991年にはWHOとタスク・フォースはカメルーンでB型肝炎に関する国際会合を開いた。この会合での結論は、B型肝炎は世界でも危急の健康課題の1つであるが、ワクチンを弊害なくEPIに組み入れることは可能であり、ワクチンの購入と配送のため世界基金の設立が必要であるというものであった[32]。その年内にEPIの世界諮問グループ(Global Advisory Group)はこの見解を承認し、以下に示す具体的な日程を設定した。キャリアの有病率(prevalence)が8%以上の国では1995年までに、その他の国でも1997年までに、B型肝炎ワクチンを国民予防接種計画に組み入れるというものである。世界保健総会(World Health Assembly)はこの勧告を1992年に承認し、2年後には2001年までには子どものB型肝炎の発症率(incidence)を80%低下させるという目標を掲げた[33]。世界諮問グループは小児ワクチン計画(Children's Vaccine Initiative: CVI)がB型肝炎ワクチンを含むワクチンのためのグローバル規模の基金を設立することを推奨した[34]。

タスク・フォースは国内的にも国際的にもB型肝炎ワクチンの採用を推進することによって、医薬アクセスを大幅に改善させるいくつかの重要な仕事を成し遂げた。第1にタスク・フォースは血漿由来ワクチンの価格をインドネシアでの入札合意を通じて1回1ドルにすることができた。第2にWHOのカメルーン会合を通じてB型肝炎ワクチンをEPIワクチンに組み入れることに関して統一見解を得ることができた。第3にタスク・フォースとPATHは実証プロジェクトを通じて途上国でワクチンを実用的に配送(特に出産時予防接種)する方法を示した。この実証プロジェクトは実施対象国で安全性に対する否定的な認識を改めさせることに成功し、その認識は世界規模でも改められた。

こうした重要な業績やB型肝炎に対する世界的な関心の高まりにもかかわらず、1997年までにWHOの目標は達成できなかった。1991年にEPIは勧告を出したが、この時すでに20の国々で(ほとんどが北米、欧州、アジア)このワクチンを定期予防接種に組み入れていた[35]。ただ、1995年までにB型肝炎ワクチンを取り入れた国は、有病率8%以上の国90か国のうち35か国にすぎなかった[36]。

途上国政府の支払可能性の欠如は、1990年代終わりまで、B型肝炎ワクチンの普及を進めるうえでの中心的な障壁であった。タスク・フォースはこの問題をケニアで実証した。EPIのスタッフはB型肝炎ワクチンを彼らの予防接種計画に組み入れたかったのだが、1ドルでさえ価格的に厳しかったようだ[37]。価格は大幅に下がったが、途上国の多くの政府にとって十分ではなかったようである。ワクチンを推進していくためには、さらに価格を引き下げる方法を探す必要があった。

3　B型肝炎ワクチンのスケールアップ（フェーズ3）

2000年代の初めには、途上国でのB型肝炎ワクチンへの医薬アクセスは飛躍的に伸びた。新規の生産者が1990年代半ばに市場に参加してきたため、競争が生まれ価格は下がっていった。さらに1999年にはワクチン予防接種世界同盟(Global Alliance for Vaccines and Immunizations: GAVI)が設立され、医療へのアクセスが飛躍的に改善したが、特にB型肝炎ワクチンのように十分に活用されていないワクチンが優先的に対象とされた。

これら2点の進展はワクチンの国際マーケットの変化を背景としていた。1970年代以降、世界的にワクチン生産の担い手は公的機関から民間セクタへ移っていった。このためワクチンの製造は公衆衛生上の必要性よりは市場原理に従って行われるようになってきた。この傾向は1990年代に入ってさらに加速し、製薬会社の合併に伴いワクチン産生に関して柔軟な対応ができなくなっていった。1990年代後半になると先進国が組み換えワクチンのような新しい技術に基づく高価なワクチンを導入し始めて、古いワクチンの生産を減らしていったために途上国はワクチン不足に陥ることになった。それ以前は豊かな国でも貧しい国でも同じワクチンが使われていた。しかしワクチン製造業者は主に途上国で使われるようなあまり高価でない古いワクチンの生産を漸減、中止していった。1998年から2001年にかけて14の製造業者のうち10社が部分的もしくは全面的に従来のワクチン生産を中止した。2002年までに国連児童基金(UNICEF)供給部門は従来のワクチン(経口ポリオワクチンを除く)の65%をわずか2社から購入していた[38]。

こうした世界的なワクチン市場の構造変化は使用可能性や支払可能性に深刻な影響を与えた。価格が上がるにつれて従来のワクチンの入手も難しくなってきた。UNICEFは以下に示す「ワクチン保証戦略」を作り対応した。1)製造業者に購入同意の過程で十分な保証を与える、2)ワクチンの購入に必要な資金源を探す、3)長期的な予測を提示し、必要時に製造業者が生産量を増やすための十分な時間を与える[39]。この新しい戦略によりUNICEFの役割はワクチンの購入者から製造業者の戦略的パートナーへと変化していった。このワクチン生産に関する状況の変化は、B型肝炎ワクチンの医薬アクセスへ決定的な影響を与えることになった。

(1) 新規製造会社の市場への参入

MerckはB型肝炎の世界市場で重要な役割を果たした。同社は1982年に初めての血漿由来のB型肝炎ワクチンを売り出し、5年後には初めての組み換えB型肝炎ワクチンを導入した。しかしすぐに新たな企業がこの分野に参入してきた。

1980年代後半にはさまざまな国(中国、日本、韓国を含む)の製造会社が独自のB型肝炎ワクチンを携えて市場に参入してきた。この時期にB型肝炎国際タスク・フォースは韓国の2社(前述のCheil SugarとGreen Cross)と価格の値下げ交渉をしていた。次の10年間でいくつかのインドの製造会社もB型肝炎ワクチンの市場に参入を果たした。これら途上国の企業でもだんだんに血漿由来ワクチンよりも組み換えワクチンを製造するようになってきた。このとき既存のワクチン製造会社は対象を従来型のワクチンから新しい技術による高価なワクチンへ移していた。

新規製造業者の参入は価格競争を生み出した。1999年には組み換えワクチンも0.54ドルにまで値を下げた[40]。新たな競争の結果、企業は新たな市場に注目するようになった。いくつかの企業はWHOの事前認定を申請し、UNICEF供給部門を通じてワクチンを途上国で販売できるようにした。新しい組み換え技術は高い利益が見込まれたため、新規製造業者にとってB型肝炎ワクチン市場は魅力的なものとなった。また、関連する特許で満了となるものが出てきたことも新たな企業の市場参入を促した。たとえばBiogenのB型肝炎組み換え技術に関する特許は多くの国で1990年代半ばには満了となった[41]。他にも新たな企業の参入を促した要因がある。Mahoneyは韓国の企業に関連したこれらの因子を的確に分析した[42]。タスク・フォースと血漿由来ワクチンを供給していく過程で韓国の企業はワクチンの国際市場について認識したのだ。ワクチン生産に携わる3つの企業(Cheil Sugar; Green Cross; LG Chem)はこうして組み換えワクチンの開発に着手した。Green CrossはドイツのRhein Biotechから特許技術を取得した。こうした中で、このバイオテクノロジー企業がGreen Crossに支配的利権を獲得した。LG ChemはChiron Corporationとの共同事業でワクチンの製造法を学ぶことができた。Cheil Sugarは独自の技術開発を試みたものの成功には至らなかった。

Mahoneyは韓国の企業が国際市場に参入し、WHOの事前認定にたどり着くことができたいくつかの要因を一覧表にまとめた[43]。韓国食品医薬品庁(Korean Food and Drug Administration)は最近、その対応を改めるようになった。WHOの職員が、韓国の製造業者の事前認定に際してこうした改善を要求し、韓国政府がそれに応じたのだ[44]。臨床試験を公的・民間機関の援助を受けてやり遂げることにより、韓国の製造業者は途上国の規制機関に質の高いデータを提供できた。これは非常に重要なことである。途上国の規制機関はその国での生産の許可を与えるのに、製造業者に手軽にワクチンを登録させるのではなく、高品質な情報提供を要求したのである。

インドの企業が1990年代にB型肝炎ワクチン市場へ参入したことで価格競争は激化した。利ざやや需要の多さ、大量購入などに目をつけた新規製造業者はインド国民予防接種計画を通じて国内市場に参入した[45]。このうちいくつかの企業は全世界に市場を求め、WHOの事前認定を得ようとした。

まとめると、1980年代から始まり、続く10年間、いくつかの途上国のB型肝炎ワクチン市場に多くの新しい企業が市場原理に後押しされ、タスク・フォースやWHOの支持を得て参入した。その結果生じた価格競争により価格は大幅に下落していった。2006年までにUNICEF供給部門での組み換えB型肝炎ワクチンの単価は0.25ドルにまで下がった。このワクチンに対する国際市場へのさらなる援助はGAVI同盟の新たな働きによりもたらされることになる。

(2) GAVI同盟

B型肝炎ワクチンを推し進める世界規模の組織構築の再構築は、国内的にも国際的にも採用を増加させる主な機動力となった。すでに記載した通り、EPIの世界諮問グループは1991年に途上国の子どものワクチン接種費用を賄うために国際的なワクチン基金を設立することを主張したが、これはB型肝炎ワクチンも対象としていた。EPIのグループは、子どものワクチン接種イニシアチブ(Children's Vaccine Initiative: CVI)がその役割を担うことを勧告した。CVIは1990年に5つの機関―UNICEF、WHO、国連開発計画(UNDP)、世界銀行、ロックフェラー財団―により設立された組織であり、ワクチンの開発、改良をゴールとしWHO内に設置された。目的の1つに公的機関と民間組織を結びつけ、ワクチン開発を協力して行わせることがあった[46]。しかし1990年終盤までには新しいワクチンを作るこうした努力は失敗であったことが明らかとなった。CVIは矛先をB型肝炎ワクチンや黄熱ワクチン、Hibワクチンといった既存のワクチンを途上国に紹介することに変えた。

しかし、CVIの新たな目標も達成が難しいことがわかった。民間企業がCVIの新たな取り組みを援助することになった。というのも、官民共同での新しいワクチンの開発は、現在あるワクチンの医薬アクセスの問題を解決できるまでは時期尚早と考えられたからだ[47]。貧しい人々を苦しめる疾患に対する新しいワクチン開発を企業がおろそかにしているという公的機関の主張は、開発済みのB型肝炎ワクチンのようなワクチンでさえ途上国では普及させられていない点を考えると説得力に乏しいと考えられた[48]。しかしながら、こうした活動の全面的なパートナーに民間機関になってもらうにはCVIには経済力や政治力が足りなかった。公的、民間各機関の専門家たちの議論でも、WHOを含む単独の組織のみでは既存のワクチンの医薬アクセスを大幅に改善させるのは困難で、信頼のおける国際機関どうしのパートナーシップが欠かせないとの結論に至った。こうした経緯で1999年、WHO、UNICEF、世界銀行、ビル＆メリンダ・ゲイツ財団、CVI、ロックフェラー財団、国際製薬団体連合会(International Federation of Pharmaceutical Manufactures & Associations: IFPMA)、いくつかの国の政府がGAVI同盟を立ち上げた。重要なのは、この集まりでは民間機関が国連諸機関と対等である点であった[49]。特に、理事の定数は16であったが、先進国と途上国の民間企業に1席ずつが割り振られた。

GAVI同盟は自らを組織としてというよりは、「1980年代に立ち上げられた普遍的な小児予防接種計画を再び盛り上げ、対象を広げ、最新のものにしていく運動」と位置づけている[50]。ノルウェーの免疫学者で国際保健のリーダーであるTore Godalがこの集まりの事務局長となり、取締役会がGAVI同盟の管理責任を負うこととなった。資金援助機関は予防接種率が頭打ちもしくは、減少傾向にある国が出てきたことを心配していた[51]。GAVI同盟設立の最終目標は公衆衛生上問題となるワクチンで予防可能な疾患からすべての子どもたちを守ることであった。GAVI同盟とGAVI基金(以前のワクチン基金)はビル＆メリンダ・ゲイツ財団とともに、5年間で7億5,000万ドルのグラントを開設した。この間、GAVI同盟の財源はゲイツ財団によって半分が賄われ、残りを米国、ノルウェー、オランダ、英国が提供した。2005年、ゲイツ財団はさらに7億5,000万ドルのグラントを向こう10年間で提供することにした。最終的にはこの間にGAVI同盟の資金源としてゲイツ財団の占める割合を20%にすることを目標としている[52]。

GAVI同盟は2つの原理に則ったビジネスモデルを採用している。第1がGAVI基金は途上国への新規と従来のワクチンを調達するために使うというものである。GAVI同盟が優先的に調達すべき対象としているワクチンにはHib、肺炎球菌、ロタウイルス、黄熱、麻疹(2回接種)ワクチンとともにB型肝炎ワクチンが含まれる。ワクチンの調達と並行してGAVI基金は、使い回しのできない注射器具、多価ワクチンの使用や無駄をなくすためのワクチン・バイアル・モニター(第7章を参照)の普及を促進している。

第2が予防接種のための施設と容量の改良のため、GAVI同盟は採算重視の報奨金を予防接種率の低い国の政府に対して提供することにした。GAVIは「予防接種システム」のみに焦点を当てるのでは視野が狭すぎることに気付き、より多くの子どもたちに予防接種を普及させるためにはもっと広範囲の保健システムの問題を解決する必要があると考えた[53]。同時に多くの国際保健の専門家たちがGAVI同盟のようなイニシアチブは、個別の健康問題を解決しようとするよりは、分野単位で問題に取り組むべきであると主張した。これを受けてGAVI同盟は方針修正をし、広域な保健問題の改善を支援することにした(たとえば、監督者を頻繁に派遣するなど)[54]。

GAVI同盟は世界最貧国の支援にも取り組んでいる。2008年現在、該当する国(1人当たりの年間国民総所得が1,000ドル以下の国)は72か国に及ぶ。GAVI同盟は5種類の支援を提供している。第1は予防接種サービスの提供である。対象の国々は子ども1人当たり年間20ドルの予防接種のための追加援助を「投資の段階」(各国の多年計画のうちの最初の2年間)の間、申し込むことができる。「報酬の段階」(3年目以降)では予防接種を受ける子どもが1人増えるごとに20ドル受け取ることができる(これは、前年にジフテリア－破傷風－百日咳ワクチンまたはDTP3を受けた子どもを基準に算定される)。次にGAVIが提供する支援は新規またはあまり使われていないワクチンが対象である。これを受けることができるのは、DTP3の普及率が50%以上ある国に限られた。該当する国々が支援されるワクチンはB型肝炎ワクチン、Hibワクチン、肺炎球菌ワクチン、ロタウイルスワクチンである。DTP3の普及率にかからず、72か国すべてが黄熱ワクチンを希望できる。WHOの基準を満たす国は麻疹ワクチン

(2回)の提供も受けることもできる。GAVI同盟が提供する残り3種の支援は72か国すべてが希望することができるが、これには安全な注射器具の援助、保健システムの強化、非営利セクタへの援助が含まれる。

GAVI同盟がB型肝炎ワクチンのような新規またはあまり使われていないワクチンを対象とすることが最善の方策なのかといった疑問視する意見も散見された。こうした批判者たちは、GAVI同盟は従来のEPIワクチンの普及率を改善させることを優先すべきだと主張している[55]。彼らはさらに次のような非難もしている。GAVI同盟は民間セクタとのパートナーシップを通じてワクチン製造の多国籍企業に、組み換えB型肝炎ワクチンのような高価なワクチンの新たな市場を提供することになるが、これらの企業と十分な価格交渉をできる強さはないというのだ[56]。GAVI同盟の初代事務局長Godalはこうした非難を「無意味だ」とし、次のように反論している。「もしも民間セクタが途上国のワクチンを取り巻く環境を企業にとってもっと魅力的なものにすることができれば、最貧国の子どもたちの医薬アクセスは改善し、よりよいワクチンを受けることができるようになるだろう」[57]。

一方、GAVI同盟は途上国現地でのワクチン製造を難しくしていると非難する人々もいる。彼らの指摘によると、GAVI同盟はブラジル、インドやインドネシアを含む国々がジェネリック製薬会社とともにワクチン製造の特許技術の移転を支援してほしいとした依頼を退けたようだ[58]。しかしながら、知的財産権の尊重は2000年に行われたGAVI同盟の最初のパートナー会合でも先進国企業の参加を得るうえで同意が得られているものである。GAVI同盟は途上国のワクチン産業をワクチン調達に際して支援しており(WHOの事前認定を前提として)、交替性でGAVI取締役会の議席も1つ割り当てている。こうした疑問の核心は地球規模のパートナーシップでの民間セクタの役割に関するもので、保健分野での官民パートナーシップにおける持続性や透明性、説明責任を心配するものである。

こうした議論の間、GAVI同盟はワクチンの導入とワクチン供給に必要なインフラ整備に対する資金援助を通して途上国におけるB型肝炎ワクチンへの医薬アクセスに重要なインパクトを与えてきた。GAVI同盟の活動は特にB型肝炎ワクチンの採用と支払可能性に影響を与えている。2004年6月の時点で、輸

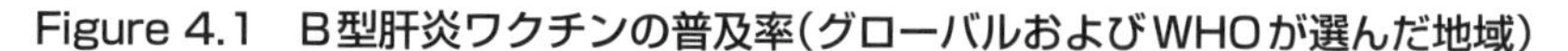
Figure 4.1　B型肝炎ワクチンの普及率(グローバルおよびWHOが選んだ地域)

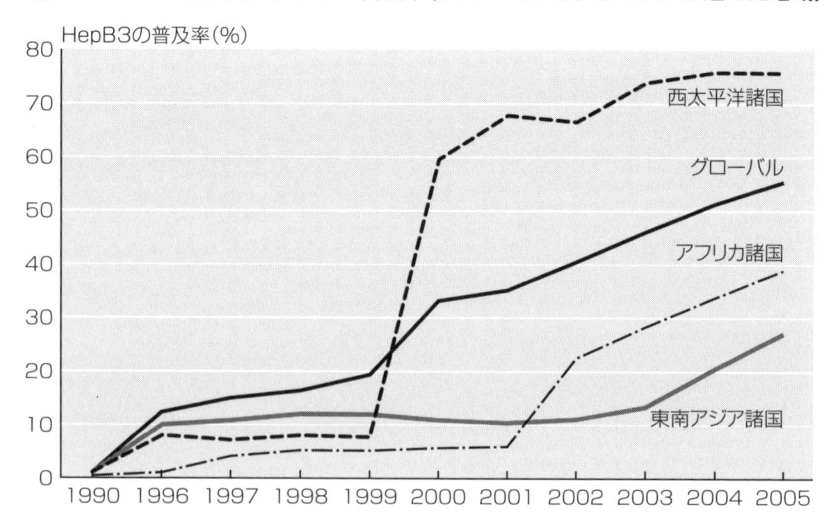

注)この図はWHOとUNICEFが1980−2005年にかけて国民予防接種率を概算したものをもとに作成している。概算はWHO加盟各国が公的に報告しているデータやUNICEFに歴史的に保管されているデータベース、出版物(特に普及率調査の結果や方法をまとめてあるもの)、そして公表していない保健省の調査報告をもとに行った。普及率はB型肝炎ワクチンを3回接種された子どもの数を、1歳まで生き延びた子どもの数で割って計算した。
データの出所:*WHO Vaccine-Preventable Diseases: Monitoring System. 2006 Global Summary* by WHO, 2006, Geneva, WHO(http://www.who.int/vaccines-documents/)

送システムに問題のない85%の国でB型肝炎ワクチンは定期予防接種計画に導入された(149か国)。そして、GAVI基金による援助対象国においてさえ、適切な輸送システムのある国では82%がB型肝炎ワクチンを定期接種に導入している(61か国)。**Figure 4.1**を見ると3回接種のB型肝炎ワクチンの普及率が1990年以降着実に増加していることがわかる。これは定期予防接種への採用が増加し、いくつかの国でその普及率が増加していることを反映しているものと考えられる。多くの国ではまだ普及率は低いが、こうした問題に立ち向かうことは、B型肝炎ワクチンを推進するために必要である。

B型肝炎ワクチンは従来のEPIワクチンより高価なため、途上国での医薬アクセスを継続させるためにはGAVIモデルに則った持続性が必要である。第1段階(2000−2005年)において、GAVI同盟はB型肝炎ワクチンのような新規またはあまり普及していないワクチンを導入させるため、開始5年間は無料にすることにした。こうした対応をとったのは、この5年間のうちにワクチンの価格も下がり、途上国の政府やドナーがワクチン調達に必要な資金を準備できるようになるのではと考えたからであった[59]。しかし、ワクチンの価格は下がらず（実際、Ｂ型肝炎ワクチンを含む多価ワクチンの価格は上昇してしまった）、途上国各国で調達することはできず、他のドナーが援助に参加してくれることはなかった[60]。GAVI同盟はその後、各国が経済的基盤を維持できるようにビジネスモデルを改変した。この新しいモデルでは開始時から各国にワクチン調達のための資金の一部を支払ってもらったが、長く活動を維持してもらうために第一段階よりも長期間援助を続けることにしている（GAVI同盟の第2段階は2006−2015年）。各国の資金の負担額はその支払能力によって変えている。このモデルが成功すれば途上国におけるワクチンへの医薬アクセスの確立に強い影響力を及ぼすであろう。

結　論

Ｂ型肝炎ワクチンへの医薬アクセスに関するこの章は、組織構築（architecture）、使用可能性（availability）、支払可能性（affordability）、そして採用（adoption）が密接につながっていることを実証した（Table 4.4に医薬アクセスへの障壁とその対策をまとめた）。何十年もの間、支払可能性の問題が医薬アクセスを妨げてきた。Ｂ型肝炎ワクチンの価格が途上国にとって高価すぎて、国民予防接種計画に組み込めなかったこともその一例である。その結果、先進国以外の国での需要は少なかった。血漿由来ワクチンに対する安全性への不安やＢ型肝炎の疾病病害の大きさを活動家たちが十分に認識していなかったことが製品の採用を妨げる結果となった。需要が伸びなかったため、企業はワクチンの製造規模を増やすことを嫌がった。その結果、製品の価格は高く、ワクチンの使用可能性は限られたものになってしまった。

Ｂ型肝炎ワクチンの組織構築における新しい参加者は、いくつかの手掛かりから限られた使用可能性、支払可能性、採用の問題にうまく取り組むことができた。タスク・フォースはグローバル規模でも途上国においてもＢ型肝炎ワクチンの有能な製品チャンピオン（product champion）であり、競合入札を推奨することによりワクチンの価格を下げさせるとともに、企業に途上国にもワクチンの市場があることを示すことができた。ただ、タスク・フォースにも限界があった。途上国では多様な健康問題を抱えており、B型肝炎ワクチンの集団予防接種に対する不十分な財政のために、各国の低い採用に関する問題はなかなか解決できなかった。CVIは1990年代にB型肝炎ワクチンのような、あまり活用されていないワクチンの医薬アクセスの問題を解決しようとしたが、政治的、経済的な力不足でうまくいかなかった。この事実は医薬アクセスの問題を解決するためには強い組織構築を作ることが重要であることを示している。

GAVI同盟の設立は限られた使用可能性、支払可能性、採用の問題を解決することで組織構築を変えて行った。GAVI基金から途上国にB型肝炎ワクチンの調達を経済的に支援し、各国でのワクチンの需要量をあらかじめ予測することにより、GAVI同盟はワクチン製造企業に採算の見合うB型肝炎ワクチン国際市場があることを示した。GAVI同盟は新規企業の参加を促すことで、生産能力を高め、価格競争を進め、安定してワクチン供給をできるようにした。企業にもGAVI理事会に国連諸機関と同じく席を割り振ることによって官民の協力関係はより強固なものになっていった。しかしこのモデルに対しての批判も存在する。その批判内容は、企業がGAVI同盟に完全に入り込んでしまったため、B型肝炎ワクチンの価格は必要以上に高騰し、貧しい国々の医薬アクセスを限られたものにし、長期間の維持を困難にしているというものであった。

この事例ではワクチン製造企業がB型肝炎ワクチン市場に参入してくる他の要因も実証している。たとえば、タスク・フォースは製品チャンピオンとしての役目を通じて、早期に韓国のいくつかの企業と連携し、途上国でのワクチンの需要を増やすことに貢献した。さらに、WHOのスタッフや政府事務局、そしてワクチン製造企業の働きで国立医薬品管理当局や臨床試験能力を改善させたことでワクチン製造企業が高品質のワクチンを導入するようになった。特許が満了したことも新規企業の参入に追い風となった。最後に予防接種計画に対する地球規模での資金投入が各国での支払可能性の計算式を変えて行った。ビル&メリンダ・ゲイツ財団などのドナーからの資金援助が、GAVI同盟の組織構築を有効なものに大きく変えた。GAVI同盟の支援によるワクチン調達や途上国の保健システムの強化は、世界的にB型肝炎ワクチンの医薬アクセスの改善の基礎を作る助けになった。

B型肝炎ワクチンの地球規模での組織構築—タスク・フォースやWHO、GAVI同盟を含む—は、こうして途上国におけるこの技術への限られた使用可能性、支払可能性、採用の問題にうまく対応することができた。現在の問題はどうやって接種率の低い国で普及させていくかというものだ。また、将来にわたってワクチンへの医薬アクセスを維持していくことも大きな課題である。この問題を解決できるかどうかは、各国政府やドナーがワクチンに財政支出をしてくれるかどうかや、製品の価格、GAVI同盟の継続性、さらには政府やドナーの支援優先順位にかかっている。

Table 4.4 (1/2) B型肝炎ワクチン：医薬アクセスの要約

障　壁	戦　略	具体的行動
組織構築(architecture)		
途上国への地球規模での有効な製品チャンピオンの欠如	有効なリーダーシップを同定し、技術へのパートナーシップをデザインする	使用可能性、支払可能性、採用の問題解決に向けたB型肝炎ワクチン予防接種の国際タスク・フォースを設立した
		使用可能性、支払可能性、採用の問題解決をするためGAVI同盟を設立した
採　用(adoption)		
血漿由来ワクチンへの安全性への懸念(国内やエンドユーザーの採用に影響)	政策立案者やエンドユーザーにも浸透する安全評価を行う	WHOが血漿由来B型肝炎ワクチンの安全性確認を行った
	第2世代のB型肝炎ワクチンの開発	科学者や企業がDNA組み換え技術を応用した新しいB型肝炎ワクチンの開発を行った
B型肝炎の疾病負荷の認識不足(国際的および国内の採用に影響)	疾患やワクチンへの理解を深めるための国際会合を援助する	タスク・フォースとWHOがB型肝炎ワクチンを国際予防接種計画に統合するための国際会合を招集した
	B型肝炎ワクチンの国際的な推奨を求める	WHOが総会の推奨としてB型肝炎ワクチンを国民予防接種計画に組み入れることを保証した
支払可能性(affordability)		
高価な製品(政府の支払可能性に影響)	価格競争を通じて製品の価格を下げ、新しい企業の市場参入を促す	タスク・フォースは既存の企業と提携したり、新たな企業を見つけたり、競争相手を探すことで製品の価格を下げた
		調達や活動の見通しを立てることでワクチンの見通しの良い市場があることを示し、GAVI同盟は新規の企業の参入を促した
	調達資金を提供し、政府の購入費を下げる	GAVI同盟は政府にワクチン調達のための資金を提供した

Table 4.4（2/2） B型肝炎ワクチン：医薬アクセスの要約

障　壁	戦　略	具体的行動
	使用可能性（availability）	
B型肝炎キャリアから血液を入手しなくてはいけないため、血漿由来ワクチンの大量生産は困難	第2世代のB型肝炎ワクチンの開発する	科学者や企業がDNA組み換え技術を応用した新しいB型肝炎ワクチンの開発を行った
予防接種計画の脆弱性に伴う配達の問題と出生時接種の問題	効率よく配達できる方法を提示する	タスク・フォースはいくつかの国で効率よく配達する方法を開発し問題を明らかにするために実証プロジェクトに投資した
	保健システムの改善を助ける	GAVI同盟は予防接種システムや広範囲の保健システムを強化することもワクチン部門への投資と考え実行した

注

1. World Health Organization, *Hepatitis B Immunization* (Geneva: WHO, 2001, WHO/V&B/01.28); and GAVI Alliance, "Hepatitis B," http://www.gavialliance.org (retrieved March 6, 2008).
2. Brian J. McMahon, W. L. Alward, D. B. Hall, William L. Heyward, T. R. Bender, D. P. Francis, and J. E. Maynard, "Acute Hepatitis B Viral Infection: Relation of Age to the Clinical Expression of Disease and Subsequent Development of the Carrier State," *Journal of Infectious Diseases* 151 (1985): 599-603.
3. World Health Organization, *Hepatitis B Immunization.*
4. Margie Patlak, *Beyond Discovery: The Path from Research to Human Benefit. The Hepatitis B Story* (Washington, DC: National Academy of Science, 2000), http://www.beyonddiscovery.org (retrieved March 27, 2006).
5. William Muraskin, *The War Against Hepatitis B* (Philadelphia: University of Pennsylvania Press, 1995), 3.
6. Patlak.
7. William Muraskin, *The War Against Hepatitis B*, 3.
8. Patlak.
9. Baruch S. Blumberg, *Hepatitis B: The Hunt for a Killer Virus* (Princeton, NJ: Princeton University Press, 2002), 139.
10. Blumberg.
11. Muraskin, *The War Against Hepatitis B.*
12. Blumberg.
13. Muraskin, *The War Against Hepatitis B.*
14. Denise DeRoeck, *Immunization Financing in Developing Countries and the International Vaccine Market* (Manila: Asian Development Bank, 2001), http://www.adb.org/Documents/Books/Immunization_Financing/default.asp (retrieved June 11, 2007).
15. DeRoeck.
16. Patlak.
17. Richard T. Mahoney, "DNA Hepatitis B Vaccine: International Vaccine Institute, Korea," in *Executive Guide to Intellectual Property Management in Health and Agricultural Innovation: A Handbook of Best Practices*, eds. Anatole Krattiger, Richard T. Mahoney, and L. Nelsen, et al. (Oxford: MIHR and Davis, CA: PIPRA, 2007), CS22-23, http://www.ipHandbook.org (retrieved March 18, 2008).
18. Mahoney, "DNA Hepatitis B Vaccine."
19. DeRoeck.

20. Robert E. Vryheid, Mark A. Kane, Nancy Muller, Gary C. Schatz, and Shewit Bezabeh, "Infant and Adolescent Hepatitis B Immunization up to 1999: A Global Overview," *Vaccine* 19 (2001): 1026–1037.
21. Vryheid et al.
22. Vryheid et al.
23. Muraskin, *The War Against Hepatitis B*, 217.
24. Vryheid et al.
25. Vryheid et al.
26. Muraskin, *The War Against Hepatitis B*.
27. Richard T. Mahoney, "Public-Private Partnerships in the Development of the Hepatitis B Vaccine in Korea: Implications for Developing Countries," *Science, Technology and Society* 10 (2005): 129–140.
28. Muraskin, *The War Against Hepatitis B*.
29. Muraskin, *The War Against Hepatitis B*, 92.
30. Vryheid et al.
31. DeRoeck.
32. Muraskin, *The War Against Hepatitis B*.
33. Pierre Van Damme, Mark A. Kane, and Andre Meheus, "Integration of Hepatitis B Vaccine into National Immunization Programmes," *British Medical Journal* 314, no. 7086 (1997): 1033–1036; and Mark A. Kane, "Status of Hepatitis B Immunization Programmes in 1998," *Vaccine* 16, suppl. (1998): S104.
34. Muraskin, *The War Against Hepatitis B*.
35. Kane.
36. Vryheid et al.
37. Muraskin, *The War Against Hepatitis B*.
38. UNICEF, *Vaccines for Children: Supply at Risk* (New York: UNICEF, 2002), http://www.unicef.org/publications/index_4442.html (retrieved March 20, 2007).
39. UNICEF.
40. DeRoeck.
41. DeRoeck.
42. Mahoney, "Public-Private Partnerships"; and Mahoney, "DNA Hepatitis B Vaccine."
43. Mahoney, "Public-Private Partnerships."
44. Mahoney, "Public-Private Partnerships."
45. Y. Madhavi, "Manufacture of Consent? Hepatitis B Vaccination," *Economic and Political Weekly*, June 14, 2003, 2417–2424.
46. William Muraskin, "The Last Years of the CVI and the Birth of the GAVI," in

Public-Private Partnerships for Public Health, ed. Michael R. Reich (Cambridge, MA: Harvard Center for Development Studies, 2002), 115–168.

47. Muraskin, "The Last Years of the CVI."
48. Muraskin, "The Last Years of the CVI."
49. Muraskin, "The Last Years of the CVI."
50. Scott Wittet, "Introducing GAVI and the Global Fund for Children's *Vaccines*," Vaccine 19, no. 4-5 (2001): 385.
51. Wittet.
52. Bill and Melinda Gates Foundation, "Ensuring The World's Poorest Children Benefit From Lifesaving Vaccines," http://www.gatesfoundation.org/whatwerelearning (retrieved March 20, 2007).
53. Gates Foundation.
54. Gates Foundation.
55. See, for example: Anita Hardon and Stuart Blume, "Shifts in Global Immunization Goals (1984–2004): Unfinished Agendas and Mixed Results," *Social Science and Medicine* 60 (2005): 345–356.
56. Rachel Zimmerman, "Some Question Whether Drug Makers Play Too Large a Role in Vaccine Fund?" *Wall Street Journal*, December 3, 2001, A12.
57. Tore Godal, "GAVI, the First Steps: Lessons for the Global Fund," *The Lancet* 360 (2002): 175–176.
58. Madhavi.
59. Gates Foundation.
60. Gates Foundation; and HLSP, *Lessons Learned from GAVI Phase 1 and Design of Phase 2: Findings of the Country Consultation Process* (London: HLSP, 2005), http://www.gavialliance.org/resources/Lessons_learned_Phase_1_July05.pdf (retrieved March 7, 2008).

第5章

マラリア迅速診断テスト

－診断法へのアクセス－

Malaria Rapid Diagnostic Tests: Access to Diagnostics

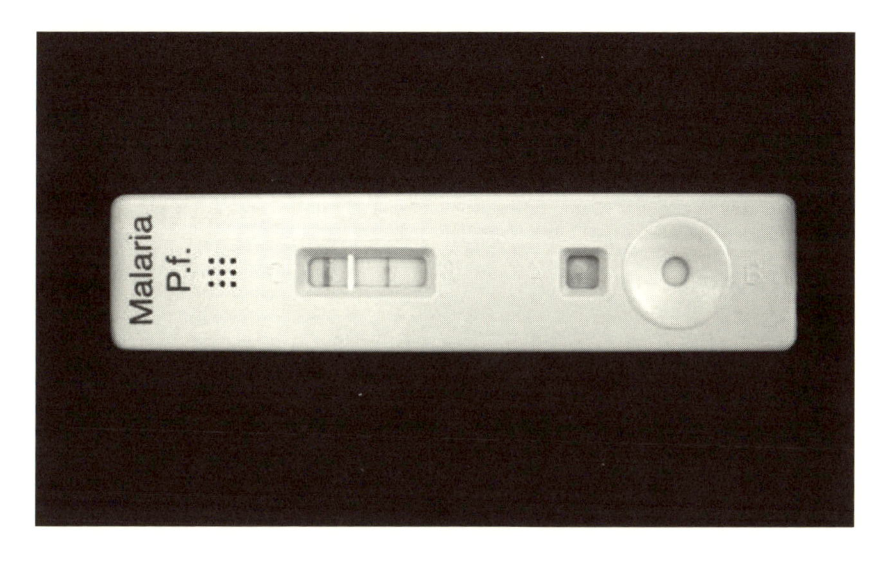

はじめに

今日なお世界人口の推計40%はマラリア感染の危険とともに生きている[1]。マラリアはメスのハマダラカ属蚊(*Anopheles*)の刺咬によってヒトからヒトに伝播する寄生虫性疾患で、約100か国で伝播が続く。世界保健機関(World Health Organization: WHO)の推定によると、世界全体で毎年3億人以上がマラリアを急性発症し、少なくとも100万人がマラリアによって死亡している[2]。これら死亡者の90%以上がサハラ以南アフリカに集中し、さらに5歳以下の子どもでマラリアによる死亡の危険性が最も高い。マラリア感染はまた妊婦と胎児に影響を与え、周産期死亡や低体重児出生及び母体貧血の原因となる。ヒトに感染するマラリア原虫には熱帯熱マラリア(*Plasmodium falciparum*)、三日熱マラリア(*P. vivax*)、四日熱マラリア(*P. malariae*)、卵形マラリア(*P. ovale*)の4種がある。マラリアによる死亡のほとんどが熱帯熱マラリアによるものであり、またサハラ以南アフリカでは熱帯熱マラリアが最も多い。

マラリアは蚊の刺咬によって感染が成立してから9日から14日で発症する。この潜伏期間はマラリア原虫種によって異なる。マラリア感染の典型的な症状は発熱、頭痛、嘔吐、インフルエンザ様症状などである。マラリア原虫が赤血球に侵入し障害を与えることにより貧血が起こり、早期に有効な治療がなされないと、脳などの重要な臓器の毛細血管が感染赤血球によって詰まり、重症化して死に至ることもある(脳マラリア)[3]。クロロキン(chloroquine)、スルファドキシン・ピリメタミン(sulfadoxine-pyrimethamine: SP)、アモジアキン(amodiaquine)などの一般的な抗マラリア薬に対する熱帯熱マラリア原虫薬剤耐性が世界的に蔓延しつつあり、マラリアの治療は難しくなってきている。現在のWHOの推奨では、これら従来薬に対する単剤耐性が確認された国では熱帯熱マラリアに対してアルテミシニン類を基盤とした併用療法(artemisinin-based combination therapy: ACT)を行うべきであるとされている[4]。Novartisによって製造されたCoartem[R](アーテメータ・ルメファトリン(artemether-lumefantrine)配合剤)はWHOが初めて仮認可した固定配合剤(fixed-dose)としてのACTとなった。

マラリア感染を迅速かつ正確に診断できるかはマラリア治療における大きな課題である。治療を感染早期に始めることは罹患率(morbidity)と死亡率(mortality)を下げるゆえに診断は重要である。マラリア診断はACT価格が高いことからもますます重要になってきた。2008年現在、マラリア流行国の政府は公共医療機関で使用するのに、1回の治療に必要なCoartem^{R}を0.8ドルで購入できる(通常、エンドユーザーに無料で投与される)。民間医療機関のエンドユーザーはそれよりも高い価格でCoartem^{R}を購入しているが、一方で従来の治療薬ならば1錠当たり0.1–0.2ドルで購入することができる。残念なことにマラリア診断はさまざまな問題をはらんでおり、それが効果的なマラリア対策を実施するうえで大きな障害となっている。

マラリア診断法の「ゴールドスタンダード」は、熟練したマイクロスコピストによる光学顕微鏡を使った血液スライド標本の検査である。この顕微鏡検査では血液1 μl当たり5–10個までの原虫数を検出でき、多様な情報が得られ、比較的安価である(血液スライド1枚当たり0.12–0.4ドル、しかしこれはすべての経費を含んでおらず実際はもう少し高い)[5]。さらに、顕微鏡検査は一般的な診断方法として他の疾患の対策にも使うことができるうえ、検査したスライド標本を診断所見の記録として永久に保存できる。しかし、顕微鏡検査による方法は労力と時間がかかる(ラボの設備によるが、採血から結果が出るまでに20–60分)。実際、顕微鏡検査の結果が遅れ、臨床家は診断結果が届く前に治療方針を決定することがよくある。究極的には顕微鏡検査の質は技術水準、試薬や顕微鏡の品質、そしてマイクロスコピストの訓練、管理の程度に左右される。顕微鏡による診断はこれまで持続的な財政支援において優先的に取り扱われてこなかったので、貧しい国の低水準の医療機関では上記の顕微鏡診断の質を保証する条件が確保されていないことが多い[6]。

顕微鏡検査が使用できなかったり、信用できない状況では、医療専門家はマラリア診断を臨床判断に頼ってきた。臨床診断は安価で設備や器具を必要とせず、またラボのサポートが得られない末端の医療機関では唯一の診断法であった。この結果、臨床診断はマラリア診断に最も用いられている方法となっている。しかしながらマラリアの症状は非特異的(nonspecific)であり他の発熱疾患と重複(overlap)しているがゆえに、すべての発熱患者は推測でマラリアとして治療されることになり、そこにはマラリアでない多くの患者が含まれてしまう[7]。

分子生物学の進歩がもたらしたマラリア迅速診断テスト(Rapid diagnostic tests for malaria: RDT)は医療専門家のための新しい診断法である。これらの迅速診断法は免疫クロマトグラフィ法により血液中のマラリア原虫由来の抗原やタンパク質を検出するものである。この比較的新しい製品であるRDTを普及させる取り組みが進行中である。この章ではRDTの歴史を、1990年代中旬の最初のRDT製品の誕生からその製品が市場に導入されるまでと、それに続くRDTをスケールアップさせる取り組みの時期に分けて振り返ってみる。このケーススタディは新たな技術が医薬アクセスに導入される過程で直面する課題に焦点を当てている。そこでの状況とは、外部資金は急速に製品の普及を促そうとするが、医薬アクセス形成のためのその他の側面、すなわち製品の使用可能性(availability)と品質に関する情報などにまで資金が回らない状況である。また新しい技術の組織構築(architecture)を調整し、その採用(adoption)と使用を促進する国際調整団体の役割の重要性も示す。

1　製品開発（フェーズ1）

長年、WHOやグローバルヘルスに関わる機関は、途上国の限られた保健関連インフラ条件下でのよりよい診断方法を模索してきた。その最終目標は、このような環境においてマラリア、エイズ、梅毒を含むさまざまな感染症治療に役立つ、容易かつ迅速な検査を開発することであった。これらは、ポイントオブケア(Point Of Care: POC)試験として知られるようになったが、それらの多くは試験紙(dipstick)や側面流動(lateral-flow)の形式で抗原(タンパク)や抗体を免疫クロマトグラフィー法により同定するものであった(抗原や抗体の定義については用語解説(glossary)を参照のこと)。免疫クロマトグラフィー法は、ニトロセルロース膜の表面を液体が流動することによるもので、1980年代後半に導入されて以来、迅速診断試験の基盤として普及していった。POC試験は安価に製造でき、使いやすく、迅速かつ視覚的な結果を得られるという利点を備えている。さらに、通常は追加の器材を必要としない[8]。

マラリア用に開発されたPOC試験は、マラリア迅速診断テスト（RDT）として知られるようになった。これらはまたしばしば「マラリア試験紙」（malaria dipstick）や「マラリア迅速診断装置」（malaria rapid diagnostic device）と呼ばれている。マラリアRDTは、モノクローナル抗体を吸着させた試験紙や条片を用いて、感染者の血液中に存在するマラリア原虫由来の特異抗原を検出するものである。ヘルスワーカー（health worker）がマラリアRDTのエンドユーザーとなる。WHOのマニュアルによると、ヘルスワーカーは指頭採血により患者の血液を採取し、RDTのための血液サンプルとする[9]。マラリアRDTには製品ごとにさまざまな違いがあるが、原理はどれも同じである。WHOマニュアルによると、試験は次の3つの基本的な段階を踏む（**Figure 5.1**参照）。

1）標的抗原に特異的な色素がラベルされた抗体（Ab）が、ニトロセルロース条片下端または試験紙の場合は小穴に存在する。同様に標的抗原特異的な抗体が試験条片の薄い（テスト）ラインに、ラベルされた抗体に特異的な抗体がコントロールラインに吸着させてある。
2）血液と緩衝液を試験条片か小穴に落とすと、ラベルされた抗体と混ざり、吸着抗体のラインを横切って条片上を流れていく。
3）もし抗原が存在すれば、いくらかのラベルされた抗体はテストラインで、それ以外のラベル抗体は、コントロールラインで捕捉される。

RDTとしてさまざまな様式の製品が用意されている。たとえば、試験紙型（血液と緩衝液の入った小穴に浸すようになっている）、もしくはカセット型（この場合は試験条片がプラスチックの容器に入れてある）、あるいはカード型もある。カセット型が一般的に使いやすい[10]。マラリアRDTでは、概して2-6段階の手順があり、5-30分を要する[11]。

RDTはまた製品によって検出される抗原（タンパク）の種類が異なる。原虫抗原淡白（histidine-rich protein-2: HRP2）を検出する製品もあれば、原虫特異的な乳酸脱水素酵素（parasite specific lactate dehydrogenase: pLDH）を検出す

Figure 5.1　標準的なマラリアRDT製品の作用機序

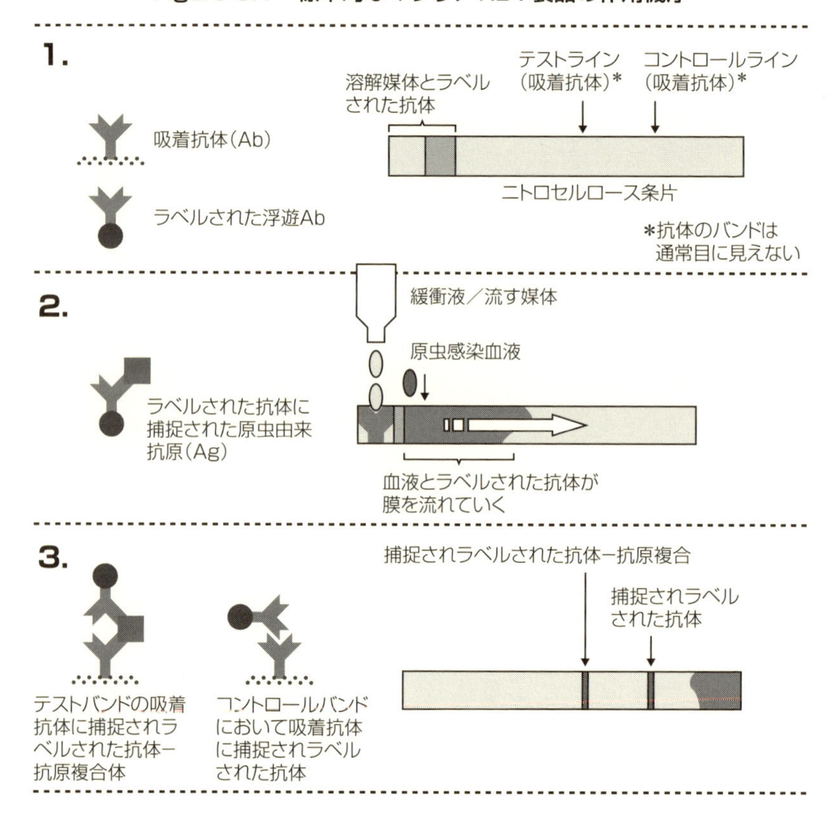

注）出所：*The Use of Malaria Rapid Diagnostic Tests*, 2nd ed., by World Health Organization, 2006, Geneva: Copyright 2006 by WHO. 著者の許可を得て使用。

るものもある。さらに汎マラリア原虫特異的アルドラーゼと反応するものもある[12]。すべての製品は、熱帯熱マラリア原虫特異的なHRP2かpLDHのいずれかのタンパクを検出するようになっている。いくつかの試験は汎マラリア原虫に特異的なアルドラーゼまたはpLDHも検出でき、非熱帯熱マラリアと熱帯熱マラリアもしくはその混合感染を区別できる。HRP2試験による問題点の1つは、多くの患者で治療後もHRP2タンパクがおよそ14日間持続して存在することである[13]。このことはHRP2試験が臨床的に治癒して原虫血症が消えた後も陽性の結果を示すということを意味している[14]。また国内外および地域間で熱帯熱マラリア原虫HRP2にはかなりの抗原変異があり、血液1μl当たりの原虫数が500以下の場合では、HRP2の正確さに影響を及ぼす可能性があることが最近の研究で理解されつつある[15]。

理想的なマラリア診断は、患者がマラリアであるかどうか常に正確に診断できるものであるが、実際にはどんなRDT製品においても一定の頻度で偽陰性(false negative)（マラリア原虫を持っている患者で陰性の結果となること）と偽陽性(false positive)（マラリア原虫を持っていない患者で陽性の結果となること）が出てくる。至適条件下でRDT製品は一般的に顕微鏡診断と同じくらい低いレベルの偽陰性率を達成できる。このことは偽陰性によって潜在的に死に至りうる疾患の治療機会が失われる危険性があるため重要である。政府や患者のマラリア治療費用を最小限に抑えるためには、RDTは偽陽性率も低いことが要求され、ヘルスワーカーが本当にマラリアに感染している患者のみに高価なACT治療を行えるようにする必要がある。感度(sensitivity)（感度が高いとは偽陰性が少ないこと）と、特異度(specificity)特異度が高いとは偽陽性が少ないこと）という2つの統計量が、診断試験の正確さを評価するために一般的に使われている（これらの定義については用語解説(glossary)を参照のこと）。WHOは、血液1μl当たりの原虫数が100の場合、95%以上の感度と90%に近い特異度の製品を推奨している[16]。最初に商品化されたRDTであるParaSight-F[R] (Becton Dickinson)の初期現場試験では感度は99%、特異度は94%であった[17]。

環境要因もまたRDTの製品品質に影響する[18]。試験で同定されるタンパクは熱で変性しやすく、元来の特性が弱まったり消滅したりしうる。0℃かそれ以下の低温に曝されても品質に影響が出る。さらには湿度が高いとRDTのニトロセルロース条片に構造変化が起こり、やはり品質に影響が出る。多くの製造業者は、RDTの保存に4−30℃を推奨しており、そのためには「クールチェーン」(cold chain)による管理が保存や流通に必要である[19]。RDTのためのクールチェーンは、コールドチェーン（ワクチン供給のために2−8℃に調節されている）よりも温度調節幅が広い。その大きな課題は、保健システムの末端において温度管理がより長い期間要求されることである[20]。推奨されている上限よりも高い温度でRDTが保存された場合、使用期限や診断の正確性(diagnostic accuracy)に影響が出る可能性がある。包装の仕方で温度の問題にある程度対応できるため、一部の製造業者では、包装法の改良を試みている。WHOはすべての試験製品を個別に2層のホイルでできた袋に包装し、使用するまで開封しないようにするべきとしている[21]。したがって、流通方法(配送・保存中の温度管理)と、RDTの銘柄による包装特性に注意を払うことが、RDTが適切に使用されることを確実にするうえで重要になってくる。

製造業者が定めるRDT製品の価格は使用される材料(ニトロセルロース条片など)の質や内部での品質管理、および市場調査の結果などによって決まってくる。2006年時点では、国際市場において大部分のRDT製品価格は、1個当たり0.65−2.5ドルであった[22]。汎マラリア原虫に特異的な抗原も検出できる試験は、熱帯熱マラリア原虫だけを特異的に検出するものよりも約40%高かった[23]。

ほとんどの途上国において、政府は薬剤やワクチンに適応されている法的認可を、マラリアRDTのような診断のための製品に対しては求めていない。したがって、ほとんどの製造業者は、診断のための製品に対しては法的認可過程を踏んでこなかった。2008年3月時点で、RDTを生産していた複数の製造会社のうち、米国食品医薬庁(U.S. Food and Drug Administration: FDA)や欧州の規制当局から認可を受けていたのは1社のみであった。この会社は、Binax, Inc.で、米国ウォーター・リード陸軍医学研究所とパートナーシップを結んでいた。当時ウォーター・リードは、海外の軍関係者に使うためのRDT製品を求めており、その製品は米国内で購入する必要があるためにFDAの認可が必要であった。しかしFDAの認可を得ようとする会社を見つけるのには困難を極めた。ウォーター・リードは、Binaxというふさわしいパートナー―メイン州に本拠を置く中小企業で米国のバイオテクノロジー関連会社―を見つけるのに何年も費やした。このパートナー探しの過程で、ウォーター・リードのスタッフは、診断法開発会社の多くは零細企業であり、FDA認可を得るための資金やノウハウ、経験がないことを認識させられた[24]。一方、大企業はそうした技術が十分な利益を上げるとは考えておらず、パートナーを組むことに興味を示さないということも理解された。

1990年代初期までに、実験室および現場での試用によりマラリアRDT製品の高い正確さが示された結果、この技術はマラリア診断に重要な貢献をすると認識されるようになった。RDTは、顕微鏡へのアクセスがないような僻地のヘルスワーカーにとって、特に貴重なものと考えられた。次のフェーズでは、どのようにRDTが世界的に導入され、課題が生じていったのかについて検討していく。

2　迅速診断テストの導入（フェーズ2）

マラリアRDTの導入は、1990年代半ばに商品化されたParaSight-F^R(Becton Dickinson)で始まった。この最初のRDTキットは、HRP2タンパク検出により、熱帯熱マラリアのみ診断できた。他のタンパク検出によるRDTは、いまだ現地臨床試験段階であり、商品化されていなかった。この一番手で市場投入されたHRP2 RDTキットは、主に国レベルのマラリア対策事業が購入した。政府機関やNGOなども、複合災害やアウトブレイク、帰還者のマラリア診断といった特別な状況のためにRDTを購入した[25]。1990年代半ばから後半にかけてのRDT総売上数は不明であるが、ある製造業者は、この期間に300-600万個売れたと報告している[26]。

このRDTの初期導入はグローバルな組織によって調整(coordinate)されておらず、途上国政府やNGOからの需要によって動いていた。製造業者、潜在的購入者、国際機関の間での調整がほとんどないまま、製造業者により製品が用意できるとその都度、それらは市場に投入されていった。1999年10月、ジュネーブで行われたWHOと米国国際開発庁(U.S. Agency for International Development: USAID)の非公式合同会合で、RDTの導入についての国際的な協調の動きが始まった。この会合では、マラリアRDTの開発者、製造業者、潜在的ユーザーが、現状のみならず、今後の使用拡大を見据えた活動や研究の必要性、および標準化についても話し合った。

この会合によって以下3つの優先事項が見いだされた[27]。まず第1に、偽陰性・偽陽性の削減、エンドユーザーに対する補助(適切な言葉による簡潔な取扱指示など)、熱帯高温環境下での安定性、といったRDTの技術的問題点の改良が必要とされた。第2に、製造業者から独立した国際的な品質管理、品質保証のシステムを構築することが求められ、WHOないし他の機関がRDTの品質保証に対して国際的な調整(coordinate)機関として機能するべきだという合意がなされた。RDTの品質保証には、診断キットの生産から、途上国のエンドユーザーであるヘルスワーカーがいかに使用し、解釈するかに至るまでのすべての過程における高い行動水準を確実にして保っていくことが含まれる[28]。第3に、RDTを普及させるための費用、RDTによるマラリア死亡や罹患率の減少および薬剤耐性を遅らせる可能性、RDT診断結果をヘルスワーカーがいかに使用するかといった事項に対して多角的に検証する必要があることが挙げられた。

参加者たちはまた、RDTの支払可能性についても議論した。製品価格が、使用拡大にあたっての最も重要な障壁であると、国内または国際レベルで考えられていた。RDTの価格は、1個当たり0.65−2.50ドルであり、顕微鏡検査の1スライド当たり0.12−0.40ドルよりも高かった[29]。参加者はいかに政府のRDTに対する費用を下げられるかについて議論した。たとえば、政府の努力によって流通や輸入にかかる費用、関税を減らすこと、技術移転により現地生産に切り替えること、一括購入の推進などが挙げられた[30]。いずれにせよ、1個当たりの価格を0.30−0.50ドルに下げたとしても、相当な外部からの援助が続かない限りは、RDTの使用拡大はないという点で参加者たちは合意した。

2000年代初期、RDTの使用は生産量の増加と並行して急速に拡大した。WHOは、2000年から2004年にかけてRDTの調達が倍増したとみており、2005年のRDT調達は1,200万個に達したと報告されている[31]。ただし、民間機関のデータが欠けており調達団体からの報告が不完全であるため、WHOはこの数字はすべての調達数を反映していないとみている[32]。製造業者は発注に基づいてのみRDTを生産するため、世界全体でのRDT生産数のほうがより正確に普及状況を反映しているかもしれない。**Figure 5.2**は、2005年の世界全体でのRDT生産数が2,800万個に達していたことを示している。世界エイズ・結核・マラリア対策基金(Global Fund to Fight AIDS, TB, and Malaria)を通してマラリア対策事業への資金が増加したことにより、RDT調達の増加が加速された。RDTの導入を決め、マラリア対策活動でRDTに予算を用意した国の数は、2000年は1か国のみであったが、2005年には32か国へと増加した。特に、南米、アフリカ南部、東南アジアの国々の公共機関がRDTを大量購入してい

Figure 5.2　RDT調達数と製造業者の生産数のデータ

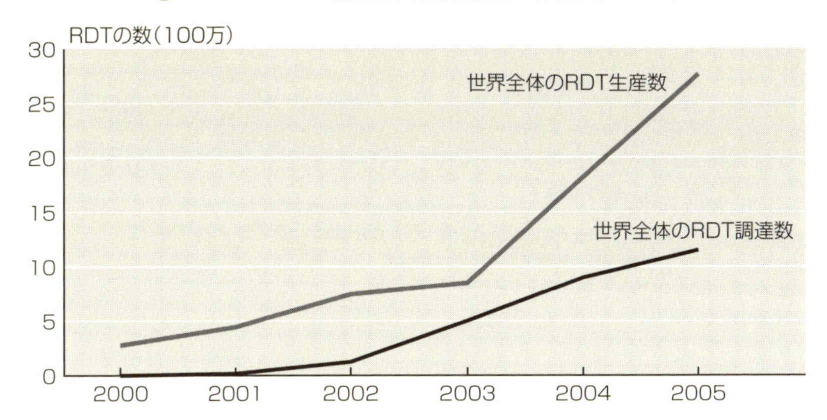

注）WHOはRDTの調達数データを、グローバルファンドの報告書、WHO世界マラリア報告書（World Malaria Report）、UNICEFとMSFの調達情報、およびWHO世界地図クエリー（Global Atlas Query）のデータから計算した。これらの推計には、民間セクタのデータが入っておらず、また調達機関の報告が不完全であるために少なく見積もられている。製造業者は発注を受けたときのみRDTを生産するため、むしろRDT生産者側の数字のほうが、途上国に導入されたRDTの数を正確に反映している可能性がある。WHOは、製造業者に供給された抗HRP2抗体の総量を0.7μl（RDT1個当たりの平均抗体量）で割ることにより、RDT生産量を計算した。さらにWHOは、HRP2によるRDTが市場に出回るRDT全体の8%に当たると考えて1年間のRDT総生産量を計算した。データの出所："Forecasting Global Procurement of Malaria Rapid Diagnostic Tests: Estimates and Uncertainties," by World Health Organization（http://www.wpro.who.int/sites/rdt）.

た。NGOである国境なき医師団（Médecins Sans Frontières: MSF）も展開する事業において、ますますRDTを使うようになっていった。

このRDTが急速に普及していく過程において、以下の3つの課題が明らかになってきた。

1）現場使用や研究結果におけるRDT製品性能のばらつき
2）市場における製品の乱立
3）ヘルスワーカーや患者によるマラリア診断結果の限定された採用

これらの課題について次に議論する。

（1）RDT製品性能のばらつき

いくつかの製品についてRDT使用上の問題点が、発展途上国のRDTを使うヘルスワーカーによって報告された。特に、少なからずの製品で高いレベルの偽陰性がみられ、しばしば製品ロットの交換が必要となった[33]。これらの問題の特定の原因は明らかになっていない。第1に、製造過程の質の低さが挙げられる。それはおそらく、生産があまりにも急激に拡大したことに関係しているかもしれない。発注元が短期間での発送を要求すると、製造業者は短期間で生産を増やす必要に迫られる。そのため、品質保証がおろそかになり、製造過程の質の低下が生じる[34]。

第2に、製品の輸送や保存の過程で、推奨されている4-30℃以外の温度に製品がさらされることが問題となりうる。製造業者からカンボジアとフィリピンの村への流通チェーンにおける温度を評価した研究によると、RDTはしばしば推奨温度を超えた状態に置かれていることが明らかになった[35]。その著者らは、村でRDTを長期に保存するときは、ヘルスワーカーが安価で簡単な、換気のあるクーラーボックスを使うことも提案している。彼らはまた、温度によるRDT製品の劣化をワクチン・バイアル・モニター(第7章参照)によって評価する研究を提案している。

製品の使用性能の問題はまた、ヘルスワーカーの使い方にも起因する。しばしば、診療所に時計やタイマーがないために、ヘルスワーカーが、いつ試験結果を読むべきかを判断するのが難しいことがある[36]。試験結果を読むのが遅すぎると、血液とバッファーの逆流が生じて陽性のラインとして現れ、もともと陰性だったものの偽陽性の結果につながる[37]。さらに、RDT使用にあたって血液量が多すぎると、テストの陽性のラインをみるのが難しくなるため偽陰性となることもある[38]。このような操作上の問題が、RDTの使用性能を下げうる。ヘルスワーカーがうまく使えるかは、採用しているRDT製品の技術的特性に密接に関わる。製品特性を改善していくこと(たとえば、わかりやすい取扱説明、タイマーなど)によって、ヘルスワーカーがよりうまくRDTを使用できるようになりうる。さまざまな現地臨床試験で示されているように、ヘルスワーカーをよりよく訓練することにより、製品の使用性能を高め、RDTの適切使用を促進することができる[39]。

これらの使用上の問題は、地域、国、さらには国際レベルで、RDTは途上国の保健システムで使われるべきか、使うとしたらどこで使うかという点について疑心暗鬼を引き起こしてきた。たとえば、ある特定の状況において顕微鏡診断を改良する代わりにRDTを導入するのが適切といえるのはいつか？ どんな状況ならRDTの費用対効果が出てくるのか？ RDTは公共セクタと民間セクタの両方で使われるべきか？ 旅行者のような個人が、RDTを自己診断に有効に使うことができるか？

RDT製品の性能に関するさまざまな現場や実験室での研究が、ばらつきのある対立する結果を出してきたことが、この疑心暗鬼に油を注いだ。熱帯熱マラリア診断の正確さは現場使用に要求されるレベルをかなり下回ったと報告した研究もあった。そういった研究は、個々の製品によって非常に幅のある結果が出ることも指摘している[40]。ただしこれらの論文では、どうやったらRDTの性能を改善できるかの方法については提案されておらず、むしろ潜在的購入者に対し混乱を巻き起こし、RDTのスケールアップに必要なエビデンスを提供することはなかった。ばらつきのある現場経験や研究結果を総括しうるグローバルな調整団体が初期の段階で存在しなかったことが、RDTを使うかどうか、使うとしたらどんなRDTを使うかについての購入者の判断を難しくした。

(2) 市場における製品の乱立

さまざまな製品が次から次へと商品化されてきたことも、マラリアRDT購入者を混乱させた。

1990年代後半には、ParaSight-F[R](Becton Dickinson)、ICT Malaria Pf[R](ICT Diagnosis)、OptiMAL[R](Flow, Inc)の3つしか商品化されていなかった。ところが、2008年前半までに40銘柄の製品が購入可能となった[41]。もともとあった3製品のうち2つ、つまりParaSight-FとICT Malaria Pfはもはやなくなっており、多くの他の製造業者も製品を市場から引き揚げたりしていた。RDTのような利潤の薄い新技術においてはこのような激しい商品の変遷は驚くものではない。しかしこの状況下で、途上国政府やNGOなどの購入者による製品評価は混乱を極め、その判断を難しくした。

(3) ヘルスワーカーや患者による限定された採用

RDTが入手可能で使用されている状況下でさえ、マラリア治療を決定する際にRDTの結果をもとにしないヘルスワーカーもいる。WHOは、「マラリアが疑われる患者を治療する際にRDTの陰性結果を無視して抗マラリア薬を投与している医療従事者がいるようである」と報告している[42]。同じような現象は顕微鏡によるマラリア診断においてもみられている。ザンビアでの研究によると、顕微鏡検査の結果は臨床医が発熱している患者をどう治療するかにほとんど影響力を持たなかった。すなわち血液スライド陰性であった患者の20-54%が抗マラリア薬を処方されていた[43]。この研究においては、診断のために顕微鏡検査が可能で利用できるにもかかわらず、多くのヘルスワーカーが、患者治療を決定する際の臨床診断において自分の経験と直感に頼り続けていたのだ。

ヘルスワーカーは、使用可能な製品の品質にばらつきがあることやその正確性についてのエビデンスが一貫しないことなど、さまざまな理由でRDT結果の利用に抵抗を示している。さらに、RDTは熱と湿度に敏感で、診療所レベルのヘルスワーカーには輸送と貯蔵の間にRDTキットがどんな環境にさらされていたかを知るすべがない。そして国レベルでの再供給システムが整っていないため、診療施設では在庫不足になることがあり、それがヘルスワーカーの不満や不信をさらに募らせることになる[44]。また、多くのヘルスワーカーは長らくマラリアの臨床診断に頼ってきたため、その診断慣習を変えるのは困難であるとも思われる。2つのRDTを評価したマラウィでの研究では、医療従事者は臨床診断でマラリアと判定したときにはRDTの陰性結果を信じたがらないことがわかった[45]。この例では、医療従事者は、臨床診断と異なる結果が出たときにはそれを確証するために再検査を望んでいた。さらには、発熱して来院する患者が示す治療への期待のために、ヘルスワーカーはRDTの結果を採用しないかもしれない。このマラウィの研究では、RDTでマラリアであると確かめられたときに患者はRDT診断結果に満足していた。一方、結果が陰性の場合は、患者はRDT製品を良く思っていなかった[46]。顕微鏡法にせよRDTにせよ、検査結果に基づいた治療の利点についての公共教育が、患者の治療決定に際するヘルスワーカーのこれら診断法の利用を後押しするであろう。

3　スケールアップに向けた調整機構としてのWHOの登場（フェーズ3）

製品需要が高く、製造業者が十分な数存在したことが、2000年当初のマラリアRDT市場の特徴であった。本書で分析されている他の技術と違い、市場の開拓には需要の喚起や新たな製品チャンピオン（product champion）の参入を促す必要に迫られなかった。そのかわりに、問題は情報、製品の性能と採用にあった。これら医薬アクセスの障壁に立ち向かうには、RDTの医薬アクセスのためのグローバルな組織構築（architecture）を構築すること、すなわち情報を提供し、品質保証のシステムを作り、さまざまな関係組織の足並みをそろえる国際的な調整役を見いだすことが必要であった。

1999年のWHOとUSAIDの合同会合において、WHOがRDTのための国際的な調整役を担うことが勧告された。2年後の2001年、WHOはマラリア患者管理におけるRDTの位置づけを明確にするための政策作りに取り掛かった。そのイニシアチブでは、その技術に関連して生じてくる不確実性や、それらの採用や使用可能性への影響についても検討することが求められた。ここでいう不確実性には、保健システムにおけるRDTの役割、品質の問題、製品配送の問題、そしてヘルスワーカーと患者の受け止め方といった事項が含まれていた。WHO内の3つのグループがこのイニシアチブに関わっていた。それは、ジュネーブにあるロールバックマラリア（Roll Back Malaria Partnership: RBM）とUNDP・世界銀行・WHOの熱帯病研究・訓練特別プログラム（Special Programme for Research and Training in Tropical Diseases: TDR）、およびマニラにあるWHO西太平洋地域事務所（WHO Western Pacific Regional Office: WPRO）であった。2002年初めにWPROはマラリアRDTの「グローバルレベルのフォーカルポイント」（global focal point）として、David Bellを雇い入れ、このRDT技術の使用に関するWHOガイドラインの準備を取り仕切らせた。彼はマニラのWPRO内に事務所を構えた。というのは、当時この地域でRDT使用が最も多かったからである[47]。2006年までにサハラ以南アフリカがRDT使用の最も多い地域となったが、Bellはマニラに居続けた。

当初、BellとWHOのスタッフはRDTの性能を評価するために、大規模な現場での試験(field trial)を計画していた。しかし、この試験は、諸経費(予算の不足)、RDT製品のめまぐるしい変遷のために、実現することはなかった。世界市場における製品のめまぐるしい変遷は、試験で試されたRDTが、試験終了までに用をなさないものになってしまうことを意味していた[48]。現場での使用に際しての混乱についての報告が増えてきたことを受け、Bellは焦点を品質保証に移行することを決めた。2003年1月に、マラリアRDTの現場での試験と品質保証に関する会合―米国国際開発庁(U.S. Agency for International Development: USAID)、英国国際開発局(U.K. Department for International Development)、オーストラリア国際開発局(Australian AID: AusAID)の財政支出による―がマニラのWPROで行われ、1999年の会合からの進展の評価と、今後の方針の検討がなされた。この会合では、品質保証の過程がRDTの価値を高めると強調された。というのは、その過程が、「治療の手引きとしてRDTの結果をもっと信用できるものにするために必要なエビデンス」となるからである[49]。

2003年の会合の参加者たちは、1999年に定められた優先事項への取り組みについて、「進展が乏しいこと」や「それらへの取り組みにおけるWHOの立場について、いくらか混乱があったこと」を認識した[50]。WHOの立場を明確にするために、BellとWHOの同僚は以下の3つの戦略を掲げて動き始めた。

- 政策立案：いつ、どこでRDTを使うべきかについての政策を明らかにする。
- 情報流布：RDT製品と供給者に関する情報を提供する。
- 品質保証：RDT製品の使用性能を確かにするため、品質保証の体系を確立する。

以下でこれらの戦略とその進展について議論する。

(1) 政策立案

政策立案に対するWHOの努力により、いつ、どこでRDTを使うべきかが明らかにされ、RDTの採用に関する世界的な合意が形成された[51]。その政策は、RDTは特に顕微鏡診断ができない状況下で、臨床的に有意なマラリア感染があるかないかを判断する指針として使われるべきだと述べている。

またその政策によると、RDTは次のような場合にマラリア患者管理を向上させることができる。

1) テストの結果を得てどうするかについて明快な行動計画が準備されている(つまり投薬治療や適切な精査)。
2) 患者の予後に明らかに有益である。
3) RDTが手頃な価格である。
4) RDTが良好な状態で正しく使われることを保証する適切なシステムが存在する[52]。

多くの専門家はまた、顕微鏡診断はマラリア以外にも他に多くの診断に役立つため、今後も患者管理の重要なツールであり、可能な場所では維持されるべきであると認識していた[53]。

WHOスタッフや他の専門家たちはまた、マラリアの伝播の高い地域におけるRDTの役割についての合意を模索していた。このような地域では、長期間にわたるマラリア原虫への持続的な暴露の結果、マラリアに対する免疫が獲得されている。この免疫により、マラリア原虫感染から完全に防御されるわけではないが、多くの人々がマラリアによる重症病からは守られる。その結果、伝播の高い地域では、5歳未満の小児が最もマラリアによる死亡と急性症発生のリスクを負っているのに対して、5歳以上の者は比較的にマラリア発症から守られる。これに従いWHOの政策では、伝播の高い地域では臨床的にマラリアが疑われる(つまり発熱している)5歳未満の小児は全員、RDTや顕微鏡で検査しなくてもマラリアを想定し治療されるべきであると述べられている。この政策ではRDTの誤診断(偽陰性結果)による死亡危険性が、臨床診断により起こりうる過剰治療(偽陽性結果)のコストと危険性を上回ると認識されている[54]。

しかし5歳以上の小児と大人に対しては、マラリア治療薬の浪費を減らすため、顕微鏡かRDTによる原虫診断に基づいてのみ治療するようWHOは推奨している。

(2) 情　報

どのような製品が手に入るかについての情報を潜在的RDT購入者が持っていないという問題に対処するため、BellとWHOのスタッフは、いくつかの行動をとった。最初に、RDTの試行、製造業者、大口使用者に関する情報を掲示したウェブサイトを立ち上げた(http://www.wpro.who.int/rdt)。このウェブサイトは、RDTのエンドユーザー(ヘルスワーカー)、研究者、購入者、製造業者間での情報流布と情報交換を改良し、政策立案を補助するものである[55]。

WHOのスタッフはまた、潜在的な購入者にどのようなRDTが使用可能か、またそのメーカーについての情報を流布した。WHOは、UNICEF、国際人口サービス(Population Services International: PSI)、MSH(Management Sciences for Health)と共同で、このリストを「マラリアの予防、診断、治療に対する精選製品情報と価格」の中で最初の報告として世に出した。これはマラリアに関係する世界中の製造業者の製品に関する市場情報を提供するもので、すべての診断製品メーカーの名称、形態、所属、問い合わせ先が掲載されているが、製品についての保証や評価はされていない[56]。MSF医薬アクセスキャンペーンの活動家たちは、2005年1月にオンラインで開かれたフォーラム(E-drug)で、RDTのリストを作ることで読者はそれらの製品がWHOによって保証されていると思い込んでしまうことと、それにより製品の品質や性能についての情報を提供しないのは無責任であると訴えた[57]。それに対する返事として、翌日Bellは、「現時点で、WHOがそのようなデータの品質を検証することは不可能であり、WHOは透明性のあるエビデンスに基づく製品試験や事前認定のシステムを構築しているところだ」と説明した[58]。

2007年の初めに、WHOのRDTのウェブサイトに製品と製造業者のリストの掲載が始まり、それは定期的に更新された。そのリストでは特定の製品に対してWHOが保証(endorce)するものではないが、リストに載せるものは製造品質に対する保証のエビデンスがある製造業者に限られている。またウェブサイト上には、2005年8月からは国レベルのマラリア対策事業がその異なる原虫種発生状況に応じて、いかにRDTを選択すべきであるかに関する「暫定見解」(interim notes)を含んだ報告書が掲載された。Bellは、その国の疫学的状況に応じてどの種類のRDTが最も適切かを国々に助言するのがWHOの役割だとみている[59]。たとえば、適切なRDTの選択は、購入者の地域における伝播の高低や、どのマラリア種(つまり熱帯熱マラリアか三日熱マラリアか)が最も優位かによる。これらの情報活動により、特にここ5年の急速な市場拡大の時期に、マラリアRDTの世界での売上に影響を及ぼしていた、いくつかの市場の欠陥が解決された。

(3) 品質保証

RDT調整団体として、WHOはRDT製品の品質保証方法の確立に主力を注いできた。WHOの品質保証に関するイニシアチブは、2002年に始まり、UNICEF/UNDP/世界銀行/WHO特別研究プログラム(UNICEF/UNDP/World Bank/WHO Special Programme for Research)、TDR、FIND (Foundation for Innovative New Diagnostics)と共同で機能していた。これらの機関は、3つの領域に焦点を当てていた。すなわち製品試験、ロット番号試験、およびエンドユーザーレベルでの試験である。当初WHOには、これら品質保証活動を実行するために限られた財源しかなかったが、2006年12月にFINDを通したビル&メリンダ・ゲイツ財団からの資金(980万ドル)およびWPROを通したAusAIDおよびTDRからの資金を得たことにより、この状況は一変した。

WHOと品質保証のイニシアチブにおけるパートナーたちは、高い品質のRDTを確かなものにする活動を優先した。なぜなら、これがヘルスワーカーの使用と解釈といったようなRDTの他の事項を検討する前提条件と考えたからである。製品試験に主力が注がれた。製品試験実施にあたって、イニシアチブのパートナーたちはグローバルレベルで集めた抗原や原虫標本バンクを米国疾病予防管理センター(U.S. Centers for Disease Control and Prevention: CDC)に立ち上げた。実験室内の製品評価には、感度、特異度、安定性(stability)、使いやすさ(ease of use)に関する試験が含まれる。この製品試験の最終目標は、商品化されているRDTの実施性能に関するデータをそろえることである。これらのデータは、国連の調達やWHOの各国政府調達機関への勧告の際に役立ち、また将来のRDT製品に対するWHOの事前認定システムの基盤となるものである[60]。ロット番号試験(購入時に要求される基準に対する製品のばらつきに関するテスト)も、世界中の研究所のネットワークを通して、WHOの品質保証のイニシアチブによって行われてきた。

WHOとパートナー機関は、またヘルスワーカーのRDTの使い方に関する品質保証活動も始めた。USAIDによって出資された品質保証プロジェクトが、フィリピンとラオスで品質デザインに関する研究を行った。この事業では、異なる製品に対して、またさまざまな文化的状況においても使用できる汎用性のあるRDT「使用手引き」を作ろうとした[61]。使用手引きは、カードの簡単な言葉と図がRDTの正しい使用手順を各段階を追って説明するというものであり、資源の限られた状況で働くヘルスワーカーの訓練に役立っている[62]。この使用手引きにより、ヘルスワーカーによるRDT使用性能が向上した。特に、RDTのように試験が実施されるごとに確固とした何段階かの手順を踏むことが必要である操作に有効であった。

結　論

マラリアRDTは2000年代初頭から徐々に使用が増えている新しい診断技術である。これからもRDTの調達数は増え続け、今後10年間の間に4億6,000万個のRDTが購入されるであろうとWHOは予測している[63]。この市場がスケールアップする時期において、RDTは使用可能性(availability)と採用(adoption)に影響を与えうるさまざまな困難に直面している。それらには特に現場でRDTを使用する際の問題、RDT製品の乱発に関する問題、ヘルスワーカーが患者管理においてRDTの結果を使うことに対して抵抗を持っている問題が含まれる(Table 5.1の医薬アクセスの障壁と戦略のまとめを参照)。本書で議論してきた他の多くの医療技術と違い、RDTの国際市場への導入は、製品普及のアドボカシー、グローバルな組織構築、そして医薬アクセスへの注意深い準備期間を経てこなかった。RDT製品の導入は主に商業ベースでなされ、1990

年代中旬に最初のマラリアRDT製品（Becton Dickinson）から始まった。それ以来さまざまなRDTが製造業者主導により次から次へと国際市場へと導入されていった。RDTの需要は、特にグローバルファンドに代表されるようなマラリア診断製品調達のための新たな外部資金によって促進され、RDTの急速な市場拡大につながっていった。

マラリア対策に対する国際的な資金の展開によってRDTの技術革新と国際的な採用がなされてきた。マラリアRDTを採用した国にとっての大きな問題は、将来的にRDTを購入し続けられるかという問題である。もし国際協力という外部資金が減らされたり打ち切られたりしたら、RDTを採用している国はいかにRDTを購入するための安定した財源を確保しうるのであろうか？ 本書の中で議論されている他の医療技術の場合と同じように、世界の最貧国はRDTを買う内部資金を持っていないし、限られた国家予算の中で競合し合う製品の中からあえてRDTを購入しようとはしないだろう。

マラリアRDTの市場は、この新技術のスケールアップをサポートする国際規模の組織構築ができるよりも前に拡大してきた。RDTの使用拡大に際しての問題点を取り扱う国際的フォーカルポイントの必要性については1999年に公式提言されたが、実際にそれを立ち上げるまでにWHOは2年を費やしてしまった。さらに、ここでいう「国際的フォーカルポイント」はマニラにあるWPROのDavid Bellという個人のみによって形成されたものであった。他の医療技術と比べて診断分野には財源がまわらないために、WHO内で診断分野の製品チャンピオンは通常1人しかいない[64]。BellはRDTの国際的フォーカルポイントとして素晴らしい仕事をしているが、彼は当初非常に限られた予算しか使うことができなかった。このような事態はグローバルファンドによりRDT調達の財源が拡大していったのと、きわめて対照的である。そしてこのグローバルファンドによる財源は近い将来もますます増え続けると予想される。このケーススタディで強調したいことは、貧しい国に新しい医療技術を導入する際には、十分な資金力のある効果的な国際調整団体の存在が、製品を広めようとする段階で明らかになる情報や品質といった市場の問題点を克服するために必須であるということである。さらには、このような国際調整団体を市場が急速に拡大するよりも前に立ち上げることができればより効果的であるといえる。

またこのケーススタディは製造者側が高品質製品を確保する重要性を示している。このことは途上国の診断技術にとってはとりわけ重要である。というのも多くの途上国では、医薬品やワクチンなどには必要な法的認可が診断技術製品には求められないからである。2008年3月現在、米国FDAに認可されたマラリアRDTは1つのみである。別の品質管理や仮認可システムを通じてマラリアRDTの品質を適切に評価するのに時間を費やしたため、国などの購入者は、製品の品質や適切性といったことに関してほとんど情報を持っていなかったり、あるいは独自の情報に頼るしかなかった。製品の品質を評価するシステムを作ることによって、国際的または国レベルで、さらにはエンドユーザー(この場合はヘルスワーカー)のRDTの採用を促すことができる。それによってこそ現場使用におけるRDTの性能についての知識や信頼性が培われる。

マラリアRDTの開発に参画していたウォーター・リード陸軍医学研究所は、製造に際してのふさわしいパートナーを民間から見つけるのに苦労した。というのはその製品がFDAの認可を得るようにできる会社を探す必要があったからである。ウォーター・リード陸軍医学研究所は数年かけて、Binaxという中規模の会社をふさわしいパートナーとして探し当てた。この経験からいえることは、多くの診断技術会社はFDA承認のプロセスを通して働くために必要な人的資源や知識、経験を持たないということである。さらには、大きな診断技術会社は、十分な利益が見込めないような医療技術製品の生産についてパートナーを組むことに興味を示さないかもしれない。

RDTの医薬アクセスの事例が強調することは、RDTのような比較的単純な技術でさえも、その採用と使用に影響を与える点で医療システムは重要であるということである。RDTが現場で適切に使用され正しい結果を得るためには、確実に正しい使用手順を踏むこととともに、製品によっては適切な機材(時計やタイマーなど)が必要である。適切な訓練と指導、現地語によるわかりやすい手引きといったことすべてが、ヘルスワーカーが正しくRDTを使用できるかどうかを左右する。RDTの目的、すなわちマラリア患者の治療を改善させるためには、途上国の医療システムにはきめ細かいサポートが必要である。

高い品質のRDTが僻地の診察所に供給され、ヘルスワーカーがRDTを適切に使用する訓練を十分に受けたとしても、RDTが臨床診断の決定に使われるかどうかという問題が残る。ヘルスワーカーの中には、RDT製品の品質のばらつきや彼ら独自の診断慣習からRDTの結果を受け入れるのをためらう者もいる。製品情報と品質の改善がこれらの問題を解決していくかもしれない。しかし、時にこの問題の背景には発熱を訴えて受診する患者がマラリア治療を期待しているということがある。このケーススタディは、エンドユーザーが直面する問題を製品開発者が深く理解することの重要性を示している。このためには、マラリア診断(そして他の医療技術においても)に関わる製品開発に際して、途上国現場における現状をよく知る人が加わるといったパラダイムの転換が必要とされている[65]。

この章で示したRDTの医薬アクセスの道のりは、いまだ世界中のマラリア流行国で模索されている。RDTを普及させる努力の中で、新しい技術を開発するだけではRDTの医薬アクセスを保障するには不十分であるということがわかってきた。財源、グローバルな調整団体、十分な情報そして品質保証のシステムこれらのすべてが、国際的、国内、地域レベルにおけるRDTの採用を促進し、RDTの技術の高い品質を保証し、進行中の新規マラリア診断への医薬アクセスを保証する持続的な資金と支払可能性を確保するための重要な要素である。RDTが途上国の医療システム末端のヘルスワーカーに届いたとしても、それがマラリアの死亡率と罹患率改善に寄与しうるかは、最終的にはどうやってエンドユーザーがRDTの結果を患者管理に使うか、そして抗マラリア薬の使用可能性とその適正使用にかかっている。今後この製品の医薬アクセスには、現在直面している問題に焦点を当て、背景的にも適切な戦略を取り入れていく努力が必要である。

Table 5.1 (1/2) マラリア迅速診断テスト(RDT):医薬アクセスの要約

障壁	戦略	具体的行動
組織構築(architecture)		
途上国に医薬アクセスのための効果的で国際的な組織構築が存在しないこと	RDTの利用促進のための国際調整団体を作ること	マラリアRDTのためにマニラのWPROに国際的フォーカルポイントを立ち上げた(しかしそれは一個人で形成され限られた予算しか使えなかった)
採用(adoption)		
いつどこでRDTを使うべきなのかという国際的合意がないこと(これは国内およびエンドユーザーの採用に影響する)	適切なRDT使用政策に関して議論の場を持ち、国際的な政策ガイドラインを作ること	WHOは医療機関においていつどこでRDTを使うべきかを議論し、ガイドライン作成のための国際会合を開催した
現場使用や研究結果でのRDT性能のばらつきが国際的、国内的、エンドユーザーの採用を制限していること(RDTの性能は、粗悪な製造工程や貯蔵運搬時の高温への暴露やヘルスワーカーの使用によって影響を受ける)	RDTの品質保証システムと安定供給についての国際的合意を推進すること	マラリアRDTの品質保証システムを作るために、WHOはFINDと協力した
	ヘルスワーカーへのRDT使用訓練の質を向上させること	人材がいないような医療機関でも、簡単にかつ十分なRDT使用訓練を行えるようなヘルスワーカー向けの手引書をWHOが作成した
ヘルスワーカーが患者管理と治療の決定にRDTをあまり使用しないこと	ヘルスワーカーへのRDT使用訓練の質を向上させること	人材がいないような医療機関でも、簡単にかつ十分なRDT使用訓練を行えるようなヘルスワーカー向けの手引書をWHOが作成した
支払可能性(affordability)		
顕微鏡による診断と比べて高価なRDT製品価格(政府の支払可能性に影響を与える)	マラリアRDTの各国政府の購入を支援する国際財源の創生	グローバルファンドが、各国のマラリアRDTの調達に対して十分な資金援助をした(それによってマラリアRDT市場は拡大した)
	RDTのコスト削減につながる大量生産・購入を行うために、RDTがどこでどのくらい必要かという予測をより正確にすること	協調してRDTを大量調達し適宜配送する計画をWHO が提案したが、まだ計画段階である

Table 5.1 (2/2)　マラリア迅速診断テスト(RDT)：医薬アクセスの要約

障　壁	戦　略	具体的行動
使用可能性(availability)		
RDTの性能に影響する低い品質	品質保証のシステムを作り、市場予測をし、安定供給を促すこと	マラリアRDTの品質保証システムを作るためにWHOがFINDと協力した
		協調してRDTを大量調達し適宜配送する計画をWHOが提案したが、まだ計画段階である
国際市場において次々と製品が変わることと、それによる購入者の情報の問題	購入可能なRDT製品と、その価格がわかる情報システムを創生すること	マニラのWPRO内のWHO国際的フォーカルポイントによって、RDT製品とその供給に関する情報が定期的にアップデートされるウェブサイトが作られた

注

1. Roll Back Malaria Partnership, *What Is Malaria?* (Geneva: World Health Organization, 2000), http://www.rbm.who.int/cmc_upload/0/000/015/372/RBMInfosheet_1.pdf (retrieved February 2, 2007); and UN Millennium Project, Task Force on HIV/AIDS, Malaria, TB, and Access to Essential Medicines Working Group on Malaria, Awash Teklehaimanot, Burt Singer, Andrew Spielman, Yesim Tozan, and Allan Schapira, *Coming to Grips with Malaria in the New Millennium* (London: Earthscan, 2005).
2. Roll Back Malaria Partnership.
3. Roll Back Malaria Partnership.
4. WHOは2006年に次の併用療法を推奨した。1) artemether/lumefantrine、2) artesunateとamodiaquine、3) artesunateとmefloquine、4) artesunate と sulfadoxine/pyrimethamine。詳細は以下を参照のこと。World Health Organization, *The Use of Malaria Rapid Diagnostic Tests*, 2nd ed., (Geneva: WHO, 2006), http://www.wpro.who.int/NR/rdonlyres/A30D47E1-1612-4674-8DF8FCA031CDB9BA/0/Reducedweb2_MalariaRDT_20062ndedition.pdf (retrieved February 2, 2007).
5. World Health Organization, *New Perspectives: Malaria Diagnosis: Report of a Joint WHO/USAID Informal Consultation, 25–27 October, 1999* (Geneva: WHO, 2000, WHO/CDS/RBM/2000.14/WHO/MAL/2000.1091).
6. World Health Organization, New Perspectives.
7. World Health Organization, New Perspectives.
8. David Mabey, Rosanna W. Peeling, Andrew Ustianowski, and Mark D. Perkins, "Diagnostics for the Developing World," *Nature Reviews. Microbiology 2* (2004): 231–240.
9. World Health Organization, *The Use of MRDTs*.
10. Bevinje S. Kakkilaya, "Rapid Diagnosis of Malaria," *Lab Medicine* 8, no. 34 (2003): 602–608; and Anthony Moody, "Rapid Diagnostic Tests for Malaria Parasites," *Clinical Microbiology Reviews* 15 (2002): 66–78.
11. Kakkilaya; and World Health Organization, *New Perspectives*.
12. 水溶性タンパクHRP2は、熱帯熱マラリアの無性幼若(成熟していない)栄養体*の段階により作られる。PLDHは生きている原虫の無性と有性の段階(生殖母体)によって作られる溶解性の糖分解酵素で、人マラリア4種で見いだされる。汎種性アルドラーゼは、熱帯熱マラリアだけでなく非熱帯熱マラリアの血液段階にも発現される酵素である(*訳注：原文ではgametocyte (生殖母体)と記載されているが、trophozoite (栄養体)が正しいと考えられる)。Kakkilaya, 2003; World Health

Organization, *The Role of Laboratory Diagnosis to Support Malaria Disease Management: Focus on the Use of Rapid Diagnostic Tests in Areas of High Transmission* (Geneva: WHO, 2006), http://www.who.int/malaria/docs/ReportLABdiagnosis-web.pdf (retrieved February 9, 2007).

13. World Health Organization, *The Role of Laboratory Diagnosis.*
14. Moody.
15. World Health Organization, *The Role of Laboratory Diagnosis.*
16. World Health Organization, *Malaria Rapid Diagnosis: Making It Work: Meeting Report of an Informal Consultation on Field Trials and Quality Assurance on Malaria Rapid Diagnostic Tests* (Manila: World Health Organization Regional Office for the Western Pacific, January, 2003).
17. Christine Beadle, Gary W. Long, Walter R. Weiss, Peter D. McElroy, S. Melissa Maret, Aggrey J. Oloo, and Stephen L. Hoffman, "Diagnosis of Malaria by Detection of *Plasmodium Falciparum* HRP-2 Antigen with a Rapid Dipstick Antigen-Capture Assay," Lancet 343 (1994): 564–568.
18. World Health Organization, *The Role of Laboratory Diagnosis.*
19. Pernille Jorgensen, Lon Chanthap, Antero Rebueno, Reiko Tsuyuoka, and David Bell, "Malaria Rapid Diagnostic Tests in Tropical Climates: The Need for a Cool Chain," A*merican Journal of Tropical Medicine & Hygiene* 74, no. 5 (2006): 750–754; World Health Organization, *Malaria Rapid Diagnosis*; and World Health Organization, The Use of MRDTs.
20. Jorgensen.
21. World Health Organization, *The Role of Laboratory Diagnosis.*
22. World Health Organization, *The Role of Laboratory Diagnosis.*
23. David Bell, *Is there a Role for Malaria Rapid Diagnostic Tests in Africa?* (Geneva: WHO/Roll Back Malaria, 2004).
24. Interview by author (Laura Frost) with anonymous official, March 31, 2006.
25. World Health Organization, *New Perspectives.*
26. World Health Organization, *New Perspectives.*
27. World Health Organization, *New Perspectives.*
28. World Health Organization and UNICEF/UNDP/World Bank/WHO Special Programme for Research & Training in Tropical Diseases (TDR), *Towards Quality Testing of Malaria Rapid Diagnostic Tests: Evidence and Methods* (Manila, Philippines: WHO/WPRO, 2006), http://www.wpro.who.int (retrieved March 22, 2008).
29. World Health Organization, *New Perspectives.*
30. World Health Organization, *New Perspectives.*

31. World Health Organization, "Forecasting Global Procurement of Malaria Rapid Diagnostic Tests: Estimates and Uncertainties," http://www.wpro.who.int/sites/rdt (retrieved April 12, 2008).
32. World Health Organization, "Forecasting Global Procurement."
33. World Health Organization, *Malaria Rapid Diagnosis.*
34. World Health Organization, "Forecasting Global Procurement."
35. Jorgensen et al.
36. Interview by author (Laura Frost) with anonymous NGO official, November 15, 2005.
37. World Health Organization, *The Role of Laboratory Diagnosis.*
38. Interview with anonymous NGO official.
39. A. H. Kilian, G. Kabagambe, W. Byamukama, P. Langi, P. Weis, and F. von Sonnenburg, "Application of the ParaSight-F Dipstick Test for Malaria Diagnosis in a District Control Program," *Acta Tropica* 72 (1999): 281–293; Z. Premji, J. N. Minjas, and C. J. Shiff, "Laboratory Diagnosis of Malaria by Village Health Workers Using the Rapid Manual ParaSightTM-F test," *Transactions of the Royal Society of Tropical Medicine and Hygiene* 88 (1994): 418; and Mayfong Mayxay, Paul N. Newton, Shunmay Yeung, Tiengkham Pongvongsa, Samlane Phompida, Rattanaxay Phetsouvanh, and Nicholas J. White, "Short Communication: An Assessment of the Use of Malaria Rapid Tests by Village Health Volunteers in Rural Laos," *Tropical Medicine and International Health* 9 (2004): 325–329.
40. World Health Organization, *Malaria Rapid Diagnosis.*
41. World Health Organization, "Forecasting Global Procurement."
42. World Health Organization, *New Perspectives*, 36.
43. Lawrence Barat, James Chipipa, Margarette Kolczak, and Thomas Sukway, "Does the Availability of Blood Slide Microscopy for Malaria at Health Centers Improve the Management of Persons with Fever in Zambia?" *American Journal of Tropical Medicine and Hygiene* 60 (1999): 1024–1030.
44. World Health Organization, *The Role of Laboratory Diagnosis.*
45. Paula Tavrow, Elisa Knebel, and Lynne Cogswell, "Using Quality Design to Improve Malaria Rapid Diagnostic Tests in Malawi," *Operations Research Results* 1, no. 4 (2000).
46. Tavrow et al.
47. Interview by researcher (Jennifer Nanni) with anonymous official, October 28, 2005.
48. Interview with anonymous official, October 28, 2005.

49. World Health Organization, *Malaria Rapid Diagnosis,* 1.
50. World Health Organization, *Malaria Rapid Diagnosis*, 3.
51. World Health Organization, *The Use of MRDTs.*
52. World Health Organization, *The Use of MRDTs.*
53. World Health Organization, *The Role of Laboratory Diagnosis.*
54. World Health Organization, *The Role of Laboratory Diagnosis.*
55. World Health Organization, *Steps Towards the Development of a Global WHO Policy on Malaria Rapid Diagnostic Tests* (Geneva: WHO, 2002).
56. World Health Organization, UNICEF, Population Services International, and Management Sciences for Health, *Sources and Prices of Selected Products for the Prevention, Diagnosis and Treatment of Malaria* (Geneva: WHO, 2004), www.who.int/medicines/areas/access/AntiMalariaSourcesPricesEnglish.pdf (retrieved February 5, 2007).
57. Daniel Berman (19 January 2005). Quality of Malaria Tests in WHO Sources & Prices [Msg 3]. Message posted to www.essentialdrugs.org/edrug/archive/200501/msg00064.php.
58. David Bell (20 January 2005). Quality of Malaria Tests in WHO Sources & Prices [Msg 4]. Message posted to www.essentialdrugs.org/edrug/archive/200501/msg00062.php.
59. Interview with anonymous official, October 28, 2005.
60. World Health Organization and TDR, *Towards Quality Testing of Malaria Rapid Diagnostic Tests.*
61. Waverly Rennie and Steven A. Harvey, *Field Report: Developing and Testing a Generic Job Aid for Malaria Rapid Diagnostic Tests (RDTs)* (Bethesda, MD: Quality Assurance Project, 2004).
62. World Health Organization, *The Role of Laboratory Diagnosis*, 23; and Elisa Knebel, *The Use of Manual Job Aids by Health Care Providers: What Do We Know?* (Bethesda, MD: Quality Assurance Project, 2000).
63. World Health Organization, "Forecasting Global Procurement."
64. Interview by author (Laura Frost) with anonymous official, January 4, 2007.
65. Interview with anonymous NGO official.

第6章

ノルプラント（皮下埋込式避妊薬）
－避妊法へのアクセス－

Norplant: Access to Contraceptives

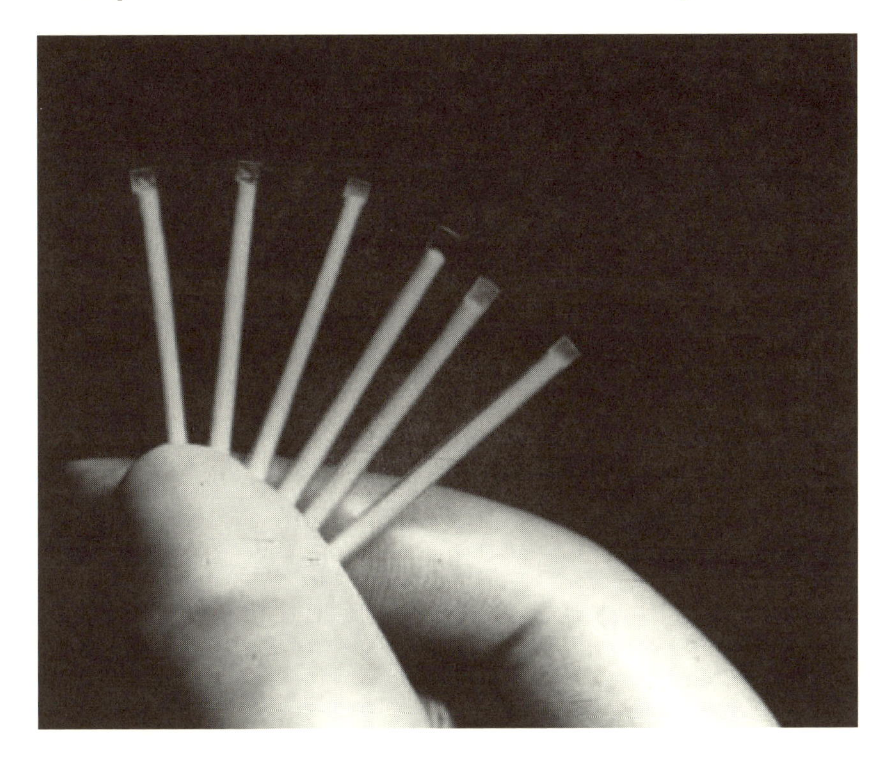

はじめに

ノルプラント(Norplant：皮下埋込式避妊薬)システムは、99.9%以上の有効性で5年間避妊を可能とする皮下埋込型の可逆的避妊法である。6つのシリコンのカプセルで構成される埋込システムは、女性の上腕に埋め込まれ、合成黄体ホルモン、レボノルゲストレル(levonorgestrel)を継続的に放出する。ノルプラントの埋込には医療従事者、特別の器具、10−20分の処置時間を要する。埋込後のノルプラントの除去は随時可能であり、それには医療従事者による処置が必要である。

ニューヨークに拠点を持つ非営利組織である人口評議会(Population Council)は、1960年代にノルプラントの開発を開始した。埋込式の避妊法開発の背景には、その長期にわたる効果とメンテナンスを要しない点が、日常的に保健サービスへのアクセスを持たない女性にとって理想的という考えがある。ノルプラントはこのプロファイルを満たした。排卵を抑制するという点でピルに似ているが、長期効果という点では異なる。埋込式避妊薬はまた、子宮内避妊具(intrauterine device: IUD)とその長期作用、可逆性、効果という点で似ているが、IUDと違ってノルプラントは婦人科的処置を要しない。ノルプラントは米国食品医薬庁(FDA)の承認を1990年に得たが、女性の長期間避妊の新しい選択肢として、世界中から歓迎された。

このケーススタディは、ノルプラントの開発から始め、続いて、1980年代の人口評議会とそのパートナーによる製品普及の活動を検討する。その後、1990年代から現在に至るノルプラントのグローバルアクセスの拡充のための取り組みの評価を行う。ノルプラントに関する物語にはいくつかのキープレイヤーがいる。製品の開発と途上国における製品普及のコーディネーターである人口評議会、先進国、途上国双方で民間セクタに対するノルプラントの提供を行う米国拠点の企業Wyeth-Ayerst Laboratories(現Wyeth Pharmaceuticals)、途上国の公共セクタに対してノルプラントの提供を行うフィンランドの企業Leiras Oy(現Bayer Schering Pharma AG)、政府・非政府の家族計画プログラム、医療従事者、ノルプラントを使用する女性たちである。この章では、特に人口評議会による、国際的・国内的レベルでのノルプラントに効果的な仕組み作りの取り組みに注目する。

ノルプラントのケーススタディでは、安全性(safety)、有効性(efficacy)、効果(effectiveness)を臨床試験や市販後サーベイランスで繰り返し認められた技術が、まだ国内外で巨大な医薬アクセス問題に突き当たることを考察する。医薬アクセスに関するいくつかの障壁は、エンドユーザー側の採用(adoption)の問題の原因となるノルプラントの技術的な特徴と関連している。提供者依拠型技術として、ノルプラントは挿入と除去に訓練された医療専門職を必要とするため、これらの特徴は、使用可能性(availability)にも影響を及ぼす。費用などのその他の障壁は、ノルプラントに特異的ではなく、貧しい国々で医療技術を提供する際の支払可能性(affordability)に関するより広い課題と関連する。人口評議会とパートナーがノルプラントの世界的アクセス促進に際して得た教訓は、その他の新しい医療技術のアクセス企画者にとって、警告を提供するものとなる。

1　製品開発(フェーズ1)

1960年代に人口評議会の生化学部門のディレクター Sheldon J. Segalと大学院フェローのHoracio Croxattoはポリメチルシロキサン(polydimethylsiloxane)(Dow Corningの商品名Silastic[R]でも知られる)の皮下埋込型カプセルを、長期間の可逆的なステロイド避妊に活用できると提案した。医療用プラスティックのシラスティック(Silastic)はシリコン素材の化合物の重合型である。SegalとCroxattoがこの化合物に関心を持ったときには、すでにそれは医療用として15年以上使用されており、他の応用例の中でも、先天性水頭症の子どもたちの脳内の液体を腹腔内に排水するためのチューブとして使われていた。シラスティックの最も重要な特性はその生体適合性(biocompatibility)である。生体内で何ら反応やアレルギーを起こすことなく使用可能なのである[1]。

Segalによると、皮下埋込型避妊薬のコンセプトは、ボストンの子ども病院での仕事の「論理的延長」(logical extension)であった。小児外科医のJudah Folkmanと同僚のDavid Longは、試験的手術でシラスティックを使用していたときに、脂溶性の色素がシラスティックからゆっくり拡散することを発見したのである[2]。SegalはFolkmanの発見を聞いたときのことを思い出して「私はすぐに、脂溶性色素が可能なら、脂溶性ホルモンが不可能なはずはないと思ったよ。その生体適合性と合わせると、水頭症シャントのような皮下システムが、ステロイドホルモンをゆっくり放出し、長期作用型の避妊薬となることを予見できた」と言う[3]。Segalは「女性が何千日ものピルの内服を1回のクリニック受診に代えることを可能とする」新しい避妊法を予見したのである[4]。

この新しいコンセプトを現実のものとするために、Segalと人口評議会の彼のチームは、毎日少量の放出でも十分な避妊効果が認められる適切な避妊化合物を明らかにする必要があった。彼らはまた、人体使用に求められる安全性と効果をもたらす最適な形状の埋込型シラスティックを決める必要があった。これら2つの活動を前に進めるためには、シラスティックの知的財産権の適切な担保が求められた。Folkmanのシラスティックを通したステロイドの拡散の原理に関する特許はミシガン州ミドランドのDow Corningに譲渡された。FolkmanはDow Corningの役員Ira Hutchinsonによる承認があった場合には、人口評議会のすべての製品に関する特許権使用料の権利を放棄することに同意したのである。Hutchinsonは人口評議会を数回訪問した後で、人口評議会が特許を商業目的で使用する疑念が晴れて、放棄に同意した[5]。しかし、Segalと彼のチームが避妊に適した化合物を同定する際に、すべての候補化合物は別々の会社に属するため、知的財産権の問題がもう一度起きることになるのである。

生化学と臨床の研究を進めるために、Segalは協同の研究グループを通して働きかけることを決めた。彼が回顧録で述べているように、「製薬会社の製品開発時の通例であった大きな臨床試験グループを雇う代わりに、私は、有能な人々が元の学術的立場を継続したまま、我々と一緒に避妊開発プロジェクトに携わるチームを作ることを決めた[6]。この協同研究グループは国際避妊研究委員会(International Committee for Contraceptive Research, ICRR)として知られるようになる[7]。このグループの構造は、現在の見捨てられた疾病治療薬イニシアチブ(Drugs for Neglected Diseases Initiative: DNDI)のような製品開発のための官民パートナーシップに雇われる「仮想研究組織」(virtual research organization)のモデルに似ている。

ICCRの埋込に最適な避妊ホルモンの探求は、さまざまな挑戦に見舞われた。チームは初めに英国のブリティッシュ・ドラッグ・ハウス(British Drug House: BDH)が所有する酢酸メゲストロール(megestrol acetate)の研究を行った。その化合物に関する「少なからぬ進展」(considerable progress)が認められた後に、BDHがビーグル犬の有害所見のためその化合物を回収したとき、研究グループは「がっかりする挫折」(discouraging setback)に直面した[8]。その後グループは経口避妊薬またはその他の婦人科目的に使用されるすべての黄体ホルモンのテストを行うことを決めた。ある大きな科学的進歩が研究チームの仕事に重要な意味を与えた。すなわち、ノルゲストレル(norgestrel)と呼ばれる黄体ホルモンの合成過程の発見である。この化合物は他の黄体ホルモンと比較すると高力価であり、シラスティックからの拡散も良好であった。

1974年にICCRは異なる合成ホルモンを比較する6カプセル埋込避妊薬システムの研究を開始した。研究チームは、1975年のノルゲストレルをパリの企業Roussell-UCLAFのR2010というスーパープロゲステロンと比較するランダム化比較試験後に、最終的にペニンシルバニア州ラドノールのWyeth-Ayerst Laboratoriesの所有するノルゲストレルを選択した[9]。この研究は6か国(ブラジル、チリ、デンマーク、フィンランド、ドミニカ共和国、ジャマイカ)で行われ、R2010は一定量の性器出血の限界はあったが、避妊に際してノルゲストレルがより高い有効性を持つことを明らかにした。Segalは女性により多くの選択肢を提供するために両方のホルモンを購入したいと考えたが、予算の制限からICCRは1つの化合物を選択する必要があり、ノルゲストレルが有効性、臨床的アクセス可能性、安全性の面から選択された[10]。ノルゲストレルの安全性は動物実験とすでにノルゲストレルを含む経口避妊薬を製造していたWyeth-Ayerstによる大規模な臨床試験により、さらに支持された[11]。

人口評議会がWyeth-Ayerstに、彼らの化合物の埋込型避妊への使用を頼んだ際に、知的財産権が再度問題となった。Segalの説明は次のとおりであった。

普通、企業は商業的に成功している商品に使用される化合物を、他のユ

Table 6.1　ノルプラント開発時に行われた試験

15か国における臨床試験	
1975–1979	ブラジル、チリ、デンマーク、ドミニカ共和国、フィンランド、ジャマイカにおける第Ⅲ相多国籍試験（PC/ICCR）
1980–1982	コロンビア、エクアドル、エジプト、インド、インドネシア、タイにおける試験（PC）
1981	米国における第Ⅱ/Ⅲ相試験
	他の多国籍企業による第Ⅲ相試験が、チリ、ドミニカ共和国、フィンランド、スウェーデン、米国で開始（PC/ICCR）
1990–1995	チリ、ドミニカ共和国、エジプト、フィンランド、シンガポール、タイ、米国における柔らかいチューブを用いたノルプラントカプセルと2ロッドの再公式化されたノルプラントの第Ⅲ相臨床試験
30か国における導入前試験（開始年）	
1984	バングラデシュ、ブラジル、チリ、中国、ドミニカ共和国、ハイチ、ケニア、ネパール、ナイジェリア
1985	フィリピン、シンガポール、スリランカ、ザンビア
1988	コロンビア、エルサルバドル、ガーナ、マレーシア、メキシコ、パキスタン、ペルー、セネガル、韓国、チュニジア、ベネズエラ、ザンビア
1989	バハマ、ルワンダ、ザイール（現在のコンゴ共和国）
1990	ボリビア、マダガスカル
7か国における民間セクタの訓練（Leiras Oy）	
1988	ベルギー、ブルガリア、元ソビエト連邦、フランス、イスラエル、西ドイツ、台湾
8か国における市販後サーベイランス（WHO/HRP、PC、FHI）	
1988–1997	バングラデシュ、チリ、中国、コロンビア、エジプト、インドネシア、スリランカ、タイ
訓練カリキュラムのテスト	
	ナイジェリア、ルワンダ、ケニア
国際訓練センター	
	ドミニカ共和国、エジプト、インドネシア
地域訓練センター	
	ケニア
20か国における70以上のアクセス可能性の研究（FHI、PC、PATH、診療所、保健省）	
1987（開始年）	バングラデシュ、ブラジル、チリ、コロンビア、ドミニカ共和国、エクアドル、エジプト、ハイチ、インドネシア、ケニア、メキシコ、ネパール、ナイジェリア、ペルー、フィリピン、ルワンダ、スリランカ、タイ、米国、ザンビア

注）FHI: ファミリー・ヘルス・インターナショナル（Family Health International）、ICCR: 国際避妊研究委員会（International Committee for Contraception Research）、PATH: 保健衛生計画組織（Program for Appropriate Technologies in Health）、PC: 人口評議会（Population Council）。

出所：*Contraceptive Research, Introduction, and Use: Lessons from Norplant* by Polly F. Harrison and Allan Rosenfield, eds., 1998, New York: National Academy Press, p. 109. Copyright 1998 by the National Academy of Sciences. 許可を得て使用。

ーザーに渡すことを嫌がる。予見できないことが起きた場合に大きな影響が起こりうるからである。そのときまでに、Wyeth-Ayerstの経口避妊薬は米国市場を席巻していたので、多くの者が関わっていた。信用(credit)は再び、人口評議会の仕事の重要性を信じる企業の内部役員のもとにあった。Wyeth-Ayerstでは、それは、世界的な視野を持ち、会社の副社長に登用されたRichard Bogash博士のもとにあった。彼が会社を人口評議会との「合意書に合意」してくれたので、我々は、もし成功すれば製品を世界中の女性が使用できるようになるという保証を持って、埋込研究を進めることができたのだ[12]。

ノルプラントシステムは、それぞれに36ミリグラムのレボノルゲストレル(levonorgestrel)(さらに効果が強いノルゲストレル)を含むシラスティックでできた6つの柔軟なシリコンカプセルからなる製品開発プロセスに起因する。それぞれのカプセルは長さ34ミリ、直径2.4ミリである。シラスティックの壁の厚さが薬の拡散速度をコントロールし、ノルプラント用にあつらえられた。局所麻酔下で女性の上腕に「扇」型に挿入されたインプラントは、女性の血中にレボノルゲストレルを比較的コンスタントに5年以上放出し続ける。

ノルプラントの製品開発は、多くの医療技術でもよくあるように、簡単な道のりではなかった。Segalは「後方視的には簡単に聞こえるかもしれないが、我々は多くの壁に突き当たった。思い出す少なくとも2つの誘因の際には、我々はほとんど諦めかけていた」と言う[13]。開発プロセスの途中、ICCRの科学者は仮説可能なすべての安全性の問題(Table 6.1の研究リスト)の評価を行った。これらの研究が終了し、結果が満足できるものであったため、1980年代の初めには、ノルプラントは先進国と途上国で導入可能となった。

2　途上国へのノルプラントの導入(フェーズ2)

1980年に人口評議会は、途上国でのノルプラントのアクセスに注意を向けた。スタッフはノルプラントのいくつかの特徴が医薬アクセス上の課題となりうることに気付いていた。たとえば、ノルプラントは多くの女性で頻繁な過長月経や無月経も含めて精神的変化を起こしうる。スタッフはこれらの変化が、使用者にとって不便なものになりうることを知っていた。さらに彼らは、この製品が保健サービスの質に依拠することも知っていた。ノルプラントはカウンセリング、挿入、除去、臨床管理に訓練された医療スタッフを必要とする。Spicehandlerは、「プログラム導入当初から、ノルプラントは訓練とサービス双方を集中的に要する方法であることが明らかになっていた」と記している[14]。

人口評議会は、途上国におけるノルプラントの導入と増大を組織的に計画することを決めた。この努力は、民間セクタ組織が避妊法をこの方法で導入する際に初めて行われた[15]。Spicehandlerが報告するように、この決断は、ノルプラントの世界的なアクセスに関するスタッフの3つの懸念から起きたものである[16]。第1の懸念は、家族計画に子宮内避妊具(IUD)を導入する際の過去の取り組みの教訓と関連したものである。IUDは臨床試験におけるその高い有効性のため、長い間、避妊の世界では革命ととらえられてきた。しかし、ひとたび女性たちがその技術を使い始めると、不適切な挿入前チェックや副作用に対する不十分な管理に関連するさまざまな問題が報告された。IUDの問題に関するうわさが広がるのと併せて、これらの問題は、非継続例の増加と新規例の減少を招いた。インドでのIUD使用経験を分析して、Soniは「IUDプログラムは、きわめて単純には、栄養不良や貧血の女性を多く含む集団においては既知の副作用が予想より高く引き起こされたが、対処するための組織的準備がなかったため、突進した[17]」と指摘する。1966年のあいさつで、人口評議会の総裁Bernard Berelsonは、早急な普及にばかり注意が払われて、IUDを利用する女性たちが経験するであろう課題についての女性たちとのコミュニケーションが少なすぎたと述べている[18]。

人口評議会の第2の懸念は、新しい技術について、考えられるユーザーのニーズに取り組む重要性である。人口評議会は、ノルプラントへのアクセスは、家族計画組織とこの避妊具を使用する女性たちによるこの技術の適応に依拠すると理解していた。第3の懸念は、避妊具に関する誤報に関連する。人口評議会は、誤報は論争を生み、避妊法の選択肢を制限しうることを知っていたのである。人口評議会は「ダルコン・シールド」(Dalkon Shield)の悪評(IUDは骨盤炎症性疾患や敗血症性の自然流産と関連するという悪評により、1975年に市場から撤退した)と米国の一般大衆がどのように誤ってIUDとその他の避妊法をとらえているかを鋭い視点から考慮した。

これら3つの問題の自覚とノルプラントアクセスの拡充意欲を持って、人口評議会は、ノルプラントの包括的プランと構成のデザインを開始した。幅広い仕事の中で人口評議会は、特定の避妊方法ではなく、家族計画サービス自体の利用の増加という目標に焦点を当てた。これは、組織が、「ノルプラントの導入に販売促進以外のアプローチ」をとらざるをえなかったことを意味した[19]。人口評議会の挑戦は、女性たちが避妊法に関してすべての選択肢を持てるように、新しい技術を単独で販売促進するのではなく、家族計画サービスの中に新しい技術を導入しようとしたことであった。

人口評議会の1982年のアクセスプランは、6つの主要戦略に基づいていた[20]。第1の戦略は、ノルプラントを公共セクタに可能な限り最低の価格で幅広く提供すること。これには、ノルプラントを製造し、登録し、配布する会社を見つける必要があった。フィンランドのトゥルクに拠点を持つ国際製薬企業Leiras Oyは、製品開発の最終ステージから人口評議会と協力していた。これら2つの組織は、途上国の公共セクタの家族計画プログラムに対して、低価格で世界中に製品を配布する特許権実施許諾契約を協力して成し遂げた。1984年にフィンランド(企業の存在する国)は、ノルプラントを初めて承認した。Leiras Oyは、その後、他の国でのノルプラントの登録と配布を開始したのである。一方、人口評議会はWyeth-Ayerstと、ノルプラントを米国および他の国々の民間セクタで製造および流通するための特許権実施許諾契約の交渉を行った。人口評議会は1988年に米国FDAにノルプラントの新薬申請を提出し、1990年12月に承認を受けた。

人口評議会の第2の戦略は、国際訓練センターを通して、医療従事者に訓練を提供することであった。ICCRの臨床試験の経験を有する3つのセンター(ドミニカ共和国、チリ、インドネシア)が選定された。センターは、挿入と除去双方の訓練の取り扱い件数が多く、ノルプラントに特異的なカウンセリングニーズに熟練したスタッフを有していた[21]。

第3の戦略は、導入前試験の実施により、特定の国での導入を促進するものであった。これらの試験は、地域の環境で、手法や効果のアセスメント、安全性、手法のアクセス可能性に関する直接の経験をもたらすのである。製品開発期間中に行われ、これらの試験は技術導入のイノベーションを意味してした[22]。これらはいくつかの理由で重要であった。Sivinらは、これらの試験は、各国の状況下で、国家プログラムや医療従事者が手法を評価する助けになったほか、地元での訓練を提供したと指摘する[23]。加えて、いくつかの国では、ノルプラントに関する地元での試験データが承認に求められた。導入前試験はこれらのデータを提供した。これらの試験はさらに、人口評議会と各国政府に、異なる文化的、社会経済的状況でのエンドユーザーと医療サービスのニーズ評価の基盤を提供した。最後に、これらの試験は、家族計画プログラムへの導入に責任のある地元の管理戦略の微調整や情報マテリアルの配布の機会を提供した。全体で、人口評議会は、30以上の導入前試験を実施した(Table 6.1参照)。

アクセスプランの第4の戦略は、この避妊法に対する女性たちの満足度を評価するためにエンドユーザーのフィードバック研究を実施することであった。導入前試験は、その避妊法に対する医療提供側の経験に焦点を当てていたが、エンドユーザー研究は、顧客の経験と認識に焦点を当てた。このエンドユーザー研究は、ノルプラントのアクセス戦略の重要な要素を占めた[24]。研究では、女性たちが月経不順にもかかわらずノルプラントを継続するかどうか、継続するのはなぜか、また月経不順の日常生活への影響について調査された。研究ではまた、必要なときに除去するための問題点、ノルプラントに関する情報の充実度、手法選択時のカウンセリングと支援の能力についても調査した[25]。人口評議会とパートナーは、20か国で70以上のユーザー利用度に関する研究を実施した(Table 6.1のリスト参照)。

人口評議会の第5と第6の戦略は、避妊に関する悪評を減らすために企画されたコミュニケーション活動と関係する。1つのコミュニケーション活動は、国レベル、地域レベルのグループに、ノルプラントとそのサービス提供条件についての情報提供を行うためのものであった。これらのグループには、国家公務員、女性グループ、医療コミュニティ、カウンセラー、エンドユーザーが含まれた。もう1つの活動は、家族計画プログラムのための情報と訓練マテリアルの基本形を、それぞれの特異の状況に適応させるためのものであった。

これらの戦略の実行には、人口評議会の人員の変更が必要だった[26]。そのためには、人口評議会の過去のプログラムで必要とされたよりも大きな管理チームが必要であった。人口評議会はニューヨークで3人の専門家からなるコアチームを雇い、地域事務所で3人のフルタイムの医療専門職を雇うことを決めた。さらに、2つの領域横断的諮問組織が、プログラムの発展のためのインプットを提供した。第1は、政策、医療、規制関係。第2はエンドユーザーと医療サービスのニーズ。人口評議会はまた、相当数の非政府組織（Family Health International; Program for Appropriate Technology in Health; Association for Voluntary Surgical Contraceptionなど）とのパートナーシップに基づくノルプラントのグローバルな組織構築を進めた。グループには、訓練、臨床研究、製品開発、エンドユーザー利用度研究、オペレーション研究の専門家がかなり含まれた。

ノルプラントの導入期間にはいくつかの国際機関が新しい避妊法の評価を始めていた。世界保健機関（World Health Organization: WHO）は1984年にノルプラントの技術的評価を行い、この避妊法は「長期間の避妊効果を求める女性にとって特に有用[27]」と述べた。国連人口基金（United Nations Population Fund: UNFPA）もまたこの手法を承認し、アメリカ産科婦人科学会（American College of Obstertricians and Gynecologists）やアメリカ生殖医学会（American Society for Reproductive Medicine）を含む多くの専門機関が安全性と有効性に関するデータのレビューを行い、ノルプラントを支持した。これらの支持は、新しい技術の国際的、国内的な採用を促進した。

IUDとその他の避妊法の導入時の経験に基づき、人口評議会は、途上国向けにノルプラントの包括的アクセスプランを考案した。人口評議会のスタッフが予測していたとおり、各国での多くの医薬アクセスの問題は、訓練と医療サービスの質と関連していた。しかしながら、他の問題は予測不可能であった。以下の議論では、ノルプラントに関して発生した特異的な医薬アクセスの障壁と進行役について取り上げ、1990年代中盤の大半のノルプラントユーザーのうち、2か国の経験に注目する。政府が人口評議会と民間セクタへのノルプラントの提供を行った途上国のインドネシア、そして、Wyeth-Ayerstがその避妊薬を公共および民間クリニックに提供した先進国の米国である。

3　ノルプラントの国際的アクセスの拡大（フェーズ3）

1986年に、インドネシアは途上国で最初にノルプラントの国家的導入を承認した。全国家族計画協調委員会(インドネシア語の現地語でBKKBN)は、人口評議会とUSAIDの援助を得て、インドネシアでノルプラント・システムを実施する駆動力となった。インドネシア政府は、長期作用避妊法を強調する公式方針をとっていた。ノルプラント導入時、政府は女性の選択肢を増やし、イスラムで禁止されている、去勢による不妊手術の代わりとなる避妊法を提供する方法を探していた。ノルプラント促進の取り組みは、20−25歳で出産間隔をあけたい母親たち、30歳以上で将来の出産を制限したい母親たち、および田舎(rural)の女性たちを対象とした[28]。1981年に開始された導入前試験は、インドネシアでのノルプラントの参加を促進した。インドネシアでのノルプラントの承認後には、BKKBNは導入試験から国中の医薬アクセス促進に取り組んだ。ノルプラントの使用は、1980年代後半と1994−1995年の著増も含めて、急速に進展した[29]。1994年までに、インドネシアは、国内におけるノルプラントの最多使用、すべての避妊法使用者の9.5%を占める180万人の女性の使用を公言した[30]。1998年のエンドユーザーの研究では、ノルプラントを使用している女性の多くは田舎出身で、義務教育を受けており、2人以上の子どもを持っていることがわかった[31]。

米国では、FDAが1990年12月にノルプラントを承認し、Wyeth-Ayerstはその直後の1991年2月に、製品の販売を開始した。製品の導入は速やかに行われた。人口評議会が途上国に集中していたため、Wyeth-Ayerstが米国内のすべての訓練、マーケティング、流通を主導した。米国の一般大衆は新しい避妊法に歓迎的だった。FDAの承認前から、ノルプラントは主要な避妊法の躍進として歓迎して迎えられていた。この熱狂は、ノルプラントの有効性、利便性(convenience)、可逆性(reversibility)を強調する肯定的な報道によってもたらされた[32]。多くの米国人女性は、販売前から、ノルプラントに対して高い期待を持っていた。Wyeth-Ayerstの推定では、1991年に10万人の女性がノルプラントの埋込を受け、1993年の中旬までに、75万の埋込キットが売れた[33]。当初はWyeth-Ayerstの見込みを上回る製品の需要があり、国内の一部では、供給不足と予約待ちリストができた[34]。Wyeth-Ayerstの推定では、1992年後半には、埋込キットの48%は民間医師に、33%は診療所開業医に、残りの19%はその他の医療提供者に配布された[35]。

インドネシアと米国に加えて、ノルプラントは他の途上国や先進国でも承認・販売された。新しい製品の安全性と効果を保証するために、WHOは、ノルプラントの市販後サーベイランス調査として知られる、初めて薬の大規模・長期前向きサーベイランスプロジェクトを途上国で行った[36]。この5年間の追跡研究は、1988年から1997年にかけて8か国の32の家族計画クリニックで行われた(Table 6.1参照)。このWHO研究は、人口評議会の導入前研究と同様に、不可逆性の避妊法と本質的に同等の年間1%以下の高い失敗率という、高い効果を確証した。ノルプラントの主な副作用である月経周期の変化は、たいてい最初の年の終わりには安定し、たいていの女性に受け入れられた。研究者らは、この避妊法は安全で、十分な耐性があり、非常に効果的と結論づけた[37]。これらの重要な所見にもかかわらず、ノルプラントの国際的な販売促進の取り組みは、1)支払可能性、2)エンドユーザーの採用、3)除去サービスに関連する3つの障壁に突き当たった。特定の状況に応じた、これらの障壁の重要性について以下に示す。

(1) 支払可能性

人口評議会とノルプラントを製造する2社(フィンランドのLeiras Oyと米国のWyeth-Ayerst)の特許権実施許諾契約の結果、重層的な価格決定システム(tiered pricing system)で、マーケットごとに製品の価格が決まった。途上国の公共セクタと世界中の民間セクタで、Wyeth-Ayerstはノルプラントを比較的高い価格(米国では1埋込キット当たり350ドル、欧州では約半額)で提供した。Leiras Oyの製品提供価格は、より安価なもので、途上国の公共セクタの家族計画プログラムでは1埋込キット当たり23ドルであった。

ノルプラントの価格と埋込と除去のサービスは、米国のエンドユーザーにアクセス問題を起こした。米国で製品の製造販売を行っていたWyeth-Ayerstは、同社や他社が経口避妊薬で行っていたように、公共セクタ向けの低価格での提供を行わなかった[38]。米国でのノルプラント埋込キットの価格は350ドルだったが、エンドユーザーが負担する総コストには、埋込費用や医療機関や医師の費用が含まれ、500−1,000ドルであった。医療機関や医師によっては、追加的に除去費用が必要になることもあった。しかし、多くの民間保険は、50州すべてのメディケイド(Medicaid：米国の低所得者向けの医療プログラム)と同様に、ノルプラントの一部または全部の費用をカバーした。しかし、メディケイドは、女性が避妊期間中にメディケイドの対象外となった場合は、除去費用を保証しなかった[39]。メディケイドは貧困者に対してノルプラントの費用を支払い、より高所得の女性たちは自分で支払うか保険でカバーできたが、メディケイドの対象外の低所得女性たちは、ノルプラントの保険範囲から取り残された。これらの潜在的エンドユーザーにとっては、ノルプラントのアクセスは製品の支払可能性の欠如のため制限されていた。この支払可能性の問題はまた、提供者側の採用にも影響を与えた。1992年にアラン・グットマッハー(Alan Guttmacher)研究所が国内の家族計画機関を対象に行った調査では、いくつかの機関では、高コストが原因でノルプラントを勧めていないことが明らかになった[40]。

これら米国での支払可能性に関する問題に対応するために、Wyeth-Ayerstは、保険やメディケイドのない女性たちに、無料でノルプラントを提供するノルプラント基金を設立した。しかし基金は需要に追いつくことができなかった[41]。基金は医療機関が埋込キットの備蓄を行えないよう、医療機関にキットを個別にオーダーするよう求めた[42]。さらに基金は、提供者に年間10キットに制限し、医師に償還なくノルプラントの埋込を行うよう求めた[43]。数年後となる1995年12月、Wyeth-Ayerstは、1991年から家族計画推進者が求めていた、公共セクタ提供者への安価でのノルプラント埋込キットの販売を決めた[44]。

(2) エンドユーザーによる採用

ノルプラントの販売後、多くの国で、エンドユーザーが選択の自由の下で新しい避妊法を導入しているかどうか懸念が抱かれた。インドネシアでは、政府の方針に沿うため、いくつかの提供者が、女性たちにノルプラントのような長期作用性の手法を誘導していることが報告された。つまり、避妊法の選択が、提供者－消費者の序列制の相互関係と政府の人口目標に焦点を当てて行われていたのである[45]。Hardeeらは、バングラデシュの女性グループが、ノルプラント試験(1985年に開始した)が、脅威を受けやすい、貧しくて教育を受けていない女性たちを対象にした点についてどのような疑問を呈したか詳しく述べた[46]。国際的な研究チームによる調査では無学(illiterate)の田舎の女性は臨床試験の対象となっていないとされていたが、1990年代中盤のバングラデシュでは、ノルプラントの強要をめぐる政治的な論争が続いた。

米国では、ノルプラントの販売は、熱狂と肯定的なメディアの報道、高い期待を生んだ。しかし、当初は、手法の強要の可能性に関する議論があった。多くの家族計画推進者や政策決定者が、ノルプラントは高確率で望まない妊娠(特に若年者や低所得者における)を減らしうると信じていたが、妊娠を望まない女性や十分に情報提供されていない女性たち(有色や若年、低所得者を含む)にこの手法が強要される可能性を懸念する者もいた[47]。たとえば、いくつかの潜在的エンドユーザーと家族計画推進者は、この公的助成が有色や低所得の女性たちに使用のプレッシャーとなりうると感じ、メディケイドがノルプラント費用を提供する動機に疑いを示していた[48]。FDAがノルプラントを承認した2日後に、*Philadelphia Inquirer*は、「避妊は下層階級を減らせるか」という社説を掲げた。これにより、黒人層の貧困解決に関するノルプラントの使用についての報道解説や国内の大衆論争(public debate)が始まった[49]。この社説や大衆の論争のあと、多くのアメリカ人はノルプラントを社会管理のための手法として見始めた[50]。1991年の初めに、13州の立法府議員が、ノルプラントの使用に対する福祉的助成に条件をつけるか、埋込を使用する受給者に経済的インセンティブを与える何十もの議案を提案した[51]。さらに、裁判所は、少なくとも4人の児童虐待の罪人に対して、保護観察の条件としてノルプラントの埋込を命じた。これらのアクションは、貧困者やシングルマザー、しばしば黒人やヒスパニックを選び出していた[52]。

最終的には、ノルプラントを福祉助成と関係づける議案は、法律とならなかった[53]。さらに、米国の2,000人の低所得女性の調査では、女性たちと医療提供者の間にノルプラント使用に際する強要の証拠は認められなかった[54]。これらの研究者らは、ノルプラントに関する大衆論争は「諸刃の剣」(double-edged sword)であったと結論づけた。一方で、警戒を増すことにより強要の規模を減らしたと考えられるが、もう一方で、論争は米国内で手法に焼印を押したのである。この事例は、技術を選択し使用する際に、倫理的理由と技術の価値(reputation)を守り正しい使用を促すためにも、エンドユーザーが、十分に情報提供を受け、選択の自由を持つことの重要性を示すものである。

1990年代後半に世界中でのノルプラントのエンドユーザーの研究は、避妊法に対する高いレベルの満足度を示した[55]。ノルプラントの継続研究は、非継続が否定的な報道と関連した米国以外では、最初の2年間は一般的に高かった。一般に、5年間(承認された使用期間)のノルプラントの使用後、この手法を選択した女性の約半数は使用を継続し、非継続例の多くは妊娠希望のためであった。クリニックベースの研究でも、ノルプラントの使用を継続する女性のほとんどは、慣れるのは難しいが、手法に満足していることが明らかになった。これらのエンドユーザーのほとんどは、他の人に薦めるとしている。満足度は経口避妊薬とデポプロベラとして知られる注射避妊薬を若干下回った。重要なことに、継続を中止した女性は、より消極的で、そのほとんどが「とても満足している」とは言わなかった。このグループの女性たちの多くは、埋込後に月経不順を経験したためノルプラントを好まなかった。双方のグループの女性たちは、便利さと効果がノルプラントの最善の特徴と述べた。

調査はまた、エンドユーザーが、もし技術と潜在的な副作用に関する十分な情報提供を受けていれば、ノルプラントにより満足し、継続したことを示した[56]。エンドユーザーの間で意識が限定されていた3つの重要な点は、ノルプラントの5年間の有効性、早期除去の権利、一般的な副作用であった。ノルプラントの5年間の有効性を知らないと、ユーザーは除去せず、効果の減弱のため妊娠しうる。早期除去の権利に関するコミュニケーション不足のため、女性たちはより長く製品を使用することになり、そのために満足度が低下しうる。ある調査では、ユーザーの3分の1以上が、ノルプラント使用に関連する副作用を1つも言えなかった[57]。起こりうる副作用、特に月経不順について教育を受けていなかったユーザーは、これらの変化を懸念し、早期除去を求める傾向にあった。これらのエンドユーザーは、彼らのソーシャルネットワークの中で、他の潜在的ユーザーに対して、ノルプラントの肯定的な経験を話すことが少ない。Widyantoroは「インドネシアでは、事前の説明なく副作用を経験した使用者は、継続せず、彼らの失望を他人と共有しがちであった。友人や家族からの個人的な推薦が重視される社会では、完全な情報の欠如は否定的な効果を持ちうる」と説明する[58]。これらの問題に対応して、インドネシア政府は、ノルプラントの使用者に提供される情報の改善に取り組み、人口評議会とともに教材を作成し、提供者向けの復習訓練を行った[59]。

(3) 医療提供者による除去サービス

ノルプラントは、埋込後5年間は避妊効果を持続する。医療提供者は埋込を5年以内に除去しなければならない。もし女性がノルプラントの使用を継続したいと思ったら、医療提供者は除去時に新しい埋込システムを挿入することができる。いくつかの理由で、複数の国々で、除去に関連する問題が、製品の評判や適正使用方法、利用者の満足度に関する否定的な意味合いを伴い、ノルプラントのアクセスの主要な障壁になった。エンドユーザーは、除去サービスを受けるのに困難に直面したり、除去サービスの問題を経験した。

製品が高額であることが提供者側に伝えられると、5年の有効期間終了前の除去を渋るようになった。Tuldaharらは、インドネシアの提供者の中には、早期除去を拒んだり、妊娠希望以外の理由で5年より前に除去するのは不真面目で、政府の資源の無駄遣いであると表明することにより、立場を弁明したと報告した[60]。この問題に対して、除去の理由で嘘をつく(本当は早期除去の理由でなかったのに妊娠したいという)ことで対応した女性たちは、不適当な医師のところに行ったり、さらには自身でノルプラントを除去したりする。Hardeeらは、バングラデシュではノルプラントが高価で、自由意思で除去すべきでないと考える提供者は少ないため、除去問題はごくわずかのセンターで起きると述べる[61]。この提供者による抵抗は、女性の中には、要求通り埋込を除去できないことがありうることを意味する。

埋込と除去の技術的側面での提供者の訓練、副反応や医学的問題に関する管理に関しても問題が起こる。HarrisonとRosenfieldは、ノルプラントの進展の速さが、訓練の問題を悪化させたと指摘する。

どんな新しい医学技術も、一般的には、使用に際して新しい学習と教育を必要とする。多くの新しい医療機器と外科手技は、しばしば学術的医学センターを通して、次第に導入されるが、ノルプラントでそうではなかった。埋込システムは国中に導入され、当初の市場への浸透は速く、配達基地は広かったが十分に深いものではなかった。これは米国とたいへん大きなインドネシアのプログラムで起きたことである。スピードと深さの欠如は、除去が課題になったときに、特に大きな問題となった[62]。

人口評議会と政府、または先進国の企業(米国のWyeth-Ayerstなど)は途上国で提供者の訓練を試みたが、結果はいつも思わしくなかった。米国の家族計画機関を対象にAGIによって行われた1992年の調査では、訓練された医師の不足は、機関がノルプラントを勧めない理由としてしばしば説明されることが明らかになった[63]。インドネシアでは、ノルプラントが国内に導入された時点では、当初の訓練は埋込技術にのみ集中していたため、数人の医師しか除去の訓練を受けていなかった[64]。提供者側の文化と態度も、訓練の問題に関係する。多くの国の医師は、この新しい技術が特別な訓練を必要とするとは考えず、訓練に時間をかけることに抵抗する[65]。さらに、成功したノルプラントの訓練は、医師たちが埋込と除去双方の能力を有することを証明するもので、訓練プログラムでは通常要求しないものであった。

米国では、ノルプラントの除去サービスの質に関して、激しい大衆論争が沸き起こった。400名の女性たちが除去に際して痛みと恐怖を感じたとして、1994年中旬にWyeth-Ayerstを訴える集団訴訟を起こしたのだ。その後訴訟は、十分に知らされていなかった多くの副作用にまで拡大した。さらに、埋込カプセルやロッドが女性のいくつかの免疫反応を促進するとされるシラスティックで作られているという情報をWyeth-Ayerstが隠したという告発も含まれた[66]。訴訟で原告は、Wyeth-Ayerstが女性および医師に対してノルプラントの危険な副作用に関する適切な警告を怠ったと主張した。原告は、その手法が米国市場に出た1991年以降、無数の異なる副作用を経験したと集団で主張した[67]。副作用には、記憶喪失、筋肉痛、うつ、免疫異常、感染症、けいれん、失明、がん、心臓発作が含まれた。1995年までに、5万人の女性たちがノルプラント訴訟に参加した。ノルプラントに対する訴訟は、過去にシリコン豊胸材の製造者を訴えた(和解で40億ドルを得た)弁護士の多くが携わっていた[68]。

訴訟に伴って、米国における報道トーンは、歓迎から否定にシフトした。1994年5月に、テレビ番組*Eye to Eye with Connie Chung*は、初めてノルプラント問題を、埋込除去での困難を経験した女性に注目して、広く大衆に報道した。その年、ノルプラントの埋込依頼は減少し始め、非継続率が劇的に上昇した。1995年に、米国におけるノルプラントの売上は、1日当たり800ユニットから60ユニットに落ち込んだ[69]。

1999年8月に、Wyeth-Ayerstは、同年3月1日までに訴訟を起こしたすべての米国人女性に対して、1,500ドルの和解金を支払うことに合意した。その後3年間で、約32,000人の原告が提案を受け入れ、2,960人が拒否または反応しなかった[70]。2002年8月、テキサスの連邦裁判所が、彼女らは「ノルプラントと珍しい(exotic)状態の関連を支持するエビデンスや専門家の証言を示していない」と大半の残った女性たちの主張を却下した[71]。一方、Wyeth-Ayerstは、すでに4,000万ドル以上をノルプラント訴訟の弁護に費やしていた。2002年7月、同社は、米国でノルプラントの販売を中止することを決めたが、彼らは、その決断は製品のある成分の供給不足によるものであり、訴訟によるものではないと述べた。HarrisonとRosenfieldは、埋込除去に関する問題は、重大な副作用と合併症に関する噂と一緒になって、多くの批判的な意見や事件を生み出し、米国でのノルプラント使用の低下を導いたと指摘した[72]。米国におけるノルプラントの物語は、訴訟とメディアが、どのようにして、技術に関する大衆の理解を、企業にコントロールできない形に作りあげ、焼印を押し、その使用を減らし、最後には市場から撤退に導きうるかを示している。

(4) ノルプラントの遺産

2002年の米国でのノルプラントの撤退を考えると、多くの人々がこの製品の経験を「災害」(disaster)とみなす[73]。それでもなお、世界の数百万人の女性たちはノルプラントユーザーになったのである。1992年末までに、24か国がノルプラントの規制を承認し、1997年中旬までには、その数は58か国になった。1996年末までには、インドネシアの約360万、米国の100万近くを含め、世界中に500万以上の埋込システムが配布された[74]。2002年現在、推定1,050万ユニットが世界中に配布された[75]。2003年には、推定600万人の女性たちがその避妊法を使用していた[76]。ノルプラントはまた、新しい世代の埋込型避妊薬への道を開いた。2つの新しい埋込型製品(JadelleとImplanon)が米国FDAの承認を得て、3番目の製品(Nestorone)はブラジルで承認され、さらにもう1つ(Uniplant)が開発中である。2003年、ノルプラント、Jadelle、Implanonは60か国で承認され、世界中の推定1,100万人の女性たちに使用されていた。

新しい埋込製品は、ノルプラントよりもロッドまたはカプセルの数が少なく、提供者にとって挿入と除去が簡単になっている。新しい埋込製品の主要な優位点は、他の避妊法と比べて引き続き有効性が強く、長い点であった。しかし、ノルプラントと同様に、新しい埋込製品も挿入と除去に外科的手技を必要とし、訓練された提供者を必要とした。ある状況下では、埋込は引き続き効果的であった。さらに、新しい埋込製品は、ノルプラント(そして注射デポプロベラのような他の黄体ホルモン単独避妊法)と同様に、エンドユーザーが月経の問題を経験する可能性があった。経口避妊薬は黄体ホルモンとエストロゲンを組み合わせて使用するため、女性たちは同種の月経不順をきたさない。科学者らは、黄体ホルモン単独避妊を改善するために、通常の内膜出血のメカニズムを解明するための基礎研究に転じた[77]。

ノルプラントはまた、国際的な家族計画組織が避妊法のアクセスのために途上国と取り組む方法を変えた。1991年の初め、国連開発計画/国連人口基金/世界保健機関/世界銀行の人の生殖に関する研究開発特別研究プログラム(UNDP/UNFPA/WHO/World Bank Special Programme of Research, Development, and Research Training in Human Reproduction: HRP)は、ノルプラントの経験に基づき、新しい避妊法をサービスに組み込むかどうかを考慮するための新しいプロセスを作った[78]。HRPのプロセスは3つの主要な前提があった。1)避妊法の導入は、実際のまたは潜在的ユーザーのニーズに集中しなければならない、2)政策と運用の決断は、サービスの質に留意して避妊法を提供する組織の能力に専念すべきである、3)避妊法の導入に関する決断は、1つの方法に集中するのではなく、考えられるすべての適切な避妊法を背景にして行われるべきである。

ベトナム政府とWHOは、ノルプラントとデポプロベラ（Depoprovera）を導入する政府の計画を評価するために、このHRPプロセスを1994年に使用した。研究では、ベトナムの保健システムはノルプラントの使用を支持する十分な能力を欠くことがわかった。これらの研究の所見は、政府の政策に直接取り入れられ、当時のノルプラント導入の決断を反転することになった。HRPアプローチの提案者であるRuth SimmonsとPeter Fajansは、「導入しないという決断や導入計画の撤回は、新しい方法を導入する決断と同様に重要なアウトカムである。過去の技術と人口統計に集中したアプローチでは、このような結論には至らなかっただろう」と述べた[79]。要するに、ノルプラントの遺産は、女性により広い埋込型避妊法を可能にしたこと、そして世界中で新しい避妊法をどのように導入する（または導入しない）かの戦略的再考法（strategic rethinking）の双方であった。

結　論

1988年の第12回世界産婦人科連合会（World Congress of the Federation for International Gynecology and Obstetrics）で、当時のHRPのディレクターがノルプラントについて「おそらく、このような大規模研究により開発され、学術界にステップを踏んで報告された市場の避妊法は他にはないだろう」と言及した[80]。1988年までに、44か国の50,000人以上の女性たちがノルプラントの試験に参加し、400以上の論文が、同分野の専門家による評価のある科学雑誌に掲載された。それにもかかわらず、ノルプラントの物語は、大規模な研究の記録と高い安全性と有効性を持つ技術が、十分な医薬アクセス、提供者と消費者による適正使用を保証するものではないことを示す（Table 6.2にノルプラントのアクセスの障壁をまとめて示す）。重要な教訓は、技術の課題はその安全性と有効性以外でもありうることである[81]。エンドユーザーと提供者の技術への理解は、医薬アクセスのうえで最大の破滅となりうる。さらに、エンドユーザーが必要なときに良質のサービスを得ることができるかどうかも、重要なアクセス上の要因である。ノルプラントの事例はまた、製品が安価な公共セクタ価格で提供されない場合に、支払可能性の問題がどのようにして大衆の提供者とエンドユーザーの障壁となるかを示している。ノルプラントの事例では、これらの使用可能性、支払可能性、採用の問題が、多くの先進国と途上国で避妊薬が継続して成功できなかったことにおいて、主要な役割を果たしている。

人口評議会は世界中のノルプラントの製品チャンピオン(product champion)となって、医薬アクセスのための大きく効果的な組織構築(architecture)を創った。人口評議会は25年間の製品開発期間を管理し、途上国におけるノルプラントの採用(adoption)、使用可能性(availability)、支払可能性(affordability)を促進した。Wyeth-AyerstとLeiras Oyもノルプラントのアクセスにおける組織構築で中心的な役割を果たした。これら3つの関係者が製品開発とアクセス活動に要した費用は、1.1億ドルを超えた[82]。人口評議会の研究費用(2,350万ドル)とアクセス活動(1,600万ドル)は米国政府の公共セクタ基金と民間基金で賄われた。Leiras Oyは2,300万ドルを製造工程の開発に費やし、Wyeth-Ayerstは5,000万ドルを、当該避妊法の民間市場への導入とノルプラントシステム開発のためにレボノルゲストレルを人口評議会に寄付するのに費やした。

人口評議会は、製品開発と医薬アクセス活動の双方を調整し、製品の技術的側面の十分な理解を確保するため、開発チームがアクセスチームと緊密に働くことを認めていた。しかし、いくつかの分析では、人口評議会がノルプラントの擁護者として働いたことにより問題が起きたと示している。インドネシアでは、ある研究者は、人口評議会と他の国際的専門家がカウンセリングと埋込・除去に関する問題を過小評価したと主張する[83]。これらの研究者は、もし、人口評議会とそのパートナーが異なった視野から研究を収集し、評価していたら、この問題はより効果的に取り組まれていたはずだと主張する。人口評議会のノルプラントへの深い傾倒は、その提供者とエンドユーザー双方にとって、採用(adoption)と使用可能性(availability)において直面する困難を予想し対応することから目をそらせることになったかもしれない。

ノルプラントの経験の主要な特徴は新しい技術の導入フェーズの創造である。人口評議会は、このフェーズを研究、開発、臨床試験から途上国における国家家族計画プログラムへのノルプラントの導入への橋渡しと考えた。活動には、手法の配布に影響する管理や技術に関する課題を明らかにすることを目的にする導入試験や医薬アクセス研究、サービス提供研究も含まれた。そのコンセプトは、技術そのものを解決策としてフォーカスするのではなく、保健サービスの質とユーザーの視点から広い文脈でとらえることであった。ノルプラントの導入に用いられた方法論は、方法に関する広範な経験論的知識（empirical knowledge）を提供したが、必ずしもいつも国家サービスシステムが医薬アクセスの普及のために適切に準備できたのではなかった[84]。いくつかの国での導入フェーズは、研究と政策の間の体系的なつながりを提供せず、サービス提供研究は大規模な医薬アクセス計画を活気づけることはなかった[85]。前節で示したようにノルプラントの経験は、HRPが、研究と政策の発展の段階的プロセスからなる避妊法の導入のための新しい手法を発展することに至った。

ノルプラントの規模拡充フェーズは、導入のための橋渡し活動から、技術を幅広く利用可能にする移行を伴った。このケーススタディは、ノルプラントのように、適切な訓練とサービスの質を要する提供者依存型の方法では、拡充のペースをシステムの能力強化と調和させる必要があることを示す。インドネシアと米国での経験は、急速な拡充は、当該技術の使用可能性を増加させるかもしれないが、利用者の満足度や長期利用、製品の評判の悪化に影響しうるサービスの質の低下をもたらし、その結果、アクセスを妨げうることを示す。

米国におけるノルプラントと関連サービスの価格（price）は、特に埋込と除去の費用を支払えない利用者が発生するという、支払可能性（affordability）に悪影響を与えた。多くの場合、製品の費用は、提供者の仕事にも影響する。米国では、多くの潜在的利用者と家族計画の専門家は、大半の製品開発費用が米国の公共セクタと民間の基金による製品の階層的費用、特に民間セクタでの高価な費用という意味で、疑問を呈していた。家族計画の専門家は、企業の利益要件やリスクを消費者の製品費用に反映させる必要性を認識しても、これらの疑問を呈したのである[86]。

ノルプラントのエンドユーザーの採用は、特定の社会文化や歴史背景次第で、多くの要因の影響を受けた。インドネシアのイスラム女性は、ノルプラントを、イスラム教で禁止される不妊手術の受け入れ可能な代替とみなした。米国では、低所得女性へのノルプラントの導入は、過去の不妊手術の経験に基づく社会的強制の懸念をもたらした。ノルプラントの物語は、倫理、実施、評判上の理由から、技術へのアクセスに関する決断をしようとする社会的、歴史的背景を理解する必要性を強調する[87]。このケーススタディは過去の経験から学ぶことの難しさも示す。たとえば、人口評議会は避妊法の導入時の過去の批判的な教訓(IUDなど)を認識していたが、ノルプラントのアクセス促進の際にすべての教訓を効果的に活かすことはできなかったのである。

ノルプラントの物語は、他の避妊法や技術へのアクセスに関する重要な教訓を提供する。主要な所見は、製品の安全性と有効性の保証は、医薬アクセスを確保する十分条件ではないことである。医薬アクセスの批判的な決定要因には、政府とエンドユーザー双方の支払可能性(affordability)も含まれる。重要な使用可能性(availability)の障壁には、挿入と除去に関する提供者の訓練と能力や、特に(ノルプラントのような)保健システムの性能に依拠する技術では良質のサービスを提供する保健システムの能力の確保が含まれる。技術もまた、エンドユーザーのニーズに対応する必要がある。

最後に、ノルプラントの物語は、エンドユーザーの採用の要因の役割、特にエンドユーザーに新しい技術と潜在的な副作用に関する情報提供を行う重要性を示すとともに、製品の評判と運命に影響するメディアと訴訟の役割を示す。

Table 6.2　ノルプラント(皮下埋込式避妊薬)：医薬アクセスの要約

障　壁	戦　略	具体的行動
組織構築(architecture)		
ノルプラントの国際的なチャンピオンの必要性	効果的なリーダーシップを同定し、技術のパートナーシップを設計する	人口評議会は、自身の役割を、ノルプラントを発展途上国で開発、導入、拡充するためのチャンピオンと調整者とみなした
採　用(adoption)		
副作用、技術と副作用に関する情報提供不足、焼印、否定的な報道によるエンドユーザーの採用と継続性の問題	提供者とエンドユーザーの需要を生みつつ、国際的および国内レベルで技術の受け入れを促す	人口評議会と国内パートナーは、途上国における提供者向けの訓練コースとエンドユーザー向けの情報を改善した；これらの対応はある状況では採用の障壁に対応した
		Wyeth-Ayerstは、ノルプラントの副作用により損害を主張する女性たちによる米国における訴訟の和解を決めた；同社は後に製品を市場から撤退した
支払可能性(affordability)		
いくつかの途上国での政府のノルプラント購入資金の不足	政府の調達組織に支払可能な値段を保証する	途上国市場に対する段階的価格の設定
途上国のエンドユーザーにおけるノルプラントの高価格	個別のエンドユーザーに支払可能な値段を保証する	Wyeth-Ayerstは、米国にノルプラント基金を設立したが、需要を満たすことはできなかった；同社は後に公共セクタの提供者向けの価格を下げることを決めた
使用可能性(availabiity)		
米国での民間企業の利益を得つつ、途上国でのアクセスを提供する別の市場を分離する挑戦	市場ごとに製品の質と量を適切に確保する	人口評議会はフィンランドの会社と一緒に途上国におけるすべての活動の責任を負い、一方、Wyeth-Ayerstは米国市場での責任を負った
製品のサービス、費用、不適切な提供者の訓練による良質な除去サービスを得る際の問題	提供者の活動を管理しエンドユーザーに除去サービスを提供する	人口評議会とWyeth-Ayerstは提供者向けの訓練コースとエンドユーザー向けの情報をアップグレードし、ある状況では除去サービスが改善された；他の状況では除去サービスは低質のままだった

注

1. Sheldon J. Segal, *Under the Banyan Tree: A Population Scientist's Odyssey* (New York: Oxford University Press, 2003).
2. Sheldon J. Segal, "The Development of Norplant Implants," *Studies in Family Planning*, 14 (1983): 159; and Judah Folkman and David M. Long, "The Use of Silicone Rubber as a Carrier for Prolonged Drug Therapy," *Journal of Surgical Research*, 4 (1964): 139–142.
3. Segal, *Under the Banyan Tree*, 89.
4. Segal, *Under the Banyan Tree*, 159.
5. Segal, *Under the Banyan Tree*.
6. Segal, *Under the Banyan Tree*, 91.
7. 国際避妊研究委員会(International Committee for Contraceptive Research: ICCR)は、避妊やリプロダクティブヘルスに関する各種製品の開発に責任を持ってきた。The Future's Groupの2000年の推計では、ICRRの製品は、1971年以来、途上国における可逆的避妊法の50.9%を占めている。途上国の1億2,000万人以上の女性たちがICCRの開発した製品を使用していた。以下を参照。Segal, *Under the Banyan Tree*.
8. Segal, *Under the Banyan Tree*, 92.
9. Wyeth-Ayerst Laboratories, now Wyeth Pharmaceuticals, moved its corporate headquarters from Radnor, Pennsylvania to Madison, New Jersey in 2003.
10. Segal, *Under the Banyan Tree*; and Irving Sivin, Harold Nash, and Sandra Waldman, *Jadelle Levonorgestrel Rod Implants: A Summary of Scientific Data and Lessons Learned from Programmatic Experience* (New York: Population Council, 2002).
11. Sivin et al.
12. Segal, *Under the Banyan Tree*, 94.
13. Segal, *Under the Banyan Tree*, 94.
14. Joanne Spicehandler, "Norplant Introduction: A Management Perspective," in Sheldon J. Segal, Amy O. Tsui, and Susan M. Rogers, *Demographic and Programmatic Consequences of Contraceptive Innovations* (New York: Plenum Press, 1989), 204.
15. Spicehandler.
16. Spicehandler.
17. Veena Soni, "The Development and Current Organisation of The Family Planning Programme," in *India's Demography: Essays on the Contemporary Population*, eds. Tim Dyson and Nigel Crook (New Delhi: South Asian Publishers

Pvt. Ltd., 1984), 191, cited in Spicehandler, 200.
18. Spicehandler.
19. Spicehandler, 203.
20. Spicehandler.
21. Spicehandler.
22. Sivin et al., 3.
23. Sivin et al.
24. Spicehandler.
25. Spicehandler.
26. Spicehandler.
27. World Health Organization, Special Programme of Research, Development and Research Training in Human Reproduction, "Facts about an Implantable Contraceptive: Memorandum from a WHO meeting," *Bulletin of the World Health Organization* 63 (1985): 491.
28. Jayanti Tuladhar, Peter J. Donaldson, and Jeanne Noble, "The Introduction and Use of Norplant Implants in Indonesia," *Studies in Family Planning* 29 (1998): 291–299.
29. Tuldahar et al.
30. Central Bureau of Statistics, National Family Planning Coordinating Board, Ministry of Health and Macro International, Inc., *Indonesian Demographic and Health Survey: Preliminary Report* (Jakarta: Central Bureau of Statistics, 1995), cited in Karen Hardee, Sandor Balogh, and Michelle T. Villinski, "Three Countries' Experience with Norplant Introduction," *Health Policy and Planning* 12 (1997): 199–213.
31. Tuladhar et al.
32. これらの報告に関する分析は以下を参照。Heather Boonstra, Vanessa Duran, Vanessa Northington Gamble, Paul Blumenthal, Linda Dominguez, and Cheri Pies, "The 'Boom and Bust Phenomenon': The Hopes, Dreams, and Broken Promises of the Contraceptive Revolution," *Contraception* 61 (2000): 9–25.
33. Boonstra et al.; and Jennifer J. Frost, "The Availability and Accessibility of the Contraceptive Implant from Family Planning Agencies in the United States, 1991–1992," *Family Planning Perspectives* 26 (1994): 4–10.
34. Hardee et al.
35. The Alan Guttmacher Institute, *Norplant: Opportunities and Perils for Low-Income Women*, Special Report no. 1, (New York: Alan Guttmacher Institute, 1992); and Frost.
36. Ian S. Fraser, Aila Tiitinen, Biran Affandi, Vivian Brache, Horacio B. Croxatto,

Soledad Diaz, Jean Ginsburg, Sujuan Gu, Pentti Holma, Elof Johansson, Olav Meirik, Daniel R. Mishell, Jr., Harold A. Nash, Bo von Schoultz, and Irving Sivin, "Norplant Consensus Statement and Background Review," *Contraception 57* (1998): 1-9.

37. Fraser et al.
38. Frost.
39. Frost.
40. Frost.
41. Hardee et al.
42. Barbara Feringa, Sarah Iden, and Allan Rosenfield, "Norplant: Potential for Coercion," in *Dimensions of New Contraceptives: Norplant and Poor Women*, eds. Sarah E. Samuels and Mark D. Smith (Menlo Park, CA: Henry J. Kaiser Family Foundation, 1992), 53-64.
43. Frost.
44. Frost.
45. Ruth Simmons and Peter Fajans, "Contraceptive Introduction Reconsidered: A New Methodology for Policy and Program Development," *Journal of Women's Health* 8 (1999): 163-173.
46. Hardee et al.
47. Boonstra et al.
48. Boonstra et al.; and Frost.
49. "Poverty and Norplant: Can Contraception Reduce the Underclass?" T*he Philadelphia Inquirer*, December 12, 1990, p. A18.
50. Andrew R. Davidson and Debra Kalmuss, "Topics for Our Times: Norplant Coercion—An Overstated Threat," *American Journal of Public Health* 87 (1997): 550-551.
51. Polly F. Harrison and Allan Rosenfield, eds., *Contraceptive Research, Introduction, and Use: Lessons from Norplant* (New York: National Academy Press, 1998).
52. Kristyn M. Walker, "Judicial Control of Reproductive Freedom: The Use of Norplant as a Condition of Probation," *Iowa Law Review* 78 (1993): 779-812.
53. Davidson and Kalmuss.
54. Davidson and Kalmuss.
55. Polly F. Harrison and Allan Rosenfield, "Research, Introduction, and Use: Advancing from Norplant," *Contraception* 58 (1998): 323-334.
56. Margot Zimmerman, Joan Haffey, Elisabeth Crane, Danusia Szumowski, Frank Alvarez, Patama Bhiromrut, Vivian Brache, Firman Lubis, Maher Salah, Mamdouh Shaaban, Badria Shawky, Ieda Poernomo Sigit Sidi, "Assessing the

Acceptability of Norplant Implants in Four Countries: Findings from Focus Group Research," *Studies in Family Planning* 21 (1990): 92–103.

57. Tuldahar et al.
58. Ninuk Widyantoro, "The Story of Norplant Implants in Indonesia," *Reproductive Health Matters* 3 (1994): 26.
59. Hardee et al.
60. Tuldahar et al.
61. Hardee et al.
62. Harrison and Rosenfield, "Research, Introduction, and Use," 326–327.
63. Frost.
64. Simmons and Fajans.
65. Harrison and Rosenfield, "Research, Introduction, and Use."
66. Hardee et al.
67. American Lawyer Media, "Ruling Ends Many Norplant Claims," *The Legal Intelligencer* 226, no. 43 (2002): 4.
68. Gina Kolata, "Will the Lawyers Kill Off Norplant?" *The New York Times*, May 28 1995, pp. 1, 5.
69. Kolata.
70. American Lawyer Media.
71. American Lawyer Media, 4.
72. Harrison and Rosenfield, "Research, Introduction, and Use."
73. Harrison and Rosenfield, "Research, Introduction, and Use," 324.
74. Harrison and Rosenfield, *Contraceptive Research.*
75. Sivin et al.
76. John Maurice, "Contraceptive implants come of age," Progress in *Reproductive Health Research* 61 (2003): 1.
77. Maurice.
78. Ruth Simmons, Peter Hall, Juan Diaz, Margarita Diaz, Peter Fajans, and Jay Satia, "The Strategic Approach to Contraceptive Introduction," *Studies in Family Planning* 28 (1997): 79–94.
79. Simmons and Fajans, 170.
80. Harrison and Rosenfield, "Research, Introduction, and Use," 324.
81. Harrison and Rosenfield, "Research, Introduction, and Use."
82. Harrison and Rosenfield, *Contraceptive research.*
83. Tuladhar et al.
84. Simmons and Fajans.
85. Simmons and Fajans.

86. Harrison and Rosenfield, "Research, Introduction, and Use."
87. Harrison and Rosenfield, "Research, Introduction, and Use."

第7章

ワクチン・バイアル・モニター

―医療機器へのアクセス―

Vaccine Vial Monitors: Access to Devices

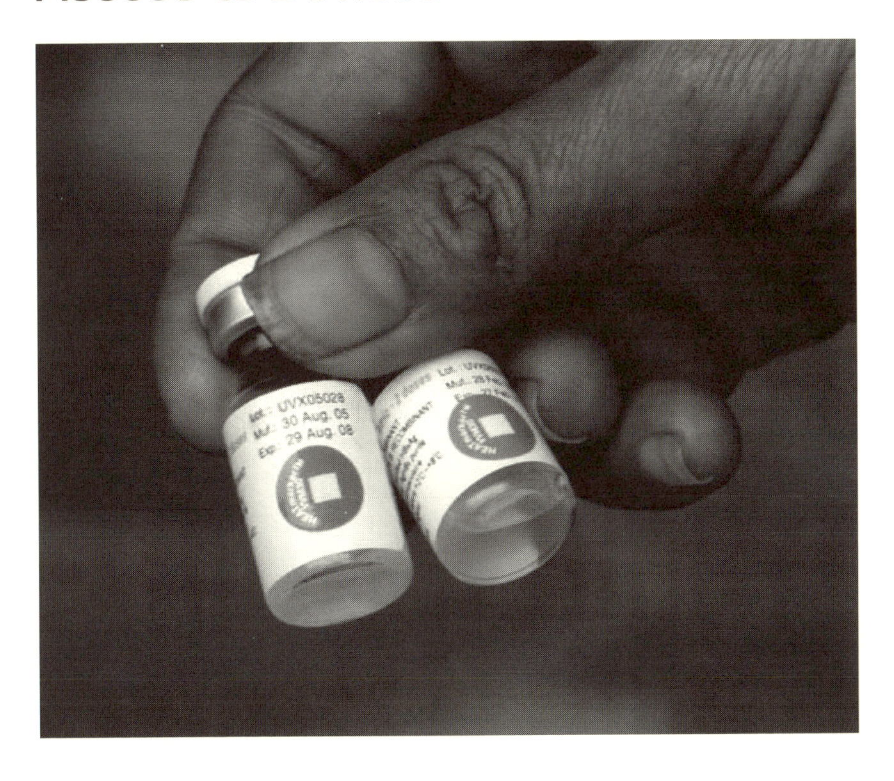

はじめに

コールドチェーン・システム(cold chain system)とは、1970年代にWHO予防接種拡大計画(WHO Expanded Programme on Immunization: EPI)で開発された、ワクチン管理の国際的なプロトコルである。コールドチェーン・システムでは、製造から使用の過程でのワクチンの貯蔵と輸送に関して、推奨された条件を保つための手順を規定している。コールドチェーンの条件にはほぼ一定温度での冷凍が含まれるが、しばしば高価で扱いが困難である[1]。極度な暑さが生じる気候では、コールドチェーンは「守れない」と考えられる。熱による損傷を受けたり、非冷凍の容器内で長期にわたって保管された可能性をヘルスワーカーが疑った場合、コールドチェーン・プロトコルでは、損傷を受けたワクチンが子どもに投与されるのを防ぐため、バッチのすべてのワクチンを処分するよう定めている[2]。これらの保護手段のルールは、予防接種プログラムが熱にさらされていないワクチンだけを投与することを保証するうえでは効果的である。しかしワクチンの損傷を確認することができないため、しばしばワクチンの浪費につながってしまう。ワクチンの浪費は、途上国における資金不足の健康関連省庁にとって金銭的な負担となり、それによってワクチンを接種する子どもがより少なくなってしまう。さらに、ワクチンの貯蔵と輸送において推奨された条件を保つことは、貧しい国、特に遠く離れた地域において、ヘルスワーカーにとってしばしば困難である。その結果、コールドチェーン・プロトコルに従って生じる多くの問題により、子どもを衰弱化させる病気を防ぐワクチンへの医薬アクセスが減ってしまう。

ワクチン・バイアル・モニター(Vaccine Vial Monitor: VVM)は、時間と温度に関する小型化された技術である。VVMによって、ヘルスワーカーはワクチンの浪費を減らし、届けるのが困難な地域への普及を保証することができる。この技術は、特定のアクセスの障壁(コールドチェーンを守るのが困難な地域でのワクチンの使用可能性(availability))を解決するために、既存の技術(ワクチン)に加えられる。VVMは低コスト(0.0328–0.055ドル)の標識で、ワクチンバイアルのラベルに印刷されたり、ワクチンバイアルのキャップに取り付けられたり、アンプルの首の上に貼付される。バイアルが長期間にわたって高温にさらされると、標識の色が変わる。この技術によって、ヘルスワーカーは製造から配達の過程でワクチンの熱損傷を評価できるようになり、コールドチェーン・システムの信頼性は大きく向上する。VVMはバイアル内のワクチンの実際の有効性を測定するのではなく、その代わりに容認できない量の熱にさらされ、特定のバイアル内のワクチンが損傷を受けた可能性を示している。

今回のケーススタディでは、VVMへのアクセスの事例を検討する。この研究は、個々のワクチンバイアルの熱暴露をモニターするための新しい種類の技術を開発しようという1979年の呼びかけによって始まった。その後、経口ポリオワクチン(oral polio vaccine: OPV)の製品開発、導入のフェーズに進み(1996年開始)、そして他のワクチンへとスケールアップしている(2001年開始)。この事例は、VVMがワクチンの浪費を減少させ、またコールドチェーン・プロトコルの変更に基づいて、ワクチンを届けるのが困難だった人々に対してヘルスワーカーがワクチンを接種する能力を改善することにどのように貢献したかを示している。貧しい国でのヘルスワーカーによる製品開発から使用までの技術の流れを詳述すると、遭遇した課題とアクセスの障壁に対処するために使われた戦略が強調される。この例では、医薬アクセスは異なる種類のワクチンのために設計された高品質のVVMの使用可能性や、世界のワクチン生産者によるVVMの採用(adoption)と使用の保証に決定的に依存していた。この成功は、世界保健機関(World Health Organization: WHO)と、非政府組織(NGO)である保健衛生計画組織(Program for Appropriate Technology in Health: PATH)の予防接種計画内で、製品チャンピオン(product champion)による尽力に基づいてVVMへの医薬アクセスを確立することで達成された。しかしながら、ここでさえVVMの成功は、国連児童基金(UNICEF)の供給したワクチンによって生じたものであり、途上国のための2つの重要なワクチン市場(汎アメリカ保健機関(PAHO)によって与えられたワクチンと、途上国の国内製造業者によって売られたワクチン)によって生じたものではなかった。我々は以下に示すようにして、VVMの完全なアクセスへの挑戦を主張する。

1　VVMの発見と試験（フェーズ1）

EPIのスタッフは、船での輸送中にワクチンを入れた大型容器に用いた熱暴露標識が成功を収めたと考え、1979年に個々のワクチンバイアルへの熱暴露の標識について考え始めた[3]。EPIのスタッフは、コールドチェーンの低レベルの使用のための温度モニターと同様のもの—温度管理が最も守れない配達レベルへとモニタリングを広げ、それぞれのワクチンバイアルのための新しい技術—を作る考えを提案した[4]。WHOはこのように新しい技術の必要性をはっきり述べることによって、VVMの最初の主張者となった。

PATHはVVM製品を作ろうというWHOの呼びかけにすぐに応じた。PATHは候補となる技術を探し始め、Allied Chemical Corporationで開発中のジアセチレン標識の技術に着目した（Allied Chemical Corporationは5つの米国化学会社が合併して1920年に設立された。1985年に会社はAllied Signalとなり、今日ではニュージャージーのモリスタウンにあるHoneywell International, Inc.の一部となっている）。Allied Chemicalにいた材料工学者のRay Baughmanは、時間－温度の標識として、ジアセチレンの重合に伴う色の変化を用いることを思いつき、彼のチームとともに先進的な標識の試作品を作製した[5]。彼らは初め、PTS（p-トルエンスルホン酸塩）ジアセチレンに焦点を当てた。BaughmanはAllied Chemical内のColor Responsive Materials Groupを指揮した。そして彼と同僚は、時間－温度の技術を血液やワクチンや腐りやすい食品へと応用できる可能性について議論するため、大製薬会社や他の会社を訪問し始めた。

この技術で会社に関心を持たせるためのBaughmanと彼のチームの努力は、初めのうちはうまく行かなかった。しかしPATHは彼らの研究を知り、ワクチンバイアルへの技術の応用の可能性を議論するために、Allied Chemicalに2人の代表者、PATHの社長Gordon PerkinとPatrick Tamを送った。これらの議論の結果、Allied ChemicalはPATHにPTS化学物質を使用する許可を与えた。1979年、WHOが新しい技術を呼びかけたのと同年に、PATHは麻疹ワクチンへのVVMの第一世代の試作品を開発し始めた。これを行うために、

PATHはさまざまな団体(Alberta AID、Edna McConnell Clark Foundation、International Development Research Centre of Canada、Oxfamなど)からの資金提供を受けた[6]。

1982年から1985年の間、PATH、WHOと保健省はPATHのVVM試作品を検証するため、10か国(アルゼンチン、ブラジル、エジプト、ケニア、ネパール、パキスタン、ペルー、フィリピン、イエメン、ジンバブエ)で現地臨床試験を実施した。これに続く形で、導入的な現地臨床試験が、1987年から1990年の間に5か国(インドネシア、ケニア、シエラレオネ、タイ、ザンビア)で行われた[7]。その検証作業と導入的な現地臨床試験によって、PTSジアセチレン技術に基づいた試作品の3つの問題点、1)OPVのような、熱に対して最も不安定なワクチンを用いるには、反応速度が遅すぎること、2)標識によって労働者の中に皮膚毒性の問題が生じること、3)温度標識のラベルを印刷することが困難であること、が浮き彫りとなった[8]。この時期、WHOは新しい技術をOPVに最初に導入しようと決定していたため、反応速度が遅いという問題は特に重大であった。OPVは最も熱に敏感なワクチンであり、ポリオ根絶運動の増し続ける勢いに乗ることは、製品の価値を証明する良い機会になるはずだったからである[9]。

PATHは、熱に極端に敏感なOPVに対し、PTSよりも適した技術を探すにあたって、米国国際開発庁(USAID)が資金提供した健康技術プログラムにおけるサブプロジェクトを用いた。1988年、麻疹ワクチンのためのPTS試作品の導入的な現地臨床試験が実施されていた一方で、PATHのスタッフはニュージャージーを本拠にしたTemptime Corporation(以前はLifeLines Technology, Inc.)によって所有されている、これもまたジアセチレンを基盤とした新しい技術に着目した。この新しい技術を研究しているTemptimeの研究者は、実はかつてAllied ChemicalでPTS技術の開発を行っていたのと同じ人々だった。Temptimeは新しい会社で、Allied Chemicalのスタッフによって1987年に設立された。これはAllied Chemicalの経営者がジアセチレンの技術を会社にとって商業的に重要でないと決定した後のことで、その後Allied ChemicalのColor Responsive Materials Group内のスタッフは独立し、新しい会社を設立する決定をした。Temptimeのスタッフのメンバーは自分たちの研究の対象を、

PTS技術から、代わりにジアセチレンに基づいた装置へと移した[10]。時間－温度の累積暴露が臨界限度を超えたとき、初期の製品ではPTS化学物質の色が突然変化したが、Temptimeの新しい技術で使われるジアセチレンの色はより連続的に変化した。したがって、新しい技術はすべてのワクチンに適用できるようになった。さらに、この新しいジアセチレンは製造、印刷することがより簡単であり、また皮膚毒性の問題も解決した[11]。この新しい技術は、時間－温度の標識を食品や他の応用へと広げ、Temptimeビジネスの基盤となった。

Temptimeのこの2番目の技術の同定によって、PATHはVVMの開発における新しい役割を担った。PATHは試作品自体の開発を追い求めるのではなく、途上国の予防接種プログラムですべてのワクチンが使用できるように、会社の中核となる技術を部分的に修正していくため、1989年にTemptimeとともに研究を始めた。VVM技術の成功が達成できずに数か月がたったあと、TemptimeはPATHに、会社がこのプログラムをあきらめる決定をしたと知らせた。Temptimeの副社長Ted Prusikによると、PATHの代表者が会社を訪れ、VVMの国際的な重要性を説明し、Temptimeに追加資金なしでも研究を続けるよう説得したという[12]。

その後まもなく、Temptimeはうまく機能するVVM技術の開発に成功し、それをHEATmarkerと名付けた(この章の残りでは、VVMについて言及する場合、特に説明がなければHEATmarkerのことを指す)。PATHは1990年に8か国(バングラデシュ、ボリビア、カメルーン、インドネシア、ケニア、シエラレオネ、タイ、米国)でHEATmarkerの現地臨床試験を始めた。HEATmarkerの製品は、熱に敏感な物質でできた正方形の部分を内部に持った円で構成されている。この正方形の部分は、最初は薄い色をしており、熱暴露により暗い色になっていく。温度と時間の複合効果は、内部の正方形を徐々に不可逆的に暗い色にしていく(**Table 7.1**はTemptimeのVVMの起点と最終点を示している)。

内部の正方形がその他の円と同じ色になると、最終点に達する。この内部の正方形は熱暴露によって、その他の円よりもずっと暗くなるまで暗くなり続ける。内部の正方形が外の円の色と一致するかより暗くなったら必ず、そのワクチンバイアルを処分すべきである。この技術は熱暴露のみをモニターするため、

Table 7.1　VVMの起点と最終点

起点	□	正方形の部分は円よりも薄い色をしている（有効期限に達していなければ、VVMを使用する）
最終点	●	正方形の部分は円と同じ色になる（VVMを処分する）
最終点を越えた場合	■	正方形の部分は円よりも暗くなる（VVMを処分する）

注）出所：*PQS Performance Specification for Vaccine Vial Monitors* by World Health Organization, 2006, Geneva.
著者の許可を得て使用。

ワクチンが冷凍にさらされていたかどうかは明らかにならない[13]。

適切なVVMを導入する準備が整うまでに、製品の開発には12年（1979-1991年）の歳月がかかった。PATHは潜在的に中核となる技術を探究し、製品開発での成功を成し遂げようとしてTemptimeとともに研究をするために、USAIDや他の資金源からの資金援助を受けた。WHOのスタッフは、技術の初期構想を思いつき、可能性のあるVVM製造業者（Temptimeを含む）に製品の詳述を提供することによって、終始製品開発に協力した。製品開発が完成に近づくにつれて、WHO、PATH、そしてTemptimeは次の課題—使用されて目標を達成できるように、新しい製品を導入すること—に直面した。

2　経口ポリオワクチンへのVVMの導入（フェーズ2）

研究所と現地試験での製品試験が最終フェーズを迎えている間、PATHとWHOのスタッフはVVMをOPVに導入する計画を立て始めた。彼らは最初、UNICEF供給部門（UNICEF Supply Division）とWHOによる事前審査を受けたOPV製造業者から、製品の採用を得ることに焦点を当てた。供給部門は、UNICEFの国際的な調達業務に責任を持ち、（他の国際的な運動や、UNICEFが支持した計画やGAVI同盟のためにワクチンを購入しているのと同様に）ポリオを根絶する国際的な運動のため、すべてのワクチンを購入している。1990年にWHOとPATHのスタッフはOPV製造業者と面会して、VVMを提案し、製品ラベルに新しい技術を加えるよう説得した[14]（1990年にはConnaught

Laboratories、Conpharma Vaccines、Evans Biologicals、Interexport、Pasteur Merieux、Sclavo、SmithKline Beecham、Swiss Serumの8つのワクチン製造業者と面会した)。ワクチン製造業者はそこで、評価のためにHEATmarkerの試作品を受け取った。翌年、WHOと10社のワクチン製造業者と汎アメリカ保健機関(Pan American Health Organization: PAHO)は「生きた」HEATmarkerのVVMのさらなる評価に参加した(この10社の製造業者は、先に述べた8つからConpharma Vaccinesを除き、Human InstituteとInstitute of ImmunologyとMAIMEXを加えたものだった)。

この時期のVVMは、他の数々の活動によって促進された。1990年、UNICEFはOPVに対するVVMの技術を議論するため、ニューヨークに技術導入委員会を設置した。1年後に開かれたUNICEFの2度目の会合で、WHOのスタッフはUNICEFの代表者に、1992-1994年のワクチンの供給における国際的な入札(競争入札を提出する招待)にOPVへのVVMを入れるよう頼んだ。UNICEFは、VVMをOPVラベルに加えるよう製造業者に要請した条項を入札告知に含めることで応じた。UNICEFは1994-1995年に供給されるワクチンのため、1993年の次回の入札告知でさらに一歩進み、麻疹ワクチンとOPVへの入札でラベルにVVMを含むよう要請した。しかしUNICEFの努力にもかかわらず、VVMラベルを含んだ入札に応じた製造業者はほんのわずかしかいなかった[15]。

ワクチン製造業者はVVMに2つの理由から抵抗した。第1に、彼らはHEATmarkerのVVMが有効であることを独自に証明した人が誰もいないことを心配した。この懸念に対処するため、WHOはメリーランドを本拠とした食品検査研究所のStrasburger and Siegel, Inc.と契約し、Temptime製品を独自に評価した。この研究所の評価は1992年に完了した。

第2に、OPV製造業者はVVMを印刷するための新しいラベル機器の購入を嫌った。この問題を解決するため、PATHは1993年に、Temptimeに特別なラベル機器を購入するための融資を提供した。この新しい機器によって、Temptimeはワクチン製造業者のバイアルラベルにVVMを直接印刷できるようになった。この技術革新によって、製造業者はVVMとワクチンの従来のラベル情報の両方が印刷された単一のラベルを使うことができるようになり、それらを別々にラベル表示する過程でさらに費用がかさまないようになった。PATHの技術責任者であるDebra Kristensenは、製造業者のラベル表示に対する懸念を解決する際にTemptimeが快く「もうひとがんばり」してくれたことが、OPV製造業者に安心して承諾してもらう鍵であったと指摘した[16]。

1994年、WHOとUNICEFとOPV製造業者は会合を持ち、タンザニアとベトナムで1995年4月に開始する試験的な導入に続いて、すべてのVVMを1996年1月の時点でOPVに含める決定をした。WHOは1995年に、VVMの目的とデザインと利用法を規定した、OPVに対するVVMの公式な仕様書を公表した。1年後、5つのOPV供給業者(SmithKline Beecham; Biocine; Pasteur Merieux Connaught; Chiron Behring; PT Bio Farma)のすべてがUNICEFにVVMラベルの入ったOPVを供給した。

予防接種プログラムにおいてVVMがOPVで出回った後は、技術に対するヘルスワーカーの受け入れと実績、そして現場での技術の影響の保証に焦点が当てられた。WHOは保健省と協力して、全国予防接種日の間にケニア、ネパール、タンザニア、トルコで4つの影響調査を実施した(1997年に完了)。さらなる影響調査はブータンで行われた(1998年)。トルコでは、VVMがない状態(ベースライン)での第1ラウンドの全国予防接種日において、熱暴露が原因となったVVMの浪費を、VVM導入後の第2ラウンドにおける浪費と比較した。熱暴露による浪費は、77%も顕著に低下した[17]。加えて、この研究においてEPI経営者は、認識と実践に関する体系的なデータが集められていないものの、ほとんどのスタッフがVVMを認識、解釈しやすいと思ったと報告した[18]。ブータンの研究からは、知識・態度・行動調査(Knowledge Attitudes Practices Survey)によってヘルスワーカーがVVMの目的を理解し、新しい技術を正確に解釈していたことがわかった[19]。最後に、インドでのポリオ運動期間中のワクチン浪費の研究によって、熱にさらされたバイアルをヘルスワーカーが処分する決定を下すのに、VVMが重要な役割を果たしたことがわかった[20]。

全体として、VVMをOPVに利用できるようにする過程は、WHOとPATHが導入計画を立て始めてから(1990年)、すべてのOPV供給業者がUNICEFに従うまで(1996年)に、6年を要した。PATHのDebra Kristensenは以下のように述べている。「当時私たちはVVMをOPVに導入するのには長い年月がかかると思っていた。しかし計画をすべてのEPIワクチンに広げたらどれだけ長い年月がかかるか、想像もしていなかった」[21]。

3 VVMのEPIワクチンへのスケールアップ（フェーズ3）

1998年、WHO職員と研究者は、コペンハーゲンで開かれたWHOによるTechNet(Technical Network for Logistics in Health) の会合で、OPVへのVVMの影響調査を提案した。TechNetとは健康のためのロジスティック・ネットワークで、ほとんどの場合途上国の国際予防接種計画や一次健康供給配達を行う地域で働いている専門家と組織を結びつける、WHOの最初の試みである。ブータンでの影響調査は特別の関心を呼んだ。なぜなら、この調査は知識・態度・行動調査に加えて、OPVバイアルのVVMがOPVとともに輸送された他のワクチンへの熱暴露をモニターするために使用できるかどうかを評価したからである。著者らは、他のワクチンがOPVとともに輸送されたとしてもOPVとは異なる温度状況にさらされた可能性が強いことを考慮し、この調査に反対した[22]。ブータンでの研究の結論と、数々の研究によるワクチン浪費が減少したという証拠に応じて、TechNetはすべてのワクチンについてできるだけ早く個々のバイアルに入れたVVMを使用するよう勧めた。

すべてのEPIワクチンにVVMを導入するためには、Temptimeはワクチンの種類ごとに温度標識を修正しなければならなかった。他のワクチンへとスケールアップすることは、より大規模なワクチン製造業者による製品の採用と同様に、WHOとUNICEF供給部門による政策策定の過程も必要とした。PATHはこのスケールアップの間、WHOとTemptimeを援助して、VVMを支持する取り組みを先導し続けた。PATHはHealthTech計画(USAIDによって資金提供された)と米国疾病予防管理センター(U.S Centers for Disease Control and Prevention)（HealthTechと協力し、VVMを麻疹ワクチンにスケールアップするために共同して基金を提供した)のような他の団体からの資金によって、これらの活動の財政を管理した。

(1) 製品の修正

WHOのスタッフは、EPIワクチンが温度と時間に対して異なる感度を示すため、VVMの4つのカテゴリーを明確に規定した。

1) 最も不安定(least stability)なワクチンのためのVVM2
(37℃において最終点まで2日かかる)
2) 並みの安定性(moderate stability)を持つワクチンのためのVVM7
(37℃において最終点まで7日かかる)
3) 中間の安定性(medium stability)を持つワクチンためのVVM14
(37℃において最終点まで14日かかる)
4) 高い安定性(high stability)を持つワクチンのためのVVM30
(37℃において最終点まで30日かかる)

1998年、WHOはWHOの事前審査を受けたすべてのワクチン製造業者に手紙を送り、提案された新しいVVMの仕様書に対する反応を求めた。同時に、Temptimeはこれら4つの安定性に関するカテゴリーの要求を満たすため、VVM製品を修正した。その後独立した第三者機関が、主にWHOの指揮の下で、新しい型のHEATmarkerの適合試験を実施した[23]。これらの製品の修正は、VVMの採用を他のワクチン製造業者に拡大するうえできわめて重要なステップとなった。

(2) 国際的な採用と政策策定

スケールアップのフェーズでVVMを国際的に採用するにあたり、WHOとUNICEF供給部門の行動が鍵となった。WHOは、VVMの仕様書の決定と、WHOが事前審査していたそれぞれのワクチンを4つのVVMカテゴリー(VVM2; VVM7; VVM14; VVM30)のうちの1つに割り当てることに責任を負った。UNICEF供給部門は入札仕様書の中にVVMを加え、ワクチン製造業者とVVMについて議論した。

UNICEF供給部門はVVMをすべてのEPIワクチンにスケールアップすることの使用可能性について、2つの主要な懸念を述べた。まず第1に、Temptime

は競争相手のいない単独のVVM供給者だった。UNICEFは、(他の選択が存在しない限り)単独の供給者と働くのを避けるという方針を掲げていた。なぜなら、独占した会社が供給面で問題を抱えてしまうと、UNICEFには他の生産源がなくなってしまうからである[24]。PATHもWHOも、Albert Brown, Ltd.(英国)、3M(米国)、Rexam/Bowater(英国)、CCL Label(米国)、Sensitech(米国)といった他の会社に、競争的なVVM製品を開発するよう奨励した。WHOとUNICEFは候補となるすべての供給業者をVVMについての会合に招待し、そしてPATHはUSAIDのHealthTech計画を通して、候補となるVVM供給業者に操業開始の資金を提供した[25]。しかしながら、WHOとUNICEFが要求する性能を満たし、TemptimeによるHEATmarkerのVVM価格に対抗できる製品の開発に成功した会社はなかった[26]。これらの会社が競争的な製品を開発できなかったのは、彼らがTempimeの比較的低コストの技術とは異なったコア技術を選択したことに関係があるかもしれない[27]。

使用可能性についてのUNICEFの第2の懸念は国際的なワクチン市場に関するものであった。ワクチン市場は当時、製造業者の数が制限されていた。UNICEF供給部門の最終目標は、途上国での予防接種プログラムのために十分な量のワクチンを確保することだった。制限されたワクチン供給に関連して、UNICEFはワクチンがVVMを含んでいるかどうかにかかわらず、生産されるワクチンすべてを購入する必要があった。

2つの主要な国際機関であるWHOとUNICEFは、国際模範の設置(WHO)と国際的なワクチンの獲得(UNICEF)によって市場に多大な影響を与えてきた。VVMの使用可能性とワクチンの使用可能性についての懸念があるにもかかわらず、WHOとUNICEFはすべてのワクチンにVVMを使用するよう主張した共同政策声明を1999年に公布した。この声明は、「ワクチンを購入するすべての機関は、製造業者に対し、すべてのワクチンにWHOの仕様書を満たしたVVMを付すよう求めるべきである」[28]というものだった。2001-2003年のワクチンへの国際的な入札のために値をつけるUNICEFの招待では、UNICEFはUNICEFによって獲得されたワクチンに対する最低限の要求の中にVVMを含めた。同年、ワクチン予防接種世界同盟(Global Alliance for Vaccines and Immunization: GAVI)は、生産と寄与に関わり十分使用されていないワクチンのために、最初の計画要請におけるワクチンに対する最低限の要求の中にVVMを含めた。これらの公式な政策声明と入札告知にVVMが含まれたことは、この技術の国際的な採用に大きな勢いを与えた。

(3) ワクチン製造業者による採用

しかしそれでもなおワクチン製造業者はVVMの導入を渋った。UNICEFへのワクチン供給業者のうち、1999年のWHOとUNICEFによる告知に従ってワクチンのラベルにVVMを含めるという条件を完全に満たした業者は、たった3つ(Japan BCG; Pasteur Dakar; Chiron)しかなかった。これに対しUNICEFは、なぜVVMをラベルに組み入れないのかワクチン製造業者に説明するよう求めた。WHOはその返答をレビューし、技術上の懸念を評価し、VVM仕様書と試験手順を見直した[29]。これらの努力にもかかわらず、たった2つの事前審査された製造業者(Bio FarmaとLG Chemical Inv., Ltd.)のみが(OPVを除いた) EPIワクチンに対するVVMの必要条件に完全に従うにすぎなかった。WHOによる事前審査を受けた18のワクチン製造業者(黄熱病、麻疹、風疹、おたふく風邪、B型肝炎ウイルス、ユニジェクトを用いた破傷風トキソイド、カルメット－ゲラン桿菌(Bacillus Calmette-Guérin: BCG)ワクチンの製造業者)が要求に従わず、調整を行うためのさらなる時間を必要とした[30]。

WHOのスタッフは次に、事前審査を受けたすべてのワクチン製造業者に手紙を送り、見直されたVVM仕様書と試験手順についてフィードバックを求めた。彼らはすべての問題点が書かれたリストに従い、懸念を1つずつ解決するため、質問とそれに対する回答を述べた文書を用意した[31]。20の問題点は妥当性、物流、規定、プログラム、そして商業の5つのカテゴリーにわたった(Table 7.2参照)。2002年3月、WHOは問題点を議論するためにジュネーブでVVM導入の技術的な見直しを行う会合を主催し、PATHの代表者、UNICEF供給部門、ワクチン製造業者、そしてVVMを供給する可能性のある供給業者を参加させた。

ワクチン製造業者が特に不安を強調した3つの問題点があった。第1に、UNICEFと同様に、ワクチン製造業者はTemptimeがVVMを単独で供給していることに不安を抱えていた。この問題に対し、UNICEFはワクチン製造業者

Table 7.2 ワクチン製造業者によって提起された問題と懸念

妥当性の問題

1. VVMの量はワクチンの量よりも少ない。
2. WHOはすべてのワクチンにおいて、VVMとワクチンの有効性の相関研究を実施するのか？
3. VVMはワクチンが本当に安定であることを絶えず示すのか？
4. VVMがどれほど有効かを示すデータにはどのようなものが存在するのか？
5. VVMに執着することに対する典型的な仕様書はあるのか？
6. 化学的な温度標識は高確率で誤った記録を生み出す。

物流の問題

7. 製品の一部に異なったラベリングシステムを導入することに対して懸念がある。
8. 供給者はどのようにして輸入と在庫管理の物流を維持できるのか？
9. 異なる言語、多重発生、多数包装された分量がある。
10. VVMを導入するために、さらなる資本支出をこうむっている。
11. 現在のGMPの要請は、印刷される前のラベルを禁止したり、空白の目録を持ったオンライン上の印刷機を必要とするのか？

規制に関する問題

12. ワクチンバイアルへのVVMの取り付けは、各国の規制当局によって承認される必要があるのか？
13. VVMの状態が過度の熱暴露を示していることによってバイアルまたは出荷が却下された場合、誰が法的、財政的に責任を負うのか？
14. 製造業者の責務は、出荷が国内で承認された時点で終わるのか？

プログラムの問題

15. B型肝炎ウイルスのような熱に非常に安定なワクチンに対してVVMを用いる利点はあるのか？
16. VVMの色の変化は明確なのだろうか？ また、その色の変化は現地で働く人たちに理解しやすい形で伝えられるのだろうか？

商業的な問題

17. TemptimeはVVMを単独で供給しており、競争相手がいない。
18. なぜTemptimeは、ワクチンの供給業者に要求される最小限の貯蔵寿命(ワクチン供給業者によって出荷された日から18か月)を保証の中に反映しないのか？
19. なぜTemptimeはVVM輸送の質に+/－10%の許容を示しているのか？
20. なぜ最低限のVVMの注文数量を設定する必要があるのか？

注)出所：*Technical Review of Vaccine Vial Monitor Implementation* by World Health Organization, 2002, Geneva. 著者の許可を得て使用。

との契約で、もしTemptimeが必要となるVVMを供給できなかった場合、ワクチン製造業者はワクチンラベルの技術がないことに対し責任を負わなくてよいとする規定で同意した[32]。

第2に、ワクチン製造業者はVVMの異なるラベルシステムを既存のワクチン製造に導入しなければならないことに異議を唱えた。前に述べたように、TemptimeとPATHは2つではなく1つのラベルがOPVに用いられるよう、ラベルのシステムを改良しようと協力して働いていた。OPVと他の液体ワクチンのVVMは従来のラベルにつけられる。しかし麻疹や黄熱病のような凍結乾燥させたワクチンでは、VVMを用いたラベリングはより複雑である。なぜなら、ラベルを再構成の過程で取り除かなくてはならないからだ。バイアル内で凍結乾燥させたワクチンに対するVVMは、バイアルの先端につけられる。アンプル内で凍結乾燥させたワクチンに対するVVMは、アンプルの首の部分につけられる。3月の会合の時点で、VVMを初期に導入した2社はすでに凍結乾燥させたワクチンのラベリング処理のための新しい方法を開発していた。Japan BCGによるアンプルの首の部分のラベリングと、Chironによるバイアル先端部分のラベリングである[33]。WHOの会合で、Temptimeはラベルのそれぞれの応用に向けた最善の解決法を見いだし、製造業者にかかる投資と製造コストが最小限に抑えられる解決法を探すために製造業者と働くことに同意した[34]。

VVMは、後に完全なラベルとドット形式の両方で利用できるようになった。完全なラベル形式は液体ワクチンのためのもので、ワクチン製造業者に特有なものである。TemptimeはVVMをワクチン製造業者のラベルに印刷し、(VVMのついた)そのラベルをワクチン製造業者に送る。したがって完全なラベル形式は、ワクチン製造業者がVVMを利用するにあたって、さらなる投資を必要としない[35]。凍結乾燥されたすべてのワクチンのために設計されたドット形式は、ドットを既存のワクチンラベルに適用するため、製造業者によるさらなる技術を必要とする[36]。Temptimeはそれぞれの企業特有のラベリングシステムにVVM製品を合わせるため、個々の企業と働くことに同意した[37]。

ワクチン製造業者が第3の主要な懸念として焦点を当てたのは、法的かつ財政的な責任問題だった。過度の熱暴露によってVVMが標識された後にバイアルや出荷が破棄された場合、責任は誰にあるのだろうか？ WHOのスタッフは、ワクチン製造業者が製品や多数のモニター装置を用いた国への輸送に対して責任を負っており、VVMはモニター装置のうちの1つにすぎないと説明した。いったん消費者に受け入れられれば、責任は消費者に移行する。VVMは使用される前に厳格な検査を必要とするため、欠陥のあるVVMが現場に到達することはほとんどない。これが起こってしまうと、次の2つのシナリオが考えられる。1)欠陥のあるVVMが異常に早い時期に最終点に達し、ワクチンの処分や浪費につながるが、責任は増大しない。2) VVMが時間内に最終点に達することができず、ヘルスワーカーが熱にさらされたワクチンを使う潜在的なリスクが増えてしまう[38]。後者のシナリオは、潜在的な責任が存在する唯一の例である。しかしWHOのスタッフによると、使用された5億以上のVVMに対応する6年間の経験と100億以上の服用の中で、欠陥のあるVVMが容認できない有効性を持ったワクチンの使用につながったという記録は一度もされていない[39]。3月の会合では、責任問題はVVMの使用にかかわらず存在し、VVMがさらなる責任を作り出すことはないと結論づけられた。それどころか、VVMの技術はヘルスワーカーが熱損傷を受けたワクチンを子どもに投与しないよう手助けするので、製造業者の責任を減らしているはずだと結論づけられた[40]。

2002年3月に開かれた会合でははっきりと述べられなかったが、企業には技術を使用するインセンティブがなかったため、ワクチン製造業者はVVMに抵抗したことだろう。VVMのスケールアップを行う段階で、多くのワクチンは不足していた。UNICEFは入手できるすべてのワクチンを購入しようと努めていたので、もしVVMを使用していなくてもワクチンが販売できることを、企業はわかっていた。後に、さらに多くの企業が(すべてではないが)大多数のEPIワクチンを供給し始め、UNICEFはより多彩な選択ができるようになり、市場でのワクチン製造業者の権力は衰えていった。市場の原動力がこのように変化したことは、ワクチン製造業者によるVVM使用のコンプライアンスに大きく貢献したことだろう。

ワクチン製造業者からVVM技術の承諾を得ることは、その技術をすべてのEPIワクチンへとスケールアップしていくうえで非常に重大な課題であるとわかった。2002年3月の会合でVVMについての懸念を示した多くのワクチン製造業者は、すでにOPVでその製品を使っていた。PATHとWHOはEPIワクチン製造業者にVVMを導入するよう説得するための一連の計画を採用した。その計画は、影響調査を通して技術の効果を証明し、ワクチン仕様書と入札における使用を要求し、技術とラベリング操作の調整を行い、未解決の問題を議論するための十分な機会を提供するために、ワクチン製造業者と一連の国際的な会合を行うというものだった。WHOとPATHは3月の会合に備えて、製造業者の懸念を分析し、対処のための明示的な努力もした。これらすべての要因によって、ワクチン製造業者はVVMを他のワクチンに使用することに同意する方向へと転換した。

UNICEFを通して供給されるEPIワクチンへとVVMのスケールアップを行うことは、このような一連の要因によってこの上ない成功を収めた。その要因とは、製品チャンピオンとしてのPATHとWHOの努力、USAIDや他の提供者によるPATHへの資金提供、WHOとUNICEF供給部門による方針策定、製品への技術革新をし続けたTemptimeの意欲、そしてワクチン市場の変化などである。製品チャンピオンと製造業者によるこれらの努力は実を結んだ。2004年、UNICEF供給部門によって購入、供給されたOPVではないワクチンのうちのほぼ3分の1にVVMラベルがつけられた。2004年にUNICEFは、2005年の終わりまでに、UNICEFが供給する12のワクチンのうち7つで、VVMが100％導入されるだろうと推定した[41]。UNICEFはまた、他の3つのワクチンには80％かそれ以上のVVMが導入され、導入の割合が低いのはたった2つを残すのみになるだろうとも予想した。2005年8月の時点で、これらの推定値を上回った。OPVではないワクチンでVVMを使用していないのは、たった1つのUNICEF供給業者、Sanofi Pasteurだけとなった（Sanofi PasteurはOPV製品にはVVMを使用している）。

4　VVMのスケールアップによる影響

UNICEF供給部門を通じて定められたEPIワクチンのVVMへのスケールアップが成功したことは、途上国の予防接種プログラムに対し、主に2つの影響を与えた。

第1に、VVMによってワクチンの浪費と費用は減少した。以前議論したように、VVMによってヘルスワーカーは、VVMが過剰な熱暴露を示すワクチンだけを捨てることができるようになった。またヘルスワーカーがコールドチェーンをよりよく管理できるよう手助けすることによっても、VVMはワクチンの浪費を減少させた。累積的な熱暴露の標識であるVVMによって、ストック内のどのワクチンが熱暴露を受けたかを知ることができる。それだけでなく、熱暴露後もまだ効果があり、優先的に使用されるべきワクチンを、ヘルスワーカーが評価できるようになった[42]。WHOにおけるVVMプロジェクトの主任であるÜmit Kartogluは、「VVMをすべての運用サイクルに組み入れることを学ぶのは芸術」であり、VVMを単に読み取るよりも難しいと指摘している[43]。したがって、VVMの使用におけるこの側面は、WHOが行うヘルスワーカーの養成の主要な焦点である。

VVMがワクチンの浪費を減少させた他のアプローチは、VVMが1995年にWHOによって実施された複数回のバイアル方針(2000年に改定された)の導入を手助けしたことである。この方針によってヘルスワーカーは、1日以上バイアルが開けられたワクチンを(捨てるのではなく)使用できる[44]。EPIワクチンにVVMがついているおかげで、ヘルスワーカーはVVMが最終点に到達していない場合翌日使うべきかどうかを決定することができる[45]。以前の方針では、ヘルスワーカーは予防接種活動の1日の終わりに、開いているワクチンをすべて捨てなくてはならなかった。新しい複数回のバイアル方針は、ワクチンの浪費と費用に影響を及ぼした。WHOは、この方針によってワクチンの浪費率は30%まで減り、毎年のワクチン費用を世界で4,000万ドルも節約できると推定している[46]。PATHとブータンで実施された研究は、複数回のバイアル方針と液体ワクチンへのVVMの影響を調査したものだった。この研究によって、OPVの48.8%、ジフテリア－破傷風－百日咳の27.1%、破傷風トキソイドの55.5%、B型肝炎ウイルスの23.8%の浪費が減少したことがわかった(1999年、PATHより)。

ヘルスワーカーによるVVMの採用は、VVMが新しい複数回のバイアル方針と同時に導入されたとき、しばしば障害に直面した。たとえばトルコでは、VVMが最終点に達していなければ、(残りのワクチンが翌日使えるように) 1

日の終わりにOPVを捨てないよう、古い方針で養成を受けたヘルスワーカーを納得させるのに苦労した[47]。これらのヘルスワーカーは、1日の終わりに色が暗くならなかったVVMは、「暗くならなければならないのに暗くならない」ため「欠陥品である」と感じた[48]。トルコで研究した立案者はWHOに、この複数回のバイアル方針の理由を明らかにするよう求め、またこの領域の研究者による導入を見直すために経営や健康スタッフによって提起された質問に明確に答えるよう勧めた。

分析学者は現在、ワクチンを冷凍から守ることによってワクチンの浪費をさらに減らすことができるかどうか研究している。B型肝炎ウイルスと破傷風トキソイドワクチン（アルミニウムが補助剤の基盤となったワクチン）は熱には安定しているが、冷凍に対して、特にコールドチェーンに対しては敏感である[49]。インドネシアでのベースライン研究では、B型肝炎ウイルスの75％が冷凍温度にさらされていることがわかった[50]。冷凍の問題は、ワクチンが落ちついた温度で輸送、貯蓄されることで減少した。2005年、WHOのスタッフは方針文書を草案し、B型肝炎ウイルスや破傷風トキソイドのようなワクチンが凍らないようにするため、すべてのワクチンを氷なしで輸送するよう製造業者に提案した。この方針が成功するかは、VVMが氷なしで輸送されたワクチンへの熱による損傷に対してどれだけ効率的に用いられるかに、ある程度依存するだろう[51]。

VVMによる第2に主要な影響は、ヘルスワーカーがワクチンを遠く離れた地域に運ぶためにコールドチェーンの外に長期間持ち出せるよう、コールドチェーンの方針をより柔軟にすることだ。2000年、ポリオ根絶運動において届けるのが難しかった地域の人々にワクチンをより普及させるため、この方法でVVMを用いた方針を発展させた[52]。この新しい方針の成功には、VVMと新しい方針の両方の養成を受けたヘルスワーカーが必要だったが、予防接種を受ける子どもの親による採用もまた必要としていた。途上国の多くの母親はワクチンのプロトコルをよく知っており、ワクチンが冷蔵庫から直接届くことを期待している。したがって、OPVバイアルがWHOの新しい方針に基づいて室温で輸送されたとき、警戒してしまう母親もいた[53]。

要するに、VVMはワクチンの浪費を減少させ（政府の費用を削減し）、コールドチェーン・プロトコルへの影響をパラダイムシフトさせた（そしてその結果、遠く離れた地域で予防接種を受けられる子どもがより多くなった)[54]。PATHは2005-2015年の10年にわたり、VVMによってヘルスワーカーが2億3,000万以上の不活性なワクチンに気付いて取り替え、14億以上のワクチンを遠く離れた地域に届けられるようになるだろうと推定している[55]。組織はこの技術を使うことで14万以上の生命が助かり、他の多くの人々の罹患率が減少すると信じている。費用削減の点で、UNICEFとWHOは基本的なワクチンにVVMを用いることによって、グローバルヘルス社会を年間500万ドル節約することができると推定している[56]。

5　現在の挑戦

ワクチンの浪費や政府が負担するワクチン費用や、コールドチェーンを守れない地域でのワクチンの普及にVVMが与える潜在的な影響を完全に実現させるためには、VVMの規模を予防接種プログラムで用いられるすべてのワクチンへと拡大させる必要がある。これらの影響を制限する主要な要因は、UNICEF供給部門以外ではVVMの採用があまりなされていないことである。現在、UNICEFを通して調達されたEPIのワクチンの100％近くでVVMが使用されている。一方で、PAHOのワクチン調達のための回転基金によって財政管理されているワクチンや、途上国政府の調達機関(UNICEFを通して調達されていない機関)から直接購入されるワクチンでは十分使われていない。UNICEF供給部門の次長Stephen Jarrettは「他の(UNICEFによって調達されていない)ワクチンにVVMを取り込むことは当初の予想よりも遅くなっている。…その理由の1つは、UNICEFがVVMのついたワクチンを献身的に買う唯一の機関だからである」と語った[57]。

PAHO基金は、(南北アメリカとカリブ海地域における) VVMの使用を一度も推奨しなかった。VVM導入における2002年3月の会合で、PAHOの代表者は、VVMが当初OPVのみに用いられており、VVM導入の際にはすでにポリオはアメリカで根絶していたため、PAHOはVVMを導入しなかったと述べた。彼はまた、VVMの導入におけるその後の遅延は、VVMをすべてのワクチンに導入しようというPAHOの欲求によるものであったと説明した。いまやVVMはより広く利用できるようになったので、PAHOはこの決定を再検討するだろう[58]。しかし2006年11月の時点で、PAHOはまだVVMの使用をワクチン供給業者や購入者に推奨していなかった。PAHOはVVMの初期の研究に貢献した一方で、後の地域での臨床試験を支持しなかった。その結果、VVMの技術が地域で費用対効果があるかどうか、またヘルスワーカーによく受け入れられているかどうかについて評価する機会がなかった[59]。PAHOのVVMへの抵抗は、ワクチンをUNICEF供給部門とPAHO基金の両方に供給しているワクチン製造業者の製品過程を一層複雑にしている。これらの製造業者は、VVMがラベルされたワクチンとラベルされていないワクチンの両方を生産するため、2つの異なるタイプのラベルを必要としている。

PAHO基金のように、多くの途上国政府の調達機関もまたVVMを使用するよう要求していない。PATHのJohn Lloydは、このことは「ワクチンを生産している国で依然としてVVMなしで供給されているポリオ以外のワクチンが、国内で巨大な割合で供給される」ことにつながると断言している[60]。政府の要請がなければ、ワクチンの製造業者にはVVMを使用するインセンティブはほとんどない[61]。彼らにとって、支払可能性(affordability)は重要な問題であり続ける。VVMは低価格であるが、これらのワクチン製造業者は競争の激しい市場でVVMにさらなる追加費用を支払うことに当然消極的である。この競争の激しい市場では、購入者はすべての製造業者に対してVVMの技術を要請していない。また他の製造業者はVVMを用いておらず、そして政府は追加費用を払うことに関して興味を持っていない。

2007年、WHOとUNICEFはすべての製造業者とのワクチン購買契約のための最小限の要請の中にVVMを含めるよう国に要求する共同声明を発表した[62]。インドネシアとインドの政府調達機関は、現在VVMをすべてのワクチンに要求している。WHOは他の政府調達機関や全国のワクチン製造業者とVVMの使用について議論しているが、あまり成功していない。VVMを用いた予防接種プログラムには(ワクチンの浪費の減少を通して)費用削減の可能性が高まり、またVVMによってワクチンの普及が遠く離れた地域に広がる一方で、ほとんどの政府は製品を要求し始めるのが遅い。PATHのDebra Kristensenは、全国の製造業者にVVMを導入してもらうことに成功する1つのモデルは、政府からの権限と資金提供のできる擁護者/コンサルタントを用いることであると説明している[63]。たとえばインドでは、英国国際開発省(Department for International Development: DfID)は、全国の製造業者が供給したワクチンを含め、国内のすべてのOPVに対してVVMへのスケールアップを行うため、1990年代半ばにインド政府に資金を与えた。DfIDはまた、VVMを導入するため製造業者に対して財政的かつ技術的な支援を提供し、それぞれの製造業者からのOPVの調達代金を一度限りで支払った。この計画は、政府と国内のすべての製造業者を含めるよう擁護者によって導かれ、十分な資金提供と協調した努力の両方があったので成功した。しかしPATHには現在、途上国でのVVMの採用を支持するためにささげられる資金がない。PATHはWHOにVVMの技術支援を提供し続けている一方で、他の新しい技術に焦点を移している。その結果、個々の途上国でVVMの採用過程をコントロールする組織構築(architecture)が停滞している。

結　論

27年間にわたり今もなお続いているVVMの物語は、製品開発や導入、スケールアップを通して新しい技術をもたらすことが「長くて困難な旅」(long and arduous journey)であることを証明している[64]。この過程には十分な資金調達と忍耐力に加え、公共および民間セクタによる集中した努力が必要である。VVMに対する医薬アクセスのそれぞれのフェーズでは、長年の協調した努力が必要となった。製品開発に12年間、OPVへの最初の導入に6年間、そしてWHOによる事前審査を受けた製造業者によって供給されたEPIワクチンへとスケールアップするのに9年間。途上国での予防接種プログラムで配達されたワクチンにVVMが普及するデータは入手できなかったが、Temptimeによる売上データは、VVMの取り込みが時間の経過とともに顕著に増加したことを示している。1996年から2007年にかけて、TemptimeのOPVへのVVMの売上高は、年間で3倍以上のおよそ2億バイアルへと増加し、他のEPIワクチンの売上高は年

Figure 7.1　TemptimeによるVVM製品の売り上げ(1996-2007年)

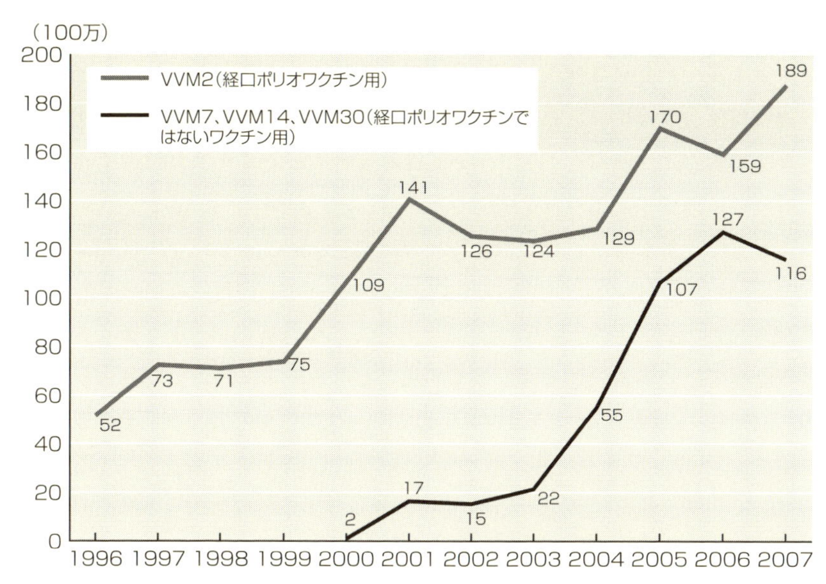

注）TemptimeはVVMの4つのカテゴリーを規定している。まず、（最も不安定なワクチンのための）VVM2は経口ポリオワクチン(OVP)に用いられる。他の3つのカテゴリーは、（並みの安定性を持つ）VVM7、（中間の安定性を持つ）VVM14、そして(高い安定性を持つ）VVM30である。VVM7、VVM14、VVM30は経口ポリオワクチン以外のEPIワクチンに用いられる。

出所：*Implementation Update on VVM* by Temptime Corporation, 2005, Morris Plains, NJ. 許可を得て使用。

間0から1億バイアル以上へと増加した(**Figure 7.1**)。2005年の終わりまでには、WHOによる事前審査を受けたワクチン製造業者のほとんど100%がこの技術を利用した。しかしながら、PAHOの地域や発展途上国のワクチン市場でVVMの医薬アクセスを広げることにおいては、依然として大きな課題が残っている。

VVMへの医薬アクセスを促進する努力は、(**Table 7.3**に示したように)特に採用の問題において障壁に直面した。そしてそれらは導入やスケールアップの段階とは異なっていた。VVMが初めてOPVに導入されたとき、その技術は新しかった。そして最も差し迫って必要とされたのは、VVMのOPVへの効果を証明し、方針策定を通してVVMの使用を要請することだった。最初の障壁は数々のワクチン製造業者の懸念に関わっており、会合での自由な議論や技術の変化、そして妥当性の研究を通して最終的には解決した。すべてのEPIワクチンへのスケールアップのフェーズにおいて、VVMを使用する可能性のあるワクチン製造業者の数は著しく増加した。関係者の数が増加すると、ワクチン製造業者による採用を達成するうえで直面する障壁の数も増えた。これらの妨害を解決するために、WHOとPATHはワクチン製造業者とTemptimeとの間で一連の技術会合を開き、UNICEFはワクチンの入札におけるVVMの要請を規定し、施行した。また、Temptimeは技術を修正し、ワクチン製造業者と協力して新しいラベリング過程を開発した。

この章は、関係者が新しい医療技術(health technology)についてどれだけ広く異なった考えを持ち、製品の採用に影響を与えうるかを示している。たとえば、WHOのスタッフとヘルスワーカーにとって、この技術はコールドチェーンの機能が改善し、ワクチンの浪費が減少することを意味していた。UNICEF供給部門にとってVVMは、唯一の供給者による方針に異議を唱え、ワクチン製造業者との関係にストレスを生み出すものであった。ワクチン製造業者にとって、UNICEFが購入するワクチンにVVMを取り付けることは、彼らの商売への法律上の、事業遂行上の、商業上の数々の挑戦を意味していた。VVMへの医薬アクセスを提供することは、これらの多様な集団を団結させるために、協調のための努力—そして、かなりの時間—を必要とした。WHOとPATHにおけるVVMの製品チャンピオン(product champion)は、他のEPIワクチンへとスケールアップするために、OPVの初期開発から導入へと一歩ずつ過程を進めていった。WHOとPATHのスタッフは、VVMに関連した活動(試験、影響調査、ワクチン製造業者との会合)において非公式に提携して研究し、そして別々の責任を負っていた(WHOは養成に責任を負い、PATHはTemptimeへの技術支援を担った)。WHOはVVMの医薬アクセスに対して対等関係にある組織としての役割を果たしたが、一度ワクチン製造業者がVVMを使用し始めると、WHOスタッフが対等関係として費やす時間は減少していった。PATHの役割の1つは、WHOとVVM製造業者に技術の専門的知識を提供することだった。WHOのVVM計画の代表者Kartogluは、彼が2001年にWHOに訪れてから、PATHのスタッフはVVMの医薬アクセス過程を通して、ずっと新入社員教育と他の重要な支援を供給してきたと述べた[65]。PATHとWHOはUNICEF供給部門と協力して、VVMの医薬アクセスのために有効な組織構築を生み出した。これらの組織のスタッフによって与えられた集中した努力や献身的な時間は、UNICEFを通して調達されたワクチンにVVMを導入することを保証する決定的な要因だった。

VVMの製品チャンピオン、特にPATHは、VVMの医薬アクセスのための組織構築(architecture)の中心として、Temptimeとの親密な関係を作ろうと熱心に働きかけた。PATHはTemptimeが製品開発するのを奨励することによって、医薬アクセスの初期段階でTemptimeとの関係を設立した。PATHはTemptimeに継続的な支援を提供し、Temptimeが前進すべきかどうか疑問に思った早い段階から、VVM製品を作り続けるよう促した。Temptimeにとって、PATHのスタッフはエンドユーザーとしての視点と計画全体への理想像を与えてくれた[66]。TemptimeはVVMを開発するために1,000万ドル以上投資し[67]、そして2001年になって初めてVVM製品で利益を上げ始めた[68]。Temptimeは、WHOの仕様書の変更と特定のワクチン製造業者の必要性に応じて、繰り返しなされた要求に対応して初期のVVM技術を修正した。重要なことに、Temptimeはこれらの行動を独自に実行したのではなく、技術を市場に出すために、製品チャンピオンであるPATHとWHOに依存した。公営企業やグローバルヘルスワークでの経歴がない中規模の企業として、TemptimeはVVMを市場に出す準備ができておらず、この領域でのWHOやPATHの支援や指導を要求した。

VVMの製品チャンピオンは異なる集団による製品の採用に特別に配慮した。たとえば、PATHはワクチン製造業者がVVMをOPVに使用し始めることができるように、従来のラベリング設備をTemptimeが購入するのを容易にするための融資を提供した。製品チャンピオンは、Temptimeが唯一の製造業者として役割を担っていることに対するワクチン製造業者とUNICEFの懸念を解決するため、VVMの他の製造業者を見つけようともした。しかし成功しなかった。その結果、この問題はいまだ続いている。

製品チャンピオンはまた、すべてのEPIワクチンにおけるVVMの必要性を調達機関に納得させようと働きかけた。これらの関係はVVMの組織構築の重要な構成要素を代表した。UNICEFによるワクチンの入札仕様書でVVMを要請し、これらの要請を強制することは、ワクチン製造業者による採用を達成するためにきわめて重要だった[69]。UNICEFは、いくつかのワクチンの供給が乏しく、VVMがついているか否かにかかわらず入手可能な製品をすべて購入する必要があったことが一部原因となり、時間をかけて徐々にVVMの要請を強制した。継続している問題は、PAHOと途上国政府の調達機関の多くがVVMに抵抗していることである。これらの集団による採用がないことにより、PAHOの地域や、自分自身でワクチンを(しばしば国内の資源から)調達しているがすべてのワクチンにはVVMを要請していない国々で、VVMへの医薬アクセスが制限されている。

VVMの製品チャンピオンによる業績は、十分な量の資金提供に依存した。VVMにとって、これらの資金は大部分がUSAIDのHealthTech計画を通してPATHに届いていた。HealthTechに長期(1987-2006年)にわたって資金提供を行ったUSAIDの意欲は、特に重要であった。これによってPATHは、WHOとTemptimeと他の集団に対して長期にわたって支援を提供するまれな機会を与えられた。USAIDの資金に加えて、PATHは融資資金である米国疾病管理予防センターや他の資金提供者のような他の財源を通して、VVM研究の財政を管理した。

VVMの物語は、この刷新的な技術への医薬アクセスを生み出すことが、単にワクチンバイアルにラベルをつけるよりもっとずっと多くのことを要求したことを証明している。UNICEFを通して調達されたワクチンに対してVVMの医薬アクセスを生み出すことはうまくいき、広範にわたる影響を生み出し—ワクチンの浪費を減少させ、ヘルスワーカーが遠く離れた地域でワクチンを使用できるようにし、コールドチェーンの弱いつながりを正確に指摘し、多量なバイアル方針を実行し、最終的に予防接種プログラムの届く範囲を広げ—途上国の健康を改善し、生命を救った。これらの影響を達成するためには、多様なセクタが協力して働き、事業遂行上での問題を克服し、ワクチン製造業者によって制限された取り込みを解決し、コールドチェーンとワクチン管理についての新しい考え方を採用することを必要とした。このことは、医薬アクセスや技術の取り込みを達成するために公的かつ私的関係者と協力したPATHやWHOのような献身的な製品チャンピオンの努力を通してのみ達成された。しかしながら、VVMによって提供された潜在的な費用の増進と健康の増進を完全に達成するためには、途上国の予防接種プログラムで使われているすべてのEPIワクチンに対して機器への医薬アクセスを広げようとする、製品チャンピオンによる継続的な推進が必要となるだろう。

Table 7.3（1/2）ワクチン・バイアル・モニター（VVM）：医薬アクセスの要約

障　壁	戦　略	具体的行動
	組織構築（architecture）	
VVMの国際的なチャンピオンの必要性	効果的な指導者を特定し、技術のための協力を設計した	PATHはUSAIDからの資金や他の財源を用いて、製品チャンピオンであるWHOとともに働いた；また、Temptimeと協力して技術を開発し、製品開発、導入、スケールアップを通してその技術を推し進めた
	採　用（adoption）	
独立した妥当性評価が欠如していること、ラベリング過程、VVM供給者が単独であること、そして責任に対する、ワクチン製造業者の懸念（ワクチン製造業者の採用）	この技術を導入するよう製造業者を説得するため、十分な質と量の製品を保証した	WHOは妥当性を証明するため、VVMの独自の承認に資金を提供した；PATHはTemptimeと協力してWHO仕様書を満たすために技術を修正し、新しいラベリング工程を開発し、個々のワクチン製造業者の懸念を解決した；UNICEFはワクチン供給者との契約の中で、責任問題と供給者が単独である問題に対処した；WHOとPATHはTemptimeとワクチン製造業者と技術的な会合を開催した
VVMが単独で供給されており、また世界でのワクチンの供給が乏しいことに対する、UNICEF供給部門の懸念（UNICEFの採用）	国際的なレベルで技術を承認した	PATHとWHOはUNICEF供給部門による採用を保証しようと働きかけた
PAHOがVVMの使用を要請しなかった（PAHOの採用）	国際的および地域レベルで技術を承認した	WHOは途上国の地域でVVMによってどれだけワクチンの浪費が減少したかを証明しようとして、影響調査を実施したがPAHOは採用に抵抗した
途上国の多くが、国内のワクチン製造業者にVVMを使用するよう要求しなかった（国内の採用）	国内レベルで技術を承認した	この問題は十分に解決されておらず、その一因は、PATHが、途上国の政府や製造業者と働いて国内の採用を促進するための資金提供を十分に持っていないことである

Table 7.3 (2/2) ワクチン・バイアル・モニター(VVM):医薬アクセスの要約

障 壁	戦 略	具体的行動
支払可能性(affordability)		
VVMのラベリング過程が新しい技術(と追加のコスト)を必要とすることに対する、製造業者の懸念	その技術がさらなる大幅な費用を課すことはないと、ワクチン製造業者に保証した	Temptimeは、液体ワクチンの製造業者が新しいラベリング設備を購入する必要のない、新しいラベリング工程を開発した;凍結乾燥したワクチンの製造業者はVVMを応用した、さらなる設備を要求したが、Temptimeは個々の企業と協力してVVMをその企業特有のラベリングシステムと合わせることに同意した
使用可能性(availability)		
TemptimeがVVMを単独で供給していることに対する、UNICEFとワクチン製造業者の懸念	十分な量の製品を保証し	PATHとWHOは競争できる製品を開発するよう他の企業に促し資金を提供したが、どれもうまくいかなかった;UNICEFはワクチン製造業者との契約の中で、供給者が単独である問題に対処し、WHOとPATHはTemptimeとワクチン製造業者と技術的な会合を開催した

注

1. World Health Organization-UNICEF, *Quality of the Cold Chain: WHO-UNICEF Policy Statement on the Use of Vaccine Vial Monitors in Immunization Services* (Geneva: World Health Organization, 1999, WHO/V&B/99.18).
2. GAVI, *GAVI Sixth Board Report* (Ottawa, Canada: GAVI, 2001).
3. PATH, *HealthTech Historical Profile: Vaccine Vial Monitors* (Seattle: PATH, 2005). 他のワクチン温度標識として（国際的な輸送をモニタリングする）温度データ記録計、（レベル間の輸送をモニタリングする）コールドチェーン・モニターカード、（冷蔵庫の温度をモニタリングする）ストップウォッチがある。VVMは、流通から配達の過程で常に利用できる唯一の手段である。
4. PATH.
5. Ray Baughman (Robert A. Welch Professor of Chemistry and Director of Alan G. MacDiarmid NanoTech Institute, University of Texas in Dallas), interview by author (Laura Frost), August 19, 2005.
6. PATH.
7. PATH.
8. PATH.
9. Ümit Kartoglu (Scientist, World Health Organization), interview by author (Laura Frost), August 17, 2005.
10. Baughman interview.
11. PATH.
12. PATH; and Ted Prusik (Senior Vice President, Temptime Corporation) and Chris Caulfield (Director of Sales, Temptime Corporation), interview by author (Laura Frost), August 3, 2005.
13. CliniSenseは、熱暴露と冷凍の両方をモニタリングするLifeTrackと呼ばれる電子の時間－温度標識を開発した。しかし、この標識のコストは3.00−5.00ドルであり、それぞれのワクチンバイアルに取り付けるには高価すぎる。Stephen E. Zweig, "Advances in Vaccine Stability Monitoring Technology," *Vaccine* 24 (2006): 5977–5985参照。.
14. PATH.
15. PATH.
16. Debra Kristensen (Senior Technical Officer, PATH), interview by author (Laura Frost), August 16, 2005.
17. Oya Zeren Asfar and Birhan Altay, *Vaccine Vial Monitors Impact Study During 1997 National Immunization Days in Turkey* (Geneva: World Health Organization, 1998, WHO/EPI/TECHNET.98/WP.23).

18. Asfar and Altay.
19. PATH, Kingdom of Bhutan, and World Health Organization, *Vaccine Vial Monitor Impact Study Results: Kingdom of Bhutan* (Seattle: PATH, 1999).
20. Ajit Mukherjee, Tej Pal Ahluwalia, Laxmi Narayan Gaur, Rakesh Mittal, Indira Kambo, Nirakar Chandra Saxena, and Padam Singh, "Assessment of Vaccine Wastage During a Pulse Polio Immunization Programme in India," *Journal of Health, Population, and Nutrition* 22 (2004): 13–18.
21. Kristensen interview.
22. PATH, Kingdom of Bhutan, and World Health Organization.
23. The Consumer Assosiation Research and Testing Centre（英国）はVVM2サンプルの適合試験を実施した。また、Precision Measurements and Instruments Corporation（米国）はWHOとの契約下でVVM7、VVM14、VVM30の適合試験を実施した。
24 Interview by author (Laura Frost) with anonymous source, September 29, 2005.
25. Kristensen interview.
26. PATH.
27. Kristensen interview.
28. World Health Organization-UNICEF, *Quality of the Cold Chain.*
29. PATH.
30. World Health Organization, *Technical Review of Vaccine Vial Monitor Implementation* (Geneva: WHO, 2002).
31. World Health Organization, *Q&A: Technical Session on Vaccine Vial Monitors* (Geneva: WHO, 2002).
32. Kristensen interview.
33. Kartoglu interview; and World Health Organization, *Technical Review.*
34. World Health Organization, *Technical Review.*
35. World Health Organization, Q&A.
36. World Health Organization, Q&A.
37. Prusik and Caulfield interview.
38. World Health Organization, *Technical Review.*
39. World Health Organization, *Technical Review*, 20.
40. World Health Organization, *Technical Review.*
41. GAVI, "VVM Uptake: Accelerating in International Markets," *Vaccine Forum* 1 (2004): 1–3.
42. PATH.
43. Kartoglu interview.
44. 複数回のバイアル方針は以下のワクチンに適用される。経口ポリオ、ジフテリア

－破傷風－百日咳、破傷風トキソイド、ジフテリア－破傷風、B型肝炎ウイルス、インフルエンザ菌b型(*Haemophilus influenza* type b vaccine: Hib)の液体製剤。一方で以下に示すワクチンには適用されない。カルメットーゲラン桿菌(Bacillus Calmette-Guerin: BCG)、麻疹、黄熱病、一部のインフルエンザ菌b型製剤。World Health Organization, *WHO Policy Statement: The Use of Opened Multi Dose Vials in Subsequent Immunization Sessions* (Geneva: WHO, 2000, WHO/V&B/99.18) 参照。

45. World Health Organization, *WHO Policy Statement.*
46. World Health Organization, *WHO Policy Statement.*
47. Asfar and Altay.
48. Asfar and Altay, 7.
49. PATH.
50. Carib M. Nelson, Hariadi Wibisono, Hary Purwanto, Isa Mansyur, Vanda Moniaga, and Anton Widjaya, "Hepatitis B Vaccine Freezing in the Indonesian Cold Chain: Evidence and Solutions," *Bulletin of the World Health Organization*, 82 (2004): 99–105.
51. PATH.
52. World Health Organization, *Making Use of Vaccine Vial Monitors: Flexible Vaccine Management for Polio* (Geneva: WHO, 2000, WHO/V&B/00.14).
53. Prusik and Caulfield interview.
54. PATH, 10.
55. PATH.
56. World Health Organization-UNICEF, *Quality of the Cold Chain.*
57. GAVI, "VVM uptake," 1.
58. World Health Organization, *Technical Review.*
59. Kristensen interview.
60. GAVI, "VVM uptake," 2.
61. Kristensen interview.
62. World Health Organization-UNICEF, *WHO-UNICEF Policy Statement on the Implementation of Vaccine Vial Monitors: The Role of Vaccine Vial Monitors in Improving Access to Immunization* (Geneva: WHO, 2007, WHO/IVB/070.04).
63. Kristensen interview.
64. Kristensen interview.
65. Kartoglu interview.
66. Prusik and Caulfield interview.
67. Temptime Corporation, *Implementation Update on VVM* (Morris Plains, NJ: Temptime Corporation, 2005).

68. Prusik and Caulfield interview.

69. PATH.

第8章

女性用コンドーム*

－二重保護へのアクセス－

Female Condoms: Access to Dual Protection Technologies

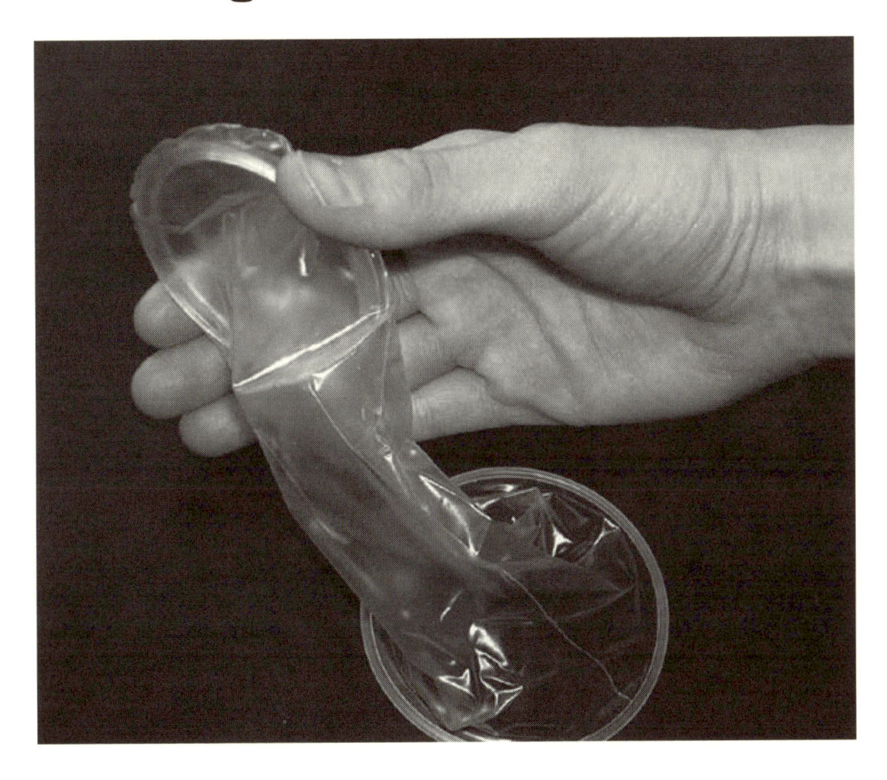

*共同執筆：Beth Anne Pratt

はじめに

全世界でHIV感染者が推定3,950万人となった2006年には、その半数が女性の感染者という状況だった。1985年にはHIV感染者のうち女性は35%だったが2006年には48%と着実に増加し[1]、HIVに感染したすべての大人と子どもの3分の2はサハラ以南のアフリカに住んでいて、そのうち59%が女性であった[2]。これらの数字は、生物学的に男性に比べて女性はHIVに感染しやすく、さらに女性がHIVから身を守る力を阻害するような、多くの社会におけるジェンダーの不平等を反映している。

女性が感染しやすいという特性から、女性主導のHIV予防法の研究が促進され、現在その予防策としては女性用コンドーム、ダイヤフラム、殺菌剤が挙げられる。HIVやその他の性感染症（sexually transmitted infection: STI）の予防における、ダイヤフラム（diaphram）の有効性に関する研究はまだ実施中であるが、殺菌剤などの製品を開発するための努力は現在進行中である[3]。2006年半ばの時点では、妊娠と性感染症の両方を予防するのに有効だと証明され、市場で入手可能であったのは、女性用コンドームのみだった[4]。女性用コンドームは、妊娠と性感染症の両方を予防する能力があるため、「二重保護」技術として知られている。

1992年に導入された女性用コンドームは、世界中のほぼ100か国で発売されており、当初は高い熱意で開発された技術にもかかわらず、エンドユーザー、提供者、各国政府、ドナーによる採用（adoption）は低水準にとどまっている。この章では、なぜ女性用コンドームの採用が低く、限られた医薬アクセスとなっているかについて、1980年代半ばから1990年代における開発から導入、2000年代半ばまでの、医薬アクセスへの多様な障壁を考察することで読み解くこととする。女性用コンドームの物語は、こうした技術へのアクセスを創出するうえでの、さまざまなレベル—グローバル、国、地域レベル—での障壁と、それに対処するための組織構築（architecture）と戦略的な計画上の困難を浮き彫りにしている。この章では、製品の使用可能性（availability）と支払可能性

(affordability)、エンドユーザー、提供者、国内的および国際的な採用に関する持続的な問題に対処するための組織構築とアクセス戦略を構築するための現在の試みを説明していく。推進派が、女性用コンドームへの医薬アクセスを成功させることができるかどうかは、今後の課題である。

1　製品開発（フェーズ1）

女性用コンドームは、デンマーク人医師Lasse Hesselによって、1984年に開発された。Wisconsin Phamacal Co., Inc.(当初は家庭用洗剤や業務用ヘルスケア製品といった化学製品を取り扱っていた会社)の上級副社長Mary Ann Leeperは、Hesselの開発についての話を聞きつけた。1987年10月、LeeperとHesselは女性用コンドームについて話し合い、Wisconsin Pharmacal側は米国食品医薬品庁(U.S. Food and Drug Administration: FDA)の要件を満たす製品を開発し、米国、カナダ、メキシコで販売権を持つかわりに、Hesselは女性用コンドームの製造技術を開発することで合意した。彼は1988年に米国の特許を出願し、Wisconsin Pharmacalは女性用コンドームの開発に責任を持つため、新しい部門であるFHC(Female Health Company)を立ち上げた。FHCは、Leeperが主導し、その技術開発に関するFDAの承認を得るために必要な研究に着手し、1988年の終わりまでにLeeperは、その製品が認定基準を満たすと信頼できうる、FDA承認のための申請書を提出する準備をしていた[5]。ちょうど同じ頃、FDAはすべての新しいコンドームを評価するために全国女性健康ネットワーク(National Women's Health Network)が提出した市民請願を満たす、厳格な基準を使用することを決定した。全国女性健康ネットワークは、男性用および女性用の新たなコンドームの開発者に対してHIV感染予防のための新たな方法の開発を提唱するうえで、FDAがさらに効果的なデータを要求することが必要と考えていた[6]。FDA内では、このネットワークからの請願とその結果起こる議論を鑑み、女性用コンドームをクラスIIIの医療機器として位置づけ、Leeperが当初考えていたよりも徹底した安全性と有効性に関する研究をWisconsin Pharmacalに求めた[7]。これらの研究には、時間とWisconsin

Pharmacalからの投資がさらに必要となり、その資金を調達するため、同社は1991年に株式を公開した。

一方、Hesselは女性用コンドームを大量生産するための技術開発において、経済的、技術的な問題を抱えていたため、これらの問題を解決するために、米国以外での世界中での販売権をオランダの投資家に売却した。1989年には、この投資家がロンドンに拠点を置くChartex Resources, Ltd.を設立し、女性用コンドームを生産し、北米以外での市場を担うこととなった。Chartex Resourcesとデンマークの非営利財団からの投資額は100万ドル単位となり、Chartex Resourcesは、特殊な製造技術のプロセスを開発し、米国以外の数か国において製品の販売許可を得た。

1993年、FDAは女性用コンドームの市販に関する、Wisconsin Pharmacalの申請を承認し、1年後にChartex Resourcesの製造に関しても承認した。FDAが女性用コンドームの承認プロセスを早めたのは、女性主導の唯一存在する感染防御方法であったためであったが、避妊と性感染症予防の効果(effectiveness)についても懸念を表明した。なぜなら、男性用コンドームについて、長年未解決だった避妊と性感染症予防に対して、より強力であると示す製品ラベルを必要としていたからである[8]。FDA長官David A. Kesslerは承認に際し、「女性用コンドームは、私たちが願うすべてを満たすものではありませんが、何も予防しないよりはいいのです。男性用コンドームはエイズや他の性感染症を予防するには最良であることを、改めて強調しておかなければならないでしょう」[9]と述べた。この承認により、Wisconsin Pharmacalは、米国での販売のため、女性用コンドームの大量輸入を開始した。

1993年にFDAによって承認された製品は、透明なポリウレタンでできており、男性用コンドームと同じようにシース各端にあるリングで、長さが調節できるようになっていた。透明ポリウレタンは、1940年代に発明され、分子モノマーと呼ばれる小さな単位の長い繰り返し配列からなるポリマーである。女性用コンドームに使用されたポリウレタンは、2つのモノマー(ジイソシアネートとポリオール)を組み合わせて作られ、男性用コンドームに使用されるラテックスよりも熱伝導や薄さで優れており、無臭であった。女性用コンドームは、柔らかい外側のリングは膣外に出たままで、内側のリングは性交時にデバイスを挿入し、所定の位置に固定するために使用され、性交の数時間前に挿入することができた。女性用コンドームはシリコン系の潤滑剤とともに封入されていて、FDAは当初、使用期限は3年としていたが、後に5年と改訂して承認した。

妊娠や性感染症の両方に対する保護における有効性(efficacy)を調べる実験室ベースの研究では、主だった副作用はなかった[10]。典型的な使用条件下での早期実地調査では、男性用コンドームの85%に比べ、女性用コンドームは79%の効果があると推定された[11]。しかし、世界保健機関(World Health Organization: WHO)でサポートされた最初の多施設における避妊効果の比較研究結果では、パナマ、中国、ナイジェリアでは、女性用コンドームの効果は94-98%であるのに対し、男性用コンドームは92-96%であった[12]。ケニア、タイ、米国における研究でも、女性用コンドームは男性用に比べて性感染症予防に効果的であった[13]。米国エイズ予防財団(American Foundation for AIDS Reserch)は、HIV感染については、女性用コンドームの有効性と効果(effectiveness)に関する臨床試験データの欠如があるのは認めながらも[14]、「女性用コンドームを正しく使用した場合、HIV感染のリスクに対して94-97%効果的である」とした[15]。

女性用コンドームが承認された初期の頃は、米国および世界中での注目を集め、専門家・一般市民の双方が大きく期待していた。支持者の一人は、この新しい技術についての興奮を、以下のように記している。

> この新しい技術は、使い方が簡単に習得でき、副作用がなく、ピルやダイヤフラムとは異なり、高度な医療に縛られないこと、そして少なくとも女性の私に最も魅力的なことは、男性用と比較して女性が自分で使えるということを大きな進歩と感じたことで、とても期待できるものです。これは、男性が予防のためにコンドームを使用する気になるかどうかから解放され、自分で自身のリプロダクティブヘルスについて決定できるからです[16]。

しかし、女性用コンドームはすぐに販売されなかった。Wisconsin Pharmacalは1995年まで製品を販売するためには資金が限られており、事業を再構築することを決定した。まず、1995年にはChartex Resources、次の年にはO. B.

Parrishが最高経営責任者(CEO)のまま引き継いで、シカゴに移転したFHCと、社長兼最高執行責任者となったLeeperの2社に再編された。この編成により、FHCは女性用コンドームに関連するすべての知的財産を所有することとなり、子会社であるChartex Resourcesは、その技術の唯一のメーカーであり続けた。

FHCは自社製品の女性用コンドームの商品名を北米ではFC Female Condom(FC)とし、他の場所ではFemidom、Femy、Preservativo、Feminino、El Condon Femenino、MyFemyとした。2008年初頭の時点では、FCはFDAで承認された唯一の女性用コンドームで、1992年から、FHCが第二世代のFC2をリリースした2005年まで、FCは製造販売、世界規模の研究使用の第一選択であり続けた。

2 女性用コンドームの導入（フェーズ2）

1990年代の初めまでに、FHCはその革新的な予防技術を世界中に導入する態勢を整えた。1992年にスイスで製品化された女性用コンドームは、その後FDAに登録され、欧州特許条約により、その他11か国で規制当局に登録された。1990年代には、FHCは80か国以上で公的機関に提供(一般販売とソーシャル・マーケティング・キャンペーン)し、市販対象に17以上の会社に販売した。FHCは設立以来、唯一の製品である女性用コンドームの製造者であり、1996年に女性健康財団(Female Health Foundation)を設立し、世界規模での女性用コンドームの使用に関して、女性の健康に関するプロジェクトとして、経済的エンパワーメントプロジェクト、性的交渉スキルの訓練、リプロダクティブヘルス教育などを立ち上げた。財団のパートナーには、国連の機関(国連合同エイズ計画(UNAIDS)、国連人口基金(UNFPA)、WHO)、各国政府、非政府組織、コミュニティベースの組織が含まれていた。

女性用コンドームを導入するための努力は、南アフリカ、ジンバブエ、ブラジル、インドなどでは、積極的に製品のレベルを高くしようと推進され、ある程度成功した。たとえば、ジンバブエでは1990年代半ば、女性がHIV感染や性感染症から自身を守ることができると、3万人以上の女性が、政府に女性用コンドームへの医薬アクセスを請願した[17]。一方、1997年に国際人口事業(Population Service International: PSI)は、ソーシャル・マーケティング・プロジェクト(米国国際開発庁(USAID)と英国国際開発省が資金を提供)を開始し、"Care"という商品名で女性用コンドームを販売したが、性感染症予防のスティグマとの関連を避けるために、むしろ「避妊」を目的としたものであった[18]。女性用コンドームはPSIやパートナーの期待以上に売れ、初年度の1997年は120,720個のコンドームを販売し、売上は着実に増加し、2002年には、683,700個販売した。

これらいくつかの国での成功にもかかわらず、1992年から2005年の女性用コンドームの売り出しの努力はほとんど実らなかった。女性用コンドームを愛用する期待は容易に実現されなかったが、多くの女性が優れた予防法として支持者となれば、容易にみんなが採用するだろうと信じていた[19]。が、そうはならなかった。女性用コンドームを世界中に普及させるには、国際的、国内的、そして地域的に次の5点が障壁となっていた。1)限定された支払可能性(affordability)、2)エンドユーザーの採用(adoption)の低さ、3)提供者の採用の欠如、4)国際的な合意の不足、5)不適切な組織構築(architecture)。

(1) 限定された支払可能性

女性用コンドームの価格が高いことは、医薬アクセスの主な障害として挙げられる。ファミリー・ヘルス・インターナショナルのエイズ対策予防プロジェクト(AIDSCAP)は、国際的なAIDSの予防に関する女性用コンドームの潜在的な役割について、1993年10月に会合を開催した[20]。会合の参加者たちは、女性用コンドームの価格が医薬アクセスの障壁であると話し合い、この話題はさまざまな会合でトピックスとなった。

途上国のエンドユーザーが手にするFHCの女性用コンドームの価格は、当初1個当たり約2.00-3.00ドルだった。政府やエンドユーザー向けの製品を支払可能な価格にするために、UNAIDSとFHCは1996年、公共セクタ価格に関する契約交渉を行い、途上国政府における一括購入の価格をコンドーム1個当たり約0.58ドルとした。この価格は必要経費に10%しか上乗せしていないとのことだった[21]。この価格の女性用コンドームなら、政府は、公共診療所でエンドユーザーに無料で提供したり、ソーシャル・マーケッティング・プログラムを通じて低価格で製品を使用できることになる。こうしてはるかに安価になったにもかかわらず、そでれも女性用コンドームは、政府にとって、男性用コンドーム（世界市場での大量購入価格は1個当たり0.02ドル）より高価であった。エンドユーザにとって、その製品が支払可能であるか否かは、公共セクタプログラムによりそれが無料もしくは助成金で配布されることを通じて、その製品を得ることができるか否かにかかっていた。

いくつかの推進派がとった支払可能な価格で女性用コンドームを提供するための戦略の1つは、エンドユーザーが製品を複数回使用できるようにするためのグローバルな合意を模索することであった。米国FDAが女性用コンドームを承認した際には、その使用は1回限りであった。しかし女性用コンドームの推進派は、その材料がポリウレタンでできており、ラテックスよりも丈夫なので、繰り返し使用できるとし、エンドユーザーは、製品を複数回使用することができれば、1回当たりの価格を減らすことができることになった。これについては、いくつかの研究がなされ、そのうちいくつかはUSAIDによってサポートされ、実際に女性用コンドームは、使用後に洗浄しても微生物を発生させず、深刻なダメージもなく再使用することができるとした[22]。

再使用については、女性用コンドームを導入する段階でもグローバルレベルで議論された。WHOは再使用の安全性におけるエビデンスをレビューするため、2000年と2002年に検討委員会を開催し、見解をまとめた。その内容は、既存のエビデンスからは、女性用コンドームの再使用を推奨・促進しないということだった[23]。再使用の安全性については未解決であり、さらなる臨床試験と実験室的研究を呼びかける一方で、最終的にはそれぞれの国の文脈（context）と個人的な環境の多様性に鑑み、再使用については各政府によって決定されるべきだとした。各地方の状況（local setting）での再使用の評価を決定したプログラムマネージャーによって使われるべき、女性用コンドームの取扱いと準備のためのプロトコルがWHOによって作成された。この妥協は、女性用コンドームの推進派による再使用の戦略が、支払可能な価格で手に入るような戦略としては十分ではなかったことを示している。しかし再使用に対する関心は続いた。たとえば最近の女性用コンドームの効果に関する研究のレビューは、再使用に関するさらなる研究を呼びかけている。なぜならば再使用の可能性が高まることにより、女性用コンドームがより支払可能な選択肢の1つになるためである[24]。

支払可能性の問題は、エンドユーザーによる採用を、各個人の購入によってのみの製品の利用に限定してきた[25]。だが、多くの国々やNGOは、健康に関わる製品の配布に関しては、提供側の資金を使い、医療施設では無料で、あるいは補助金を出して、薬局、診療所、スーパーマーケット、コンビニで女性に提供している。したがってこのような状況では、エンドユーザーにとっての問題ではなく、大量購入する政府やNGO、配布機関にとって値段が高いことが、女性用コンドームを導入するにあたって障壁となり続け、世界的に各国レベルでの採用を阻み、需要と供給にゆがみが生じているとの指摘もある。

女性用コンドームが高価であることは、その他の点においても、国際レベルや国内レベルの採用に影響を及ぼしてきた。分析家の中には、高価であることは、製品需要をゆがませるし、ドナーや各国政府の支援を弱めることとなったと論じる者もいる。Frielが言うように、「おなじみの悪循環サイクルを見逃すことはできないのは、配布機関が女性用コンドームに投資したがらなければ、知名度も低く、女性も医薬アクセスできず、見かけ上は需要が低いようになるからだ」[26]。

(2) エンドユーザーの採用の低さ

一部のエンドユーザーにとっては、女性用コンドームの技術的な特性によって、拒否感があり、それが低い採用(adoption)を招く障壁ともなりうる[27]。女性用コンドームは大きくかさばり、見た目がいまひとつで、性交時にずれやねじれが起こりやすく、リングが硬くて膣内に挿入しにくく、同時に音や嫌なにおいが気になるのである[28]。研究結果からは、初めて使う際、間違った使い方や、受け入れが起こりやすいことがわかっている。何度か繰り返すことで、ユーザーの自信と満足度が高まり、装着と使用後の抜去を正しく行うことができるようになる[29]。研修やカウンセリングなしで使い方を間違い、性感染症のリスクや計画外の妊娠に自身を晒した後では、女性用コンドームに対して興味を失うこともありうる[30]。

女性用コンドームの導入には、文化的背景も影響を与える。性交中になんらかの問題が発生すると、恥や不満足を感じる女性もいるかもしれない[31]。一部の国では、女性用コンドームを装着する際に腟を触ったり何かを入れることについて、文化的にネガティブな印象があるので、採用されないのである[32]。ケニアにおける難民を対象とした研究では、難民の間では生殖器に関する解剖学的な知識について大きな違いがあり、コンドームを使うと(男女ともに)永遠に体内に残り、その結果病気や死に至るのではないかと尋ねてきた者もいた[33]。ブルンジで実施された女性用コンドームの受け入れに関するもう1つの研究では、女性用コンドームは、ペニスによるクリトリス刺激など、ビクトリア湖盆地周囲の多くのコミュニティで特有の性的テクニック("ruganga")のようなものだと信じている点を指摘した[34]。

性関係における政治的側面もまた、女性用コンドームを使用する女性の障壁となる。いくつかの研究では、男性が喜んで男性用もしくは女性用コンドームを使用するのは、配偶者を相手とするときよりも、カジュアルセックスパートナー、特に売春婦(commercial sex worker)を相手とする場合などであることを示している。たとえば、モンバサ、ケニアの売春婦対象の研究では、女性用コンドームが使えるにもかかわらず、商売(client)では性交の際には使用率が増えたものの、ボーイフレンドとの関係では特に変化はなかったことが示された[35]。男性は、女性が女性用コンドームの使用を望むことは、不貞の象徴もしくは性感染症にかかっていると解釈するのである。南インドでは、女性がコンドームの使用を要求したため、その56%が夫からの暴力を受けたと報告されている[36]。売春婦を連想させる女性用コンドームを使うための女性の努力は、結婚しているカップルの家族計画に反対する意見と相まって、より一層複雑な問題となっている。

最後に、エンドユーザーは時々、女性用コンドームを他の目的のために使用している。政府が女性用コンドームを利用できるように、診療所や病院で、無料で配布しているジンバブエでは、ゴム製のリングを取り外し、色を塗って腕輪(bangle)として市場で販売する業者がいるという報告がある[37]。こうした例はそんなに普及していないが、医療技術が予想外の方法で使用され、想定外の場所で姿を現すことを示している。

(3) 提供者の採用の欠如

地域レベルで女性用コンドームを導入しようと試みたところ、提供者側が採用(adoption)する際に、さまざまな障壁に遭遇することがわかった。一部の提供者は、能力やサポート、訓練なしで女性用コンドームのプログラムを実行しなければならないため、女性たちに教育やカウンセリング、フォローアップを提供できないことに気付いていた[38]。また一部の提供者は、この方法を広めるために十分な保健医療施設を持たず、たとえば、多くのクリニックでは、使用方法を提示するために使う、女性の下腹部モデルがなかった[39]。したがって、提供者によるサポートなくしては、女性用コンドームプログラムを継続するには困難が生じる状況となっていた[40]。このような状況は、エンドユーザーが女性用コンドームに望むことについて、提供者側の認識不足である遠因となっていた。提供者は、男性用コンドームが、現在使用されている性感染症予防法や避妊法であり、公的助成の対象となり、著しい費用対効果と簡便に使用できるという認識を持っているため、女性用コンドームを望ましい代替品として奨めるには消極的だった[41]。

提供者側の採用には、文化的な背景が影響を与えた。提供者による訓練とカウンセリングの取り組みは、女性に焦点を当てることが多く、男性をターゲットにした情報提供や、パートナー間での予防法に関するオープンコミュニケーションへの努力はほとんど行われなかった。男性の協力やサポート、もしくは性的関係において交渉するスキルを女性に訓練することなくして、女性のエンドユーザーは、独立して避妊の選択に際して、彼女らの権利を主張できない[42]。さらに女性用コンドームの提供やプロモーションは、たとえ男性の協力と関与があったとしても、現存する文化的、教育的、あるいは政治的な不平等が女性のリプロダクティブ・ヘルス上の意思決定をコントロールしている場合、必ずしも増加に転ずるとは限らない[43]。提供者は、夫婦間のこれらのジェンダーに基づく意思決定パターンに、しばしば気が進まなかったり、介入できない。加えて「女性用コンドームは、男性用コンドームが使えないときの最後の手段」とみなされてきた文化的な固定観念は、提供者の選択に影響を与えているのである[44]。

提供者の採用には、地域における使用可能性—特に定期的な供給—の問題に影響を受けている。一部の地域では、公共サービス機関やNGOで、供給過剰が報告されており、結果として無駄や期限切れとなっている[45]。その他のNGOや民間薬局では、パイロットプロジェクトからの資金切れにより、女性用コンドームの欠品や不足を予測していた[46]。これらの供給に関する問題は、提供者の採用を減少させることとなる。また一部の提供者は、政府や寄付機関は、女性用コンドームについて長期的なコミットメントを真剣に考えていないと信じている。その結果、女性用コンドームに対して、政府や寄付機関、そして消費者の興味が時とともに必然的に減少していくため、外部からの影響を受け、持続不可能な(unsustainable)実験的なプログラムであると一部の提供者はみている[47]。

(4) 国際的な合意の不足

女性用コンドームを導入するための努力はまた、その他の家族計画やHIV予防方法と関係する技術面に対するニーズについて、国際的な合意が得られずに苦しんでいる。いくつかの国際機関—特にWHO、UNFPA、UNAIDS—は、研究やプログラム、啓蒙活動に資金を投入し、女性用コンドームのためのサポートを約束している。しかしより広いグローバルヘルス・コミュニティの各個人や機関は、その技術に対してまったく異なる意見を表明している。

女性用コンドームは避妊と感染予防双方を保護するものであるため、推進の決定は、さまざまなグローバルヘルス政策コミュニティ、特に家族計画とHIV予防に焦点を当てた連携を必要としている。これらのグループは、お互いにうまくコミュニケーションをとれない傾向があり、グローバルヘルスにおける明らかに異なる目標をめざすため、女性用コンドームに対する見方も異なっている[48]。最も効果的な避妊方法を促進しようとする家族計画グループは、女性用コンドームはホルモン避妊方法よりも効果が低いため、促進することに消極的であった。HIV予防活動グループは対照的に、多様な効果を組み合わせる戦略で、リスクの最小化をはかり、被害低減(risk reduction)モデルを提唱していた。グローバルヘルスにおいて、これらの異なるグループが一緒になることは、協調と相当な努力を必要とし、女性用コンドームの導入段階では、これらの政策コミュニティのために起こらなかった[49]。

女性の健康推進活動グループや他の健康問題研究者の間にも、分裂は生じた。1997年のAIDSCAP会合「女性用コンドーム：研究から市場へ」（The Female Condom: From Research to the Marketplace）においてFrielは以下のように記している。

女性の推進者は、今すぐ女性用コンドームを推進するべきだと主張する。一方、研究者や寄付機関は、より多くの研究で女性用コンドームはAIDSの流行を遅くするのに有効であると立証できないのであれば高価すぎると主張する。ジレンマがあるのは事実だが、投資しない場合、どうしたら女性用コンドーム導入が成功を遂げられるだろうか？[50]。

この技術を最も強く推進していたのは、国際女性健康コミュニティのグループだった。彼らのサポートがあった結果、女性のHIV感染のリスクが男性よりもかなり高いのは、麻薬静脈注射よりも異性間の性交であるというエビデンスの一部が明らかになった。女性はHIV感染から身を守るために、自分のコントロール下にある方法が必要だと結論づけた[51]。一部の専門家は、その技術を普及させるための国際的な女性の健康推進派の努力は、当初の興奮状態の後は、最近では女性用コンドーム導入段階での技術とデザインの問題が明らかになり、減少したと主張していた[52]。推進派は女性用コンドームについて諦めなかったが、殺菌剤のような他の技術に焦点を当て始める者も出てきた[53]。「目に見えない」殺菌剤のゲルは、女性用コンドームに比べ、望ましい女性主導のHIV予防方法とみられている。それは、女性がパートナーの協力を得る必要なく使用できるからである[54]。しかし最近の殺菌剤（microbicide）に関する研究では、ゲル（gel）が男性パートナーには見えないかどうかという点を疑問視している。他の研究では、技術的には「目に見えない」（invisible）アプリケーションとなっていても、多くの文化的背景から、リプロダクティブヘルスに関する技術について、女性は常に男性パートナーの同意と協力を求めることが指摘されている[55]。さらに楽観的な推測によると、殺菌剤が市場に出回るのは2010年になるとされている[56]。したがって、女性用コンドームは、妊娠や性感染症の両方を保護することができ、現在入手可能な唯一の技術（男性用コンドーム以外）は女性用コンドームとなる。

女性用コンドームについてのエビデンス・ベースに大幅なギャップがあることがまた、国際的な採用を妨げている。女性用コンドームに関する研究は、受容やパイロット研究に焦点を当て、さまざまな国で実施されている。これらの研究は、小規模なフィールドでの新しい技術や体験に関する介入と、エンドユーザーの認識の両方を評価するために重要である。しかし、導入からスケールアップへと移行するための十分なエビデンスとなる大規模な疫学研究はまだ実施されていない[57]。

大規模な疫学研究によって、いくつかの点で世界的な普及を促進することができる。まず、妊娠、性感染症あるいはHIV感染などのアウトカムデータと実際の女性用コンドーム使用についての大規模研究は、実施機関、ドナー、そして他の消極的なグループが投資すべきであることを説得するのに役立つ可能性がある[58]。HIV発症率に女性用コンドームが影響を与えられるかどうかについて唯一示すことができるのは、大規模な国家プログラム研究である。こうしたデータはまた、女性用コンドームの使用可能性を拡大するうえで、重要かつ継続的な使用につながるかどうかを実証する助けとなる。受容に関する研究とパイロット・スタディに焦点が当てられてきたことで、女性用コンドームはいまだに「試用」(in trial)であるとの認識を助長している。その効果に疑問があるため、実際と推測の両方で、多くの実施機関と各国政府は、性感染症、HIV/AIDS、またはパイロット・プロジェクトの段階を経た家族計画プログラムと女性用コンドームを統合することに消極的である[59]。同様に、多くのドナーが女性用コンドームのプログラムと調達のための十分な資金を提供したがらない。

(5) 不十分な組織構築

新しい技術の医薬アクセスを拡大するためには、効果的な製品チャンピオンを必要とする。女性用コンドームでは、国際女性健康グループ、FHC、女性健康財団(Female Health Foundation)を含めた推進派がこれに該当する。女性健康財団は、製品を推進してきたが、財団の努力は、国際的レベルではなく、地域および国内のレベルの問題に主に焦点を当ててきた。さらに、この財団は基本的にほぼFHCの資金提供によって賄われているため、グローバル関係者と各国政府は、不快感と不信感を持っている[60]。国際的なレベルで女性用コンドームの医薬アクセスを促進するために、責任を持って最初の一歩を踏み出したNPOは他にはなく、殺菌剤のようなグローバルキャンペーンもまた、行われていない。

女性用コンドームの導入段階では、組織構築の重要な要素を欠いていた。それは、技術の背景にある個人や組織を動員するアクセス・プランである。国際会合では、専門家が議論し、スケールアップのための重要な活動を識別した。たとえば1997年のAIDSCAP会合では、40以上の「市場への次のステップ」があると結論づけた。そのうちの6つは、合意勧告として持ち上げられた。1)実際の運用に関する研究結果を持つため、2、3か国で大規模な導入を開始する、2)女性用コンドームを女性同様に男性にもその使用を促進する、3)口コミやマスメディア戦略を通じて使用を促進する、4)女性用コンドームの複数回使用の可否に関する研究を促進する、5)より安価な製品開発にインセンティブを提供する、6)メディアを含めて広く情報を提供する[61]。しかし、これらの「次のステップ」や「合意勧告」のいずれもが優先されたり、プランに盛り込まれることはなかった[62]。こうしたアクセス・プランの欠如により、製品メーカーや財団を超えるような国際的なチャンピオンもおらず、パートナーシップのための強い組織構造もなく、このセクションで議論してきた、医薬アクセスへの障壁として多くの問題が持続していた。

3　スケールアップのための戦略再考（フェーズ3）

2005年初頭まで、女性用コンドームへのアクセスは世界中で横ばい状態であった（Figure 8.1参照）。女性用コンドームの導入後9年間の売上は、わずか90万個であった[63]。1997年から2003年の間には9倍に増加したが、比較的低い出発点となった[64]。1996年から2005年の間、FHCは年間純損失で運営され、2002年の年次報告書によると、取締役会は会社を破産させないように多額の融資を調達したとある[65]。2004年までに、世界中で約1,220万個が販売されたが、これは男性のコンドーム販売数のわずか0.1−0.2%であった[66]。FHCは、途上国

Figure 8.1　FHC製品の販売数(FC、FC2)

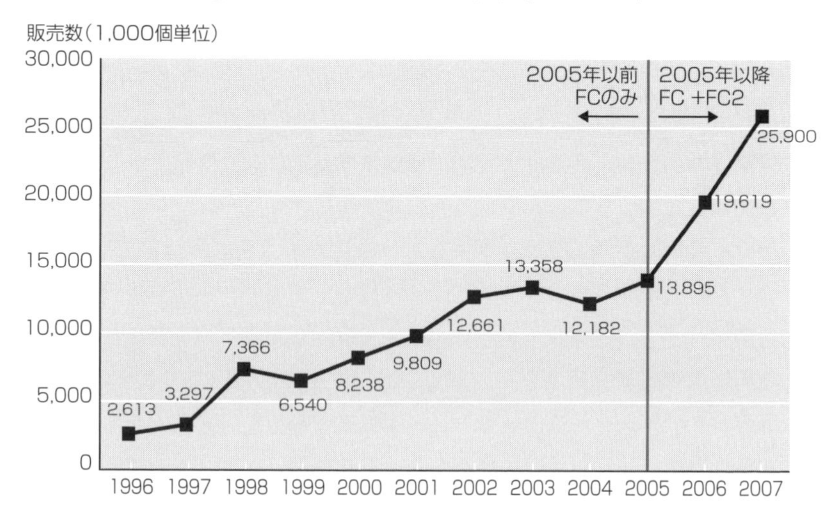

注：2005年以前のデータは、女性用コンドームのオリジナル製品（FC）の販売数である。2005年に新製品（FC2）を導入したので、2005年以降のデータはFCとFC2両方の製品の販売数である。
出所：*Implementation Update on VVM* by Temptime Corporation, 2005, Morris Plains, NJ. 許可を得て使用。

のAIDS予防の取り組みに女性用コンドームを提供するため、2003年にUSAIDと契約した。しかし、世界中で女性用コンドームの受注は、2002年から2005年の間に著しい変化は認められず、男性用コンドームと女性用の販売数割合にも変化はなかった[67]。

企業と製品を存続するために、戦略の変更が必要となった。女性用コンドームの普及をめざす推進派やドナーは、次の3つの戦略を立てた。1)新製品の開発、2)コンドームの使用方法の訓練とプロモーション、3)組織構築の確立。これらの戦略は、医薬アクセスの障壁を減らすための協議、協力、合意を改善するための、製品チャンピオンと主要な関係者による努力を表している。これらの戦略は、価格や提供者とエンドユーザーの採用や、持続的でグローバルな組織構築の問題に対処しようとしている。

(1) 新製品開発

女性用コンドームの価格を安くする1つの方法は、当初のポリウレタン製よりも安価な製品を開発することである。PATHの副社長Michael Freeは、

1997年AIDSCAP会合で以下のように述べた。「生産価格を下げる唯一の方法は、高価な材料を使わずに作成できるという、技術の壁を破ることだ」[68]。新製品の設計により、新しいメーカーが女性用コンドーム市場に参入する可能性が生じた。これは独占市場が競争市場となったことを意味し、現在の製品を改善することにより、女性に魅力的な新製品を作れば、エンドユーザーの採用を高めることができる。

PATHによれば、理想的な女性用コンドーム製品には、以下の機能が備わっている必要がある。1)高い予防率、2)丈夫で安全、3) 0.1ドル以下の価格、4)大変使いやすいこと、5)評判が良いこと、6)環境に配慮した消耗品であること[69]。既存の女性用コンドームと理想的なものとのギャップを縮めるために、FC女性用コンドームに代わるいくつかの製品が開発中である(Table 8.1の製品リストを参照)。新しいものは材料(合成ラテックス、ポリウレタン)や特色(たとえば、長さ、体外リングの形状、潤滑剤の有無、固定スポンジの有無、下着に内蔵・別)が異なり、殺精子剤(spermicide)の有無などを変えて開発が進んでいる。

最初の新製品は、FC女性用コンドームをニトリルポリマー合成ラテックスで作ったFHCの製品、FC2である。ニトリルポリマー(手術用手袋を製造する際に使用する材料)はポリウレタンより安価で、元のモデルと同様に傷つきにくく、生産工程がより効率的であった。2005年には、FHCはロンドンのChartex Resourcesからマレーシアのクアラルンプールの工場での製造に切り替えることによりFC2の生産コストを削減した。マレーシアでは当初、手術手袋の生産工程を借りて作られていたが、FC2の売上が公共部門で良好で、2007年には自社工場で生産できるほどになった[70]。最近では、FHCはインドでのFC代理店として半官半民の会社Hindustan Latex Limited(HLL)とのパートナーシップを確立した。HLLは以前、インド全体で高リスクとされる6州でオリジナルFCのソーシャル・マーケティングに協力したことがあり、さらに2つの州で一般人口に対する民間セクタによる普及に対しても協力することになった。2008年には、HLLはインド政府の全国エイズ管理機構(National AIDS Control Organization: NACO)と協働し、インドでFC2の生産を開始する。政府はNGOと協力して多額の補助を受けた価格(製造コスト1つ当たり1.00ドルのところ約0.13ドル)で、選択されたインドの州でソーシャル・マーケティングを通してFC2をエンドユーザーに販売する[71]。

2007年に、WHOは2006年のトロント・エイズ会合前に、FC2に関する肯定的な技術評価を認定した。FHCとUNAIDSは、国連機関を経由してグローバルな公共部門へFC2を販売する際には、1つ当たり0.74−0.87ドルの割引価格で契約することを交渉した[72]。FC2はまた、欧州の公的機関で使用するため、欧州経済地域から「欧州適合マーク」(CE)を取得した[73]。しかし、2008年3月の時点では、FC2は米国FDAによる審査が終了していなかった。これは、国連の機関や欧州でのドナーが、彼らのAIDS予防プログラムにFC2を統合しているが、米国の購入者—USAID(FHCが最大契約者)、ニューヨーク市、Planned Parenthoodを含む—が米国はオリジナルのFCを購入することを意味していた。その結果、FHCはオリジナルFCの生産を中止してすべての製品工程をマレーシアに移転したいにもかかわらず、ロンドンのChartex Resourcesの工場にて、米国向けのFCを作らざるをえなかった[74]。FCの生産中止ができないことはまた、国連とUSAID双方が公共部門へ女性用コンドームを供給している国では、どちらを採用するかは、診療所、プログラム、または地域へのドナー資金提供者によって決定され、消費者の選択や市場メカニズムによらないことを意味していた。

VA Female Condom(Reddy Female Condom、V-Amourとして知られている)とNSPCという2つの新製品は、米国外で限定的な量で販売されたが、米国FDAの承認がなく、現在、主要ドナーは購入していない[75]。他には3つの新製品も開発中で、CONRAD、アンドリュー・W. メロン財団、ビル&メリンダ・ゲイツ財団、民間ドナーと提携しているPATHが開発したポリウレタンプロトタイプが秀逸である。PATH女性用コンドーム(PATH Woman's Condom)と呼ばれるこの製品は、FCとFC2両方よりもユーザーフレンドリーで優れた費用対効果をめざしている。PATHの製品は溶解挿入カプセルの追加を含む技術革新が取り入れられ、体にぴったり添うようなソフトな外リングで、適切な位置を確保しやすく、コンドームの表面に4つの小さな突起を作ることによって、膣内でねじれたり束になったりずれたりしないことを可能にするポリビニルアルコールで作られている[76]。2008年、PATHは米国FDA に求められたコンバインド第II/III相の効果試験を開始する準備ができ、資金提供を待ってい

Table 8.1　女性用コンドーム製造メーカー、2008年

製造メーカー	国	製　品	登　録	ブランド名
Female Health Company	英国	FC Female Condom	米国FDA CE その他11か国	FC FC Female Condom Reality Femidom Dominique Femy MyFemy Protectiv' Care FC2
Mediteam	ベルギー	The Belgian Female Condom		
Silk Parasol Corporation	米国	Silk Parasol		Panty Condom
PATH	米国	Women's Condom		WC Woman's Condom
Natural Sensation Company (Acme Condoms)	コロンビア	Panty Condom Female Condom	CE INVIMA（ボリビア） 経過観察中（ブラジル・アルゼンチン・オーストラリア・米国）	Panty Condom
Medtech	インド	VA Female Condom	CE インドMOH 経過観察中（中国・ブラジル・南アフリカ・ロシア）	VA Female Condom Reddy Female Condom V-Amour

る[77]。PATHは、現在0.30−0.40ドルまでの公的価格を期待するが、スケールアップし、材料と生産過程の革新により、この価格を半減できると予想している[78]。南アフリカ、タイ、メキシコで早期に行われた受容性調査では、特に初回の挿入と正しい使いやすさについて、ユーザーからの肯定的な反応が示された[79]。Silk ParasolとBelgian Female Condomの2つの追加製品は開発段階にある。規制当局から承認を得るには、臨床試験と規制承認のための資金を見つける、企業の能力次第である[80]。米国の女性用コンドーム推進派は、より迅速にこれらの新製品を市場にもたらすために、臨床試験の要件を改正し、の規制当局の

承認プロセスを合理化することを主張している[81]。

新製品の設計やより競争的な市場が起きても、女性用コンドームは、大きさや複雑さ、性能に対する要求の増加のため、おそらく常に男性用コンドームよりもコストがかかる[82]。製造工程においても、たとえ大量生産でも、女性用コンドームは単により多くのコストがかかる。メーカーの新規参入と競争により、安価で安定した製品供給を確保し、女性に多くの選択肢を提供できることにつながるが、新製品の開発が完了し、FHCの製品と競合する市場に参入するには時間がかかる。このような状況になるまで、ドナーと各国政府に女性用コンドームを支払可能な価格で供給するためには、1)FHCを独占供給者として割引価格協定を交渉、2)企業規模の経済を提供するFC2需要の大幅な拡大、に依存することになる。最近のPATHやUNFPAの文書によれば、FHCのFC2価格戦略と課題が示されている。

> FHCは、地域における大量調達によるコスト削減を可能にするために、地域のバイヤーの連合(coalition)を開発したいと希望している。それにもかかわらず、さらには50%の値下げ(0.31ドル)を達成するために、FC女性用コンドームのグローバルな販売・大量購入を200万個―2005年度の売上高(14万個)の14倍以上―に増加する必要がある。これには、世界的な需要の大幅な増加が必要になる[83]。

世界中の製品に対する需要の増加は、女性用コンドーム推進派の永続的な課題である。

(2) 訓練とプロモーション

2000年代半ばまでに実施された、受容性に関する研究では、女性用コンドームのデザインが、特に嵩高く(bulky)、挿入が難しく、音がするという点が、継続的に使用するうえで障壁となり、男性パートナーが好まないということが示された。同様に、提供者は、ドナーが女性用コンドームの安定供給を維持するための能力があるか、重大な疑問を持っていた。また、安価で効果的で、現在利用可能な男性用コンドームがあるのに、その代替となるか、疑問を持っていた。提供者は、女性とその男性パートナーの間で、こうした製品に対する需要不足を感じており、また、カウンセリングやサポートがない状態では、女性用コンドームの効果について疑問を抱いていた。性的な関係について交渉できるスキルの訓練がなく、性的な関係での主導権を欠いた状態では、女性は男性用コンドームと同じように男性パートナーに女性用コンドームを提案することなど、可能性は低いように思えた[84]。これらのエンドユーザーと提供者の採用の障壁に対応するために、女性用コンドーム推進派は、数々の訓練やプロモーション戦略を開発した。これらには、カウンセリングや女性やその男性パートナーへのサポート、提供者向けの訓練、ユーザーフレンドリーな教材の作成、そしてコンドームを促進し、配布するために従来とは異なるルート(たとえば、タクシー乗り場など)の開拓が含まれた。

うまく考えられた実践訓練プログラムや教材は、採用の増大につながる。たとえば以前、公共部門による女性用コンドームプログラムの立ち上げに、南アフリカの政府は、新技術のための、提供者向けの準備訓練プログラムの研修を開催した[85]。プログラムでは、訓練を受けた医療従事者のネットワークを作成し、他の提供者を訓練し、エンドユーザーへのサポートができる方法を促進することとなった。訓練では、家族計画や性感染症のカウンセリングのような「提供者中心」(provider-centered)から、クライアントが自分の個人的なニーズや欲求に最も適しているものを選択するという、「クライアント中心」(client-centered)のアプローチに転換することになる[86]。さらに提供者が直接経験し、潜在的な問題を理解するために、自身が女性用コンドームを使用することを奨励した。ブラジルの最近の研究では、提供者によるカウンセリングによって、女性用コンドームのネガティブな第一印象を克服することができ、女性による採用と長期使用率を高めることができると示されている[87]。

最近のいくつかの報告では、女性用コンドームのプロモーションに男性パートナーを巻き込むことは、女性が限られた力や立場しかない文化的な背景がある地域では有効であると示唆されている[88]。たとえば南アフリカでは、女性健康財団が男性警察官を対象とした特別なワークショップを開催し、ザンビアでは、家族健康協会(Society for Family Health)(PSI地域支部)が理髪店で男性に製品を配布している。両国のプログラムスタッフは、男性用コンドームなしでセックスする感覚を楽しみ、自分のパートナーと予防や避妊の責任を共有することに、男性の関心が高くなると報告している[89]。

(3) 組織構築

女性用コンドームの医薬アクセスへの主な障壁は、効果的で国際的な組織構築とチャンピオンの欠如であった。2000年代半ば、女性用コンドームの医薬アクセスに関する新しい組織構築が登場し始めた。世界的な機関、特に国連人口基金(UNFPA)は、より強力なチャンピオンの役割を担うようになった。2005年にUNFPAは、女性用コンドームを二重に保護できる方法のデバイスとして促進する、グローバル女性用コンドーム・イニシアチブを立ち上げた。こうしてUNFPAは、女性健康財団の最も強力なパートナーの1つとなり、国連の機関は、グローバルキャンペーンを通じて22か国で女性用コンドームをスケールアップすることをめざした[90]。

女性用コンドームの推進派も医薬アクセスを拡大するために協力し始めた。2005年9月に、PATHとのパートナーシップを持つ支持者—UNFPA、ビル＆メリンダ・ゲイツ財団、USAID、英国国際開発省、および他の支持者—は、メリーランド州ボルチモアで女性用コンドームに関するグローバル・コンサルテーションを後援した。世界中から専門家が女性用コンドームの効果とプログラム経験について、エビデンスをレビューするために、この会合に出席した。過去のあやまちを繰り返さないために、主催者はその約束の実施を確実にするためのワーキンググループを設置した。参加者はまた、戦略的なアクセス・プランへのスケールアップのため、次のステップを特定し、優先順位をつけることにした。

会合では、行動のための4つのステップに合意した。1)地域、国内、国際の各レベルで、女性用コンドームのための大規模な政治的・社会的支援を開発する、2)女性用コンドームの公的および民間投資を増やす、3)女性用コンドームの使用をスケールアップし、影響を監視し、評価するためにパイロット段階を超える、4)行動変容戦略と長期的な影響評価を同定するため、オペレーショナル研究(operational research)を含むプログラミングを改善するための研究を実施する[91]。UNFPAの女性用コンドーム・イニシアチブとFC2の市場供給とともに、女性用コンドームへの医薬アクセスを拡大するための努力は転換点を迎え、男性のコンドームに比べて少ないが、売上の著増をもたらした。この会合の1つの重要な結果は、国家流通戦略を支持するパイロットプロジェクトを破棄したことだった。UNFPAは唯一、国内レベルにおけるスケールアップしたレベルで女性用コンドームを推奨する機関となり、女性健康財団は、意識的にパイロット・プロジェクトから距離を置いた。

女性用コンドームの採用のための戦略はまた、HIV/AIDSの予防とコントロールを強調する方向にシフトしてきている。FHCは最近の文書ではめったに避妊や家族計画に言及せず、HIV/AIDSとの闘いに不可欠として、FCとFC2を販売している。AIDSの状況により、AIDSと家族計画政策のコミュニティー間での意見の相違は、女性用コンドームの擁護上、AIDSの事情が優位となり、このように消失した。

活動家らは最近、「今こそ予防！」(Prevention Now!)という女性用コンドーム(メリーランド州タコマパークの健康とジェンダー平等のための非営利団体が主導)の普遍的な医薬アクセスを推進するための新しいグローバルキャンペーンを開始した。キャンペーンを擁護(advocate)する文書では、意図しない妊娠を減らす目標について簡潔に言及する一方で、大々的なメッセージは、女性用コンドームの利用拡大を通じて、HIVや他の性感染症の予防を加速しようということである。女性用コンドームの世界的な普及に対する効果は今後の課題だが、「今こそ予防！」キャンペーンは、公的機関や民間団体の大規模かつ多様な連合の代表であり、FHCと特定の関連なく運用された。この独立性によって、女性健康財団は主要な製造業者との連携にあたって信頼性に欠くことを示すことになった[92]。

女性主導の他の方法を推進する者もまた、より多くのコラボレーションに向けて動いている[93]。2004年後半に、女性用コンドームにアクセスする際の障壁と機会に対処するため、ロンドンで会合を開催した際に、殺菌剤のグローバル・キャンペーンを実施した。この会合によって、優れた女性主導の予防法として、殺菌剤の位置づけが大きく変わった[94]。PATHとUNFPAは、「女性用コンドームの強力な導入プログラムは、これからの10年において使用の期待の持てる頸管バリアや殺菌剤など、他の新しい保護方法を導入するための道を開くことができる」と確信するようになった[95]。

結　論

1993年に開催されたAIDSCAP会合の報告書では、次のような結論に達した。

> 公共機関の具体的なステップ、そして家族計画とエイズ専門家の双方の継続的な関心がなければ、低所得国の女性は女性用コンドームを入手できず、性感染症やHIVと闘う勢力の1つを失うことになると容易に予想される[96]。

この声明には、先見の明があった。女性用コンドームのアクセスについての物語は、残念ながら、理解が低いものの1つとなっている。多くの推進者は、製品が最終的には、より広く使用されることを期待し、女性用コンドームがより支払可能な価格で利用でき、女性やそのパートナーだけでなく、各国政府や援助機関にまで受け入れられるように努力を重ねている。Latkaは、タンポンが1930年代初頭に米国で導入されたときと同様の課題に直面していると論じている[97]。タンポンの事例は、論争が起こった製品は主流になりうることを示唆している。時間が経つにつれて、女性用コンドームは、世界中でより広く採用されるようになるかもしれないが、それは主な障壁を克服する努力があってこそ、である。女性用コンドームのアクセスに関するこのレビューでは、技術設計、グローバルな組織構築、製品価格、流通、採用(adoption)など、すべての段階で妨害するものに対処する努力を現在も実施していることを示した(医薬アクセスへの障壁についての要約は、Figure 8.2を参照)。

この章では、女性用コンドームのような新しい技術が地域のレベルで、多くの医薬アクセスに関する障壁に直面することを強調してきた。提供者には、女性用コンドームについての受容、エンドユーザーと相談するための訓練、女性用コンドームを広めるためのサポートがなかった。多くの提供者は、彼らのクライアントが女性用コンドームを受容できないことに納得したままであった。設計上の問題と製品価格だけでなく、効果的に使用するために使用方法を練習することの必要性があることは、女性用コンドームを使用するエンドユーザー、提供者、そして政府にとっての妨げとなった。社会文化的な問題により、女性は避妊の選択肢を男性パートナーと交渉する力がなく、売春婦と女性用コンドームが強く関連づけられたこともまた問題であった。2008年3月の時点では、いくつかの実地研究(たとえば、マダガスカルにおける売春婦対象の研究)が出始めている[98]。これらの研究結果から、提供者とエンドユーザーの要因に対処する方法を提供し、女性用コンドームへのアクセスを向上できると考える。

この章では、技術への医薬アクセスのための連携と国際的な合意を構築する重要性を示した。1992年から2005年にかけて、女性用コンドームを促進するための効果的でグローバルな組織構築やアクセス・プランの開発に失敗したことで、多くの面で後れをとった。製品の承認のためにドナーが異なる要件を提示したことは、同じ国でFHCの異なる2つの製品を提供する状況を意味した。

情報や研究、特に実地研究の欠如は、スケールアップを導くための努力を妨げた。供給、需要、受容性、および費用対効果的な実施方法に関する情報と研究の欠如は、各国政府やドナーが既存のリプロダクティブ・ヘルス政策に女性用コンドームを統合しようとする際の大きな課題であることが判明した。政府はまた、国内レベルの大規模な疫学介入研究が欠如しているため、女性用コンドームがHIV/AIDSやその他の性感染症に対して、有効かつ適切であると保証できなかった。大規模研究の不足は、女性用コンドームを国内および世界に普及させることへの大きな障壁となり、女性用コンドームの組織構築(architecture)における長期的な弱点の直接的な結果である。

しかし最近では、女性用コンドーム推進派は医薬アクセスを前向きに導き始めている。女性健康財団、UNFPA、その他のパートナーは、女性用コンドームをパイロットプロジェクトの次の段階に移行するために、各国政府と協力している。新しい生産過程や価格設定交渉、契約を通じて、政府やドナーによる公共部門の価格はより支払可能になった。革新的なPATHの女性コンドームなど、承認を待っている新製品は、今後3-5年で市場に参入する可能性が高いと思われる。新製品や新しいメーカーは、基本的に独占市場であったところに競争を導入することになる。南アフリカ、ジンバブエ、インド、ブラジルなどの国々で、プログラムが成功したことは、リプロダクティブヘルスの取り組みに女性用コンドームを統合する肯定的な青写真となった。政府、ドナー、提供者は、公共部門の欠品、需要予測の甘さ、消費者選択の欠如、男性パートナーへの直接啓蒙などの経験から、女性用コンドームに関する国内および地域レベルでの主な課題を管理することを学んでいる。

女性用コンドームへのアクセスの障壁は大きく、さまざまなレベルで存在している。いま最も推進派を悩ませている問題は、多くの人々が女性用コンドームを、性感染症予防と避妊に関して効果的かつ費用対効果的な戦略であると信じていないということである。女性用コンドームへのアクセスを拡大するには、多数のドナーによる補助金、カウンセリングと支援体制の強化、新製品のデザイン、安定した供給が必要になるだろう。女性用コンドームを熱心に推進するパートナーシップは、このような認識と、それを支持する論理的な現実を再構築することができるかもしれない。しかし、女性用コンドームにのみに深く肩入れするからこそ、幅広い医薬アクセスを近い将来、構築できるとも言えるかもしれない。

Table 8.2（1/2）　女性用コンドーム：医薬アクセスの要約

障　壁	戦　略	具体的行動
組織構築(architecture)		
国際的な組織構築および女性用コンドームの国際的なチャンピオンの欠如	効果的なリーダーシップの選別と技術のためのパートナーシップの計画	UNFPAは女性用コンドームの国際的な擁護と推進の役割を担うため、22か国で総合的な取り組みを開始
		推進派は、感染予防と避妊を統合したプログラムの中で、女性用コンドームへの普遍的な医薬アクセスを促進するためのキャンペーン「今こそ予防！」を開始
女性用コンドームへの医薬アクセスのための戦略計画の欠如	技術への医薬アクセスのための戦略を作成	1997年のAIDSCAP会議では女性用コンドームをスケールアップするための40のステップを規定したが、優先順位や戦略的な計画には盛り込まれなかった
		UNFPA、PATH、ビル＆メリンダ・ゲイツ財団、USAID、DfIDなどの支持者は、2005年の女性用コンドーム・グローバル・コンサルテーション会議を後援し、支援を後押しするための手順として、投資を増やし、データを集め、スケールアップすることを確認した
採　用(adoption)		
国際的な合意と国際的、国内レベルでの採用の欠如	国際的および国内レベルでの技術の採用の醸成	受容性や効果に関するフィールドにおける実施調査を増加したが、大規模疫学研究には至らず
プロバイダの好みと同様に、限られた訓練やインフラによる採用の欠如	プロバイダのトレーニングプログラムの開発と実践	一部の国で、提供者のプロモーション、訓練、カウンセリングのためのネットワークを形成し、(トレーナーのための訓練のように)提供者の訓練プログラムを立ち上げた
		女性の骨盤モデルなどのインフラはもはや必要なく、女性健康財団による提供者向けのマニュアルが更新された

Table 8.2（2/2） 女性用コンドーム：医薬アクセスの要約

障壁	戦略	具体的行動
技術的、文化的、性別の要因による、エンドユーザーによる低い採用	助成制度、公的価格、再使用の推進、競争を通じて価格を下げるための方法の開発	一部のプログラムは、性的交渉スキルを訓練し、エンドユーザーによる女性用コンドーム使用をサポート、構築するための継続カウンセリングサービスを開発
		一部のプログラムは、女性用コンドームの従来のやり方ではないプロモーション方法（警察官、タクシー乗り場、理髪店などにおける販売）を識別
		一部のプログラムでは、女性用コンドームのスティグマを減らす目的でのソーシャル・マーケティング・プロジェクトを実施
		NGO、企業、ドナーはデザイン上の問題に取り組んだ新たな製品を開発するよう、パートナーシップを締結
	支払可能性（affordability）	
高い製品価格（政府やドナー、エンドユーザーの支払可能性に影響を与える）	助成制度、公的価格、再使用の推進、競争を通じて価格を下げるための方法を見つけるドナーは、無料または低価格で自由に女性用コンドームを配布するために補助金を提供	高い製品価格は、これらのプログラムの範囲を制限
		UNAIDSは、FHCが販売する女性用コンドーム（FCとFC2）の価格協定を交渉
		推進派は女性用コンドームの再使用のための国際的な合意を求めたが、これらの努力は失敗
		NGO、企業、ドナーは新製品が安い材料で開発されるようにパートナーシップを形成；一度承認された製品は、市場での競争を提供する
		FHC、UNFPAなどのドナーは、経済的な指標において優位となるために、FC2の一括購入を交渉開始；この戦略の成功は、世界的な製品需要の大幅な増加に依拠
	使用可能性（availability）	
女性用コンドームの不十分な供給	生産の十分な質と量を確保するため、複数の販売会社の開発	開発から実地試験に持ち込み、最終的には新しいFC2ラテックスコンドームとPATH女性用コンドームをスケールアップするためのパートナーシップを形成

注

1. UNAIDS, *AIDS Epidemic Update 2006* (Geneva: UNAIDS, 2006), http://www.unaids.org/en/HIV_data/epi2006/ (retrieved March 5, 2007); and UNFPA, UNAIDS, and UNIFEM, *Women and AIDS: Confronting the Crisis* (Geneva: UNAIDS, 2004), http://www.unfpa.org/hiv/women (retrieved March 5, 2007).
2. UNAIDS.
3. これらの方法については、以下の文献を参照。Robin Shattock and Suniti Solomon, "Commentary: Microbicides—Aids to Safer Sex," *The Lancet* 363 (2004): 1002–1003; and Joanne E. Mantell, Shari L. Dworkin, Theresa M. Exner, Susie Hoffman, Jenni A. Smit, and Ida Susser, "The Promises and Limitations of Female-Initiated Methods of HIV/STI Protection," *Social Science and Medicine* 63 (2006): 1998–2009.
4. Arnaud Fontanet, Joseph Saba, Verapol Chandelying, Chuanchom Sakondhavat, Praphas Bhiraleus, Sungwal Rugpao, Chompilas Chongsomchai, Orawan Kiriwat, Sodsai Tovanabutra, Leonard Dally, Joep M. Lange, and Wiwat Rojanapithayakorn, "Protection Against Sexually Transmitted Diseases by Granting Sex Workers in Thailand the Choice of Using the Male or Female Condom: Results from a Randomized Controlled Trial," *AIDS* 12 (1998): 1851–1859; Paul J. Feldblum, Maureen A. Kuyoh, Job J. Bwayo, Mohamed Omari, Emelita L.Wong, Kathryn G. Tweedy, and Michael J. Welsh, "Female Condom Introduction and Sexually Transmitted Infection Prevalence: Results of a Community Trial in Kenya," *AIDS* 15 (2001): 1037–1044; and P. P. French, Mary Latka, Erica L. Gollub, C. Rogers, D. R. Hoover, and Zena A. Stein, "Use-Effectiveness of the Female Versus Male Condom in Preventing Sexually Transmitted Disease in Women," *Sexually Transmitted Diseases* 30 (2003): 433–439.
5. Elizabeth Powell and Gerry Yemen, *The Female Health Company (A)* (Charlottesville, VA: The University of Virginia Darden School Foundation, 2003, UVA-BC-0146), http://papers.ssrn.com/sol3/papers.cfm?abstract_id=907748 (retrieved March 22, 2008).
6. Cynthia A. Pearson, "National Women's Health Network and the US FDA: Two Decades of Activism," *Reproductive Health Matters* 3 (1995): 132–141.
7. Powell and Yemen.
8. Warren E. Leary, "Female Condom Approved for Market," *New York Times*, May 11, 1993, p. C5.
9. Leary, C5.
10. W. L. Drew, M. Blair, R. C. Miner, and M. Conant, "Evaluation of the Virus

Permeability of a New Condom for Women," *Sexually Transmitted Diseases* 17 (1990): 110–112; and B. Voeller, S. Coulter, and K. Mayhan, "Gas, Dye, and Viral Transport Through Polyurethane Condoms," *Journal of the American Medical Association* 266 (1991): 2986–2987.

11. Robert A. Hatcher, James Trussel, Felicia H. Stewart, Anita L. Nelson, Willard Cates, Jr., Felicia Guest, and Deborah Kowal, *Contraceptive Technology*, 18th rev. ed. (New York: Ardent Media, 2004).
12. Bidia Deperthes and Theresa Hatzell Hoke, "Effectiveness of Female Condoms in the Prevention of Pregnancy and Sexually Transmitted Infections" (PowerPoint presentation to the Global Consultation on the Female Condom, September 26–29, 2005), http://www.path.org/projects/womans_condom.gcfc2005.php/THERESA_BIDIAFCGS_effectiveness_sept_22_THH.pdf (retrieved March 5, 2007).
13. Feldblum; Fontanet; and French.
14. PATH and UNFPA, Female Condom: *A Powerful Tool for Protection* (Seattle, WA: PATH, 2006).
15. AMFAR, *The Effectiveness of Condoms in Preventing HIV Transmission* (Issue Brief 1, January, 2005).
16. Amy Kaler, "'It's Some Kind of Women's Empowerment': The Ambiguity of the Female Condom as a Marker of Female Empowerment," *Social Science and Medicine* 52 (2001): 783.
17. "Zimbabwe Women Petition State on Female Condom," *AIDS Weekly Plus*, December 23–30, 1996, p. 10.
18. Dominique Meekers and Kerry Richter, "Factors Associated with Use of the Female Condom in Zimbabwe," *International Family Planning Perspectives* 31 (2005): 30–37.
19. Susie Hoffman, Joanne Mantell, Theresa Exner, and Zena Stein,"The Future of the Female Condom," *International Family Planning Perspectives* 30 (2004): 140.
20. この会合には45名が参加し、USAIDによって資金が提供された。参加者の大半は、米国の政府機関からの者であった。その他、WHOや国際家族計画連盟の代表者が含まれていた。以下の文献を参照。Patrick Friel, "Review of Past Action Plans and Their Implementation" (Presentation to the Global Consultation on the Female Condom, September 26–29, 2005), http://www.path.org/projects/womans_condom.gcfc2005.php/Female_Condom_Baltimore_9-2005.pdf (retrieved March 5, 2007).
21. AIDSCAP Women's Initiative, *The Female Condom: From Research to the Marketplace* (Arlington, VA: Family Health International/AIDSCAP, 1997).
22. World Health Organization, *WHO Information Update: Considerations Regarding*

Reuse of the Female Condom, July 2002, http://www.who.int/reproductive-health/ stis/docs/reuse_FC2.pdf (retrieved March 5, 2007).

23. World Health Organization, *WHO/UNAIDS Information Update: Considerations on Reuse of the Female Condom*, July 2000, http://www.who.int/repro-health/rtis/consultation_on_reuse_of%20female_condom_Durban.en.html (retrieved March 5, 2007); and World Health Organization, *WHO Information Update*.
24. Gowri Vijaykumar, Zonke Mabude, Jenni Smit, Mags Beksinska, and Mark Lurie, "A Review of Female-Condom Effectiveness: Patterns of Use and Impact of Unprotected Sex Acts and STI Incidence," *International Journal of STD and AIDS* 17 (2006): 652–659.
25. Alice Welbourn, "Sex, Life and the Female Condom: Some Views of HIV Positive Women," *Reproductive Health Matters* 14 (2006): 32–40; Sarah C. Thomsen, Wilkister Ombidi, Cathy Toroitich-Ruto, Emily L. Wong, Heidi O. Tucker, Rick Homan, Nzioki Kingola, and Stanley Luchters, "A Prospective Study Assessing the Effects of Introducing the Female Condom in a Sex Worker Population in Mombasa, Kenya," *Sexually Transmitted Infections* 82 (2006): 397–402; Lucy Mung'ala, Nduki Kilonzo, Patrick Angala, Sally Theobald, and Miriam Taegtmeyer, "Promoting Female Condoms in HIV Voluntary Counselling and Testing Centers in Kenya," *Reproductive Health Matters* 14 (2006): 99–103; and Vibeke Rasch, Fortunata Yambesi, and Rose Kipingili, "Acceptance and Use of the Female Condom among Women with Incomplete Abortion in Rural Tanzania," *Contraception* 75 (2007): 66–70.
26. Friel, 8.
27. Paulo R. Telles Dias, Katia Souto, and Kimberly Page-Shafer, "Long-Term Female Condom Use among Vulnerable Populations in Brazil," *AIDS Behavior* 10, suppl. (2006): S67–S75.
28. AIDSCAP; Telles Dias; Welbourn; Rasch; Mireille Munyana, "Promoting the Female Condom in Burundi," *Exchange on HIV/AIDS, Sexuality and Gender* 2006-2, http://www.kit.nl/exchange/html/2006-2_promoting_the_female_condom (retrieved October 25, 2006); and M. Okunlola, I. Morhason-Bello, K. Owonikoko, and A. Adekunle, "Female Condom Awareness, Use and Concerns among Nigerian Female Undergraduates," *Journal of Obstetrics and Gynaecology* 26 (2006): 353–356.
29. Thamban Valappil, Joseph Kelaghan, Maurizio Macaluso, Lynn Artz, Harland Austin, Michael E. Fleenor, Lawrence Robey, and Edward W. Hook, III, "Female Condom and Male Condom Failure among Women at High Risk of Sexually Transmitted Diseases," *Sexually Transmitted Diseases* 32 (2005): 35–43; Susan S.

Witte, Nabila El-Bassel, Louisa Gilbert, Elwin Wu, Mingway Chang, and Jennifer Hill, "Promoting Female Condom Use to Heterosexual Couples: Findings from a Randomized Clinical Trial," *Perspectives on Sexual and Reproductive Health* 38 (2006): 148–154; and Maurizio Macaluso, Richard Blackwell, Denise J. Jamieson, Andrzej Kulczycki, Michael P. Chen, Rachel Akers, Dhong-jin Kim, and Ann Duerr, "Efficacy of the Male Latex Condom and of the Female Polyurethane Condom as Barriers to Semen During Intercourse: A Randomized Clinical Trial," American *Journal of Epidemiology* 166 (2007): 88–96.

30. Macaluso.
31. Welbourn.
32. Mitchell Warren, "I've Read the News Today, Oh Boy: Global Politics of Condom Promotion" (PowerPoint presentation to the Global Consultation on the Female Condom, 2005, September 26–29), http://www.path.org/ projects/womans_condom.gcfc2005.php/FC_consultation.pdf (retrieved March 5, 2007); Jacqueline Papo, "Promoting the Female Condom to Refugees," *Forced Migration Review* 25 (2006): 65–66; and Welbourn.
33. Papo.
34. Munyana.
35. Thomsen.
36. S. Newmann, P. Sarin, N. Kumarasamy, E. Amalraj, M. Rogers, P. Madhivanan, T. Flanigan, S. Cu-Uvin, S. McGarvey, K. Mayer, and S. Solomon, "Marriage, Monogamy and HIV: A Profile of HIV-Infected Women in South India," *International Journal of STD and AIDS* 11 (2000): 250–253.
37. Steve Vickers, "Zimbabweans Make Condom Bangles," *BBC News*, February 10, 2005, http://news.bbc.co.uk/2/hi/africa/4250789.stm (retrieved March 5, 2007).
38. Mung'ala; Witte; and Thomsen.
39. AIDSCAP; and Mung'ala.
40. Deperthes and Hoke.
41. Rasch.
42. Hoffman; Witte; Thomsen; and Mantell, "The Promises and Limitations."
43. Mantell, "The Promises and Limitations"; and Rasch.
44. Warren; Hoffman; and Thomsen.
45. Vastha Kibirige, "The Female Condom: Uganda Experience" (PowerPoint presentation to the Global Consultation on the Female Condom, September 26–29, 2005), http://www.path.org/projects/womans_condom.gcfc2005.php/UGANDA.pdf (retrieved March 5, 2007); Mark Rilling, "Overview: USAID's Procurement of Female Condoms" (PowerPoint presentation to the Global Consultation on the

Female Condom, September 26–29, 2005), http://www.path.org/projects/womans_condom.gcfc2005.php/MARK_female_condom.pdf (retrieved March 5, 2007); and UNFPA, "Intensified FC Initiative—Global Overview: Ethiopia" (PowerPoint presentation to the Global Consultation on the Female Condom, September 26-29, 2005), http://www.path.org/projects/womans_condom.gcfc2005.php/UNFPA_Female_Condom_presentation.pdf (retrieved March 5, 2007).

46. Rilling; UNFPA; Mung'ala; and Welbourn.
47. Thomsen; Mung'ala; and Rasch.
48. Amy Kaler, "The Future of Female-Controlled Barrier Methods for HIV Prevention: Female Condoms and Lessons Learned," *Culture, Health & Sexuality* 6 (2004): 501–516; and David W. Dowdy, Michael D. Sweat, and David R. Holtgrave, "Country-Wide Distribution of the Nitrile Female Condom (FC2) in Brazil and South Africa: A Cost-Effectiveness Analysis," *AIDS* 20 (2006): 2091–2098.
49. Kaler, "The Future."
50. Friel, p. 4.
51. Hoffman.
52. Kaler, "The Future." Kaler notes that an exception is the work of women-and-AIDS groups located in Africa, particularly SWAA (Society for Women and AIDS) in Ghana and WASN (Women and AIDS Support Network) in Zimbabwe.
53. Kaler, "The Future."
54. Shattock and Solomon.
55. Mantell, "The Promises and Limitations."
56. Hoffman.
57. Kaler, "The Future"; and Vijaykumar.
58. Erica L. Gollub, "The Female Condom: Tool for Women's Empowerment," *American Journal of Public Health* 90 (2000): 1377–1381.
59. Vijaykumar.
60. Interview by author (Beth Anne Pratt) with anonymous officials, February 13, 2008.
61. AIDSCAP.
62. Friel, 5.
63. Karen King, "FC Female Condom: Key Learnings, Key Challenges" (PowerPoint presentation to the Global Consultation on the Female Condom, September 26–29, 2005), http://www.path.org/projects/womans_condom.gcfc2005.php/KAREN_FHC_PATH%20MTG_SEPT_2005.pdf (retrieved March 5, 2007).

64. Friel.
65. The Female Health Company, *Hitting Our Stride: The Female Health Company 2002 Annual Report* (Chicago: The Female Health Company, 2002), http://www.femalehealth.com/InvestorRelations/investor_annualreports/FHC_AR_2002.pdf (retrieved March 12, 2008).
66. The Female Health Company, *No More Excuses: The Female Health Company 2005 Annual Report* (Chicago: The Female Health Company, 2005), http://www.femalehealth.com/InvestorRelations/investor_annualreports/FHC_AR_2005.pdf (retrieved March 12, 2008); and King.
67. The Female Health Company, *No More Excuses.*
68. AIDSCAP, 15.
69. Glenn Austin, "Presentation to the Global Consultation on the Female Condom" (PowerPoint presentation to the Global Consultation on the Female Condom September 26–29, 2005), http://www.path.org/projects/womans_condom.gcfc2005.php/GAustinPresentSpeakernotes-GCFC10-16-05.pdf (retrieved March 5, 2007).
70. Interview with anonymous officials.
71. The Female Health Company, *The Distance Traveled: The Female Health Company 2006 Annual Report* (Chicago: The Female Health Company, 2006), http://www.femalehealth.com/InvestorRelations/investor_annualreports/FHC_AR_2006.pdf (retrieved March 12, 2008); and Kounteya Sinha, "Female Condom for Rs 5 in India," *The Times of India*, March 6, 2008, http://timesofindia.indiatimes.com/Female_condom_for_Rs_5_in_India/articleshow/2841558.cms (retrieved April 7, 2008).
72. The Female Health Company, *The Distance Traveled.*
73. The Female Health Company, *The Distance Traveled.*
74. Interview with anonymous officials.
75. PATH and UNFPA.
76. Austin.
77. PATH, "Women's Condom: Building Protection against Unintended Pregnancy and HIV," http://www.path.org/projects/womans_condom.php (retrieved March 22, 2008); and PATH, *Technology Solutions for Global Health: Women's Condom* (Seattle, WA: PATH, 2008), http://www.path.org/files/TS_update_womans_condom.pdf (retrieved March 22, 2008).
78. Austin.
79. Patricia S. Coffey, Maggie Kilbourne-Brook, Glenn Austin, Yancy Seamans, and Jessica Cohen, "Short-term Acceptability of the PATH Woman's Condom among

Couples at Three Sites," *Contraception* 73 (2006): 588–593.

80. PATH and UNFPA.
81. PATH and UNFPA.
82. Austin.
83. PATH and UNFPA, 27.
84. Mantell, "The Promises and Limitations."
85. Joanne E. Mantell, E. Scheepers, and Q. Abdool Karim, "Introducing the Female Condom Through the Public Health Sector: Experiences from South Africa," *AIDS Care* 12 (2000): 589–601.
86. Mantell, "Introducing the Female Condom."
87. Thomsen; Mung'ala; and Telles Dias.
88. Mantell, "The Promises and Limitations."
89. Interview with anonymous officials.
90. Garry Canille and Luka Monoja, "Intensified FC Initiative: Global Overview of UNFPA FC Situation Assessment Nigeria and Ethiopia" (PowerPoint presentation to the Global Consultation on the Female Condom, September 26–29, 2005), http://www.path.org/projects/womans_condom. gcfc2005.php (retrieved March 5, 2007).
91. PATH and UNFPA.
92. Interview with anonymous officials.
93. Friel.
94. Global Campaign for Microbicides and the UNAIDS Global Coalition on Women and AIDS, *Observations and Outcomes from the Experts' Meeting on Female Condoms* December 10, 2004, (retrieved March 5, 2007).
95. PATH & UNFPA, 7.
96. Quoted in Friel, 4.
97. Mary Latka, "Female-Initiated Barrier Methods for the Prevention of STI/HIV: Where Are We Now? Where Should We Go?" *Journal of Urban Health: Bulletin of the New York Academy of Medicine* 78 (2001): 571–580.
98. Theresa Hatzel Hoke, Paul Feldblum, Kathleen Van Damme, Marlina Nasution, Thomas Grey, Emelita Wong, Louisette Ralimamonjy, Leonardine Raharimalala, and Andry Rasamindrakotroka, "Randomized Controlled Trial of Alternative Male and Female Condom Promotion Strategies Targeting Sex Workers in Madagascar," *Sexually Transmitted Infections* 83 (2007): 448–453参照。

第9章

総　括

－医薬アクセスなくして成功なし－

Synthesis:
No Success without Access

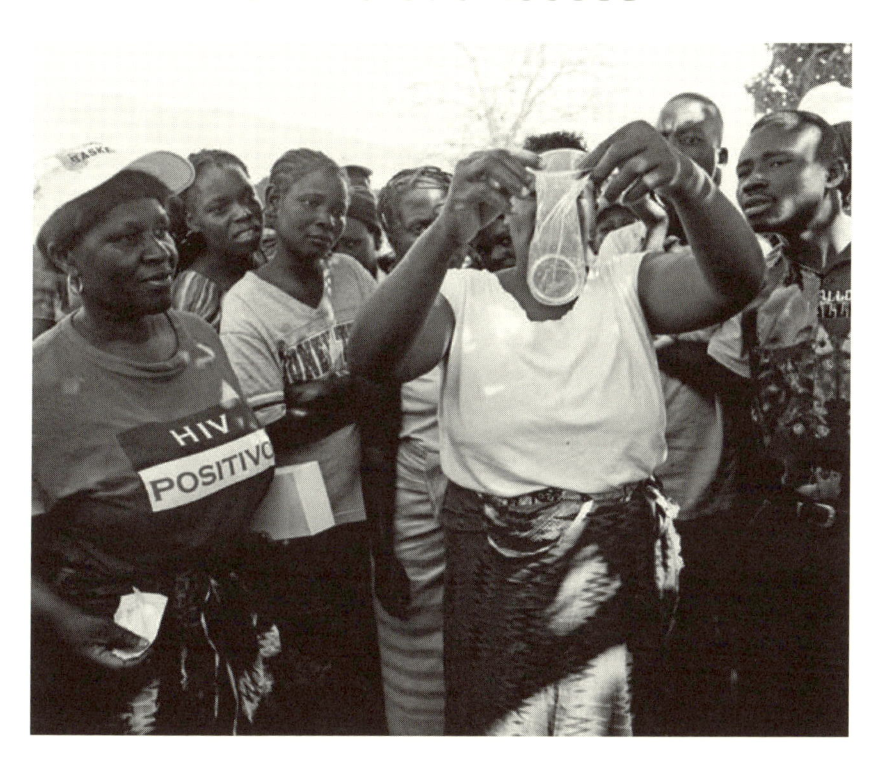

はじめに

本書のケーススタディは、途上国において医療技術へのアクセスを作り出すことの複雑性について明らかにしている。医薬アクセスのボトルネックは、エンドユーザーまでの道筋に沿って多くのポイントで発生する。我々は、これらのボトルネックを分析することにより、阻害要因と促進要因を特定してきたが、そのいずれもが、社会的、経済的、政治的、そして文化的なプロセスによって形成されている。このようにして、医療技術は、「伝わる技術」(traveling technologies)となるのであり、これ(traveling)は、技術が工場出荷時のゲートからエンドユーザーまで移動する(travel)のとは、別の意味を有するのだ[1]。ケーススタディが示す通り、医薬アクセスの成功には、この多様な意味合いを理解し形作るだけでなく、下支えする組織構築(architecture)によって組織化された使用可能性(availability)、支払可能性(affordability)、採用(adoption)すべてに対する戦略を実行することが必要である。

本書で扱った技術は、それぞれ、独自の医薬アクセス物語を有する。医薬アクセスのスケールアップに関する課題の多くは、技術、健康状態、キーアクター、そして技術導入の背景に固有のものである。しかし、各製品は独自なものであるが、繰り返し現れるいくつかのテーマによって、医薬アクセスに関する重要な教訓がもたらされることが実際に明らかとなる。この章では、我々の新たな知見(findings)—横断的なテーマであって、貧困国における医療技術へのアクセスに関する知識を追加するもの—を示す。調査結果を6つの教訓に集約することで、否応なく、それぞれの医薬アクセス物語の中で見つかったニュアンスや詳細の一部は失われてしまう。しかしながら、ここで示す教訓は、医療技術へのアクセスを改善するための実務的なステップを設計するうえで、製品開発者と製品チャンピオン(product champion)の一助となると信じている。すべての障害と機会を予測することは不可能だが、過去の経験に基づいて慎重に評価すれば、貧しい国の貧しい人々のために、医療技術へのアクセスの機会を増やすことができるのだ。

新たな知見1

安全で有効な技術の開発は、医療技術へのアクセスと健康向上を確保するために必要ではあるが、十分ではない。製品は自分自身では棚から飛んでいかない。

臨床試験によって、新しい技術が安全で有効であると、研究開発プロジェクトにおいて示すことができれば、その結果は祝福すべき良い知らせとなる。新技術の認可(license)を受けるための薬事申請手続きをすることも、重要な成果とみなされる。しかしながら、これらの手段―安全性(safety)、有効性(efficacy)、認可(licensing)―は、最終的なエンドポイントではない。本書では、安全性、有効性、認可という産物は、複雑な医薬アクセス過程において成功の途中であることを主張してきた。技術について薬事規制に対する準備をすることは、医薬アクセスを作り出す過程の一部にすぎない。この主張は、本書の医薬アクセス物語それぞれによって裏付けられている。ノルプラント(皮下埋込式避妊薬)の例をみてみよう。科学的根拠により、ノルプラントは、臨床試験において、避妊に際しての高い有効性とともに最も安全性の高い製品の1つであることが示されたが、現場での使用においては、多くのハードルに直面した。医薬アクセスを作り出すためには、市場主導型(market-driven)ではないこれらの製品に対して、何がなされるべきかという、より広い視野を必要とする。すなわち、その視野には、エンドユーザーが実際に技術を使用する方法など、すべてを包含する必要がある。そうしないと、この技術の潜在的な恩恵は、不完全なままとなるだろう。

ここでの教訓は、「途上国の重要な健康問題に対処して優れた製品を作るならば、きっと使われるだろう」という一般的な見解に対して異論を唱えるものである。優れた医療技術は、エンドユーザーに到達するまでの数多くの障壁を克服するために、組織構築、使用可能性、支払可能性、採用に対して細心の注意を払いながら、持続的に推進され、積極的に導かれる必要があるのだ。製品は自分自身では棚から飛んでいかない。特に貧しい国での健康状態改善を目的とした技術については。

新たな知見2

医薬アクセスを作り出すことは、有効な製品のアドボカシーに依存する。ケーススタディによれば、製品アドボカシーは3つの重要な構成要素―製品チャンピオン、調整された組織構築、戦略的な医薬アクセス・プラン―を有する。

(1) アドボカシーと製品チャンピオン

本書の製品への医薬アクセス物語は、医薬アクセスの組織構築の重要な構成要素が製品チャンピオン(product champion)であることを明確に示している。グローバルヘルスにおける製品チャンピオンとは、新技術を信じ、製品が開発され、貧しい国で広く利用できる状況を確保することに特別な関心を持っている人または組織のことである。製品チャンピオンは、技術とその可能性に対して最大限努力し、専念し、そしてとりつかれさえする。Kingdonは、公共政策の議題設定に関する有名な研究の中で、新しい公共政策の製品チャンピオンのことを「政策の起業家」と呼んでいる。彼らの決定的な特質は、「自分の資源―時間、エネルギー、評判、時には金銭―を、将来のリターンを期待して、喜んで投資することである。そのリターンは、彼らが承認した政策という形や、参加することによる満足、あるいは雇用保障や出世という形での個人的な栄達によってもたらされるものであるだろう」[2]。同様に、グローバルな医療技術における製品チャンピオンは、健康向上に大きな影響を与えうると彼らが信じる製品の医薬アクセス拡大を追求することに、彼らの資源を投資するのである。

製品チャンピオンは、グローバルヘルスで働くさまざまなタイプの組織にみられる。ワクチン・バイアル・モニター(VVM)のケースでは、保健衛生計画組織(PATH)のスタッフは、すべてのEPIワクチンでVVMの導入やスケールアップを確実にするためにWHOのスタッフと密接に協力した。ノルプラントについては、人口評議会(Population Council)のスタッフが、製品を開発し、導入し、そして、この新しい避妊デリバリーシステムの製品チャンピオンを務めた。女性用コンドームでは、製造業者であるFHC(Female Health Company)とその財団が主要な製品チャンピオンであった。我々のケーススタディにおいて、製品チャンピオンは、健康のための国際的な技術機関、非営利団体、学術機関、または製造業者と提携している。資金調達は、その効果の鍵となるものであった。製品チャンピオンは財団や互恵の寄付者(bilateral donors)からの外部資金を求め、また自分の組織内での既存資源から拠出した。時間、エネルギー、評判、そして情熱といった製品チャンピオンのその他の特質は、彼らの目標を果たすために、同様に重要であった。

製品チャンピオンの役割は、個人または組織、製品、その他の事情により異なる。その範囲は、特定グループ間で技術に対する認識を高めることから、開発や医薬アクセスの障壁を克服するための戦略的な行動をとることまである。後者の役割の例としては、ワクチン・バイアル・モニター(VVM)の開発者であるTemptime Corporationと行ったPATHの仕事が挙げられる。転換点は、Temptimeがプロジェクトを「断念する」と決定したときに、PATHからの代表者が同社を訪れて、VVMのグローバルな意義を説明し、(追加資金なしで)その作業を継続するように、Temptimeを説得したことだった。PATHのスタッフは、導入とスケールアップ期間中もVVMの普及促進を続けるとともに、助言指導やその他の活動を通じて、WHO職員に対してきわめて重要な支援を行った。

製品チャンピオンは、医薬アクセスを確保するために不可欠な存在であるが、ケーススタディでは、製品チャンピオンが、彼らの技術に対して盲目的な信念(blind faith)を持たないよう警告する必要があることを示している。Royerは、明らかに絶望的な状況でも新規事業の取り組みが勢いづく理由について研究する中で、製品が成功するために避けて通れないとマネージャーたちが持つ根強い信念の「影の側面」(dark side)を調査した[3]。このような信念は、製品チャンピオンを盲目とし、開発者、パートナー、またはエンドユーザーからの製品に関する否定的なフィードバックをみえなくさせる。たとえば、ノルプラントのケーススタディを分析した者の中には、インドネシアでは人口評議会が製品チャンピオンの役割を担ったことで、そのスタッフはインプラント除去やカウンセリングの課題を過小評価することとなったと議論する者もいた。

Royerは、盲目の信念の落とし穴を避けるための方法を示唆している。1つの方法は、開発および医薬アクセスの各段階で、プロジェクトのコントロール手順と実現可能性を評価するためのクライテリアを含む早期警報システムを作成することである。もう1つは、プロジェクトチームの中に、信奉者と一緒に懐疑者を含めることである。異なる視点を持つ人々によって研究を推進すれば、批判者と推進者の意見のバランスをとることができる。これらのアプローチは、製品チャンピオンの間に蔓延する(そして彼らを駆り立てる)傾向にある盲目の信念を防ぐのに役立つ。たとえば、インドネシアでは、避妊サービスを監視し、ノルプラント推進者の意見に対抗する強力な「番犬」グループがいなかったので、この類の対応は、ノルプラントの場合には有用であったかもしれない[4]。他方、製品チャンピオンは、これらの安全対策が不要な障害物で取り込みを減速させるものとみなすかもしれない。

(2) アドボカシーと組織構築の調整

医療技術への広範なアクセスを確保するには、使用可能性、支払可能性、採用活動の舵取りをし、つなぎ合わせる組織的な設計と調整する組織が必要である。女性用コンドームのケーススタディでは、製品の推進派が医薬アクセスのための組織構築を作成しない場合、医薬アクセスの努力がつまずくことを示している。他のケーススタディでは、組織構造は、特定の製品、パートナー、および状況に応じて、形や役割に変化が生じている。女性用コンドームのケースを除くすべてのケースにおいて、1つの組織が、主要なパートナーと連携しながら、中心的な調整機能を持っていた。あるケースでは、新たな組織―住血吸虫症コントロールイニシアチブ(Schistosomiasis Control Initiative: SCI)―が医薬アクセス活動を行うために設立され、一方、他の製品では、既存の組織―世界保健機関(World Health Organization: WHO)と人口評議会―のスタッフが調整役を果たした。すべてのケースにおいて、組織内の1人以上の専任スタッフが組織構築を作成し、技術の採用と支払可能性の活動を管理していた。

我々のケーススタディの中には、3つの異なる組織構造のモデルが存在する。

第1のモデルは、主な調整機関としてWHOが含まれるものである。ワクチン・バイアル・モニター(VVM)の場合、WHOのワクチン・生物薬品部門(Vaccines and Biologicals Division)は、技術の初期導入のための仕組みを提供し、緩やかに、他のパートナー(PATH、UNICEF、Temptime、ワクチン製造業者)と提携した。WHOの一職員Ümit Kartogluは、VVMスケールアップのための第一義的な責任を負っていた。ひとたび技術が広く利用可能になり、調整機関の必要性が低下した後には、製品の医薬アクセス活動を管理し実施するというKartogluと他の人々の役割は減少した。同様の組織モデルは、マラリア迅速診断テスト(RDT)にもあてはまるものであった。WHO西太平洋地域事務局(WHO's Western Pacific Regional Office: WPRO)は、RDTの使用可能性と採用活動の調整に関して責任を負った。WHOは、この役割を担うのに遅れた。RTDがすでに貧しい国で導入され、専門家の協議会により、WHOはもっと大きな役割を担うべきだと推奨されたあと、2002年になってようやくWHOはDavid BellをWPROに雇った。その後、彼は、RDTのため、そして、いつ、どこで製品が使用されるべきかについてWHO方針を作成するための「グローバル中心点」(global focal point)となった。それまで、生産者、潜在的購入者、およびグローバルアクターの間での調整はほとんどされておらず、使用可能な商用テストの精度と品質については少なからぬ混乱があった。これらの問題は、各国政府とヘルスワーカーのRDTの採用に影響し、広範な医薬アクセスを阻害した。この経験は、製品の発売前に、適切な組織構築を確立することにより、医薬アクセスのテンポと成功の見通しに大きな違いが生ずることを示唆している。

第2の組織モデルは、既存製品のために、医薬アクセス活動を管理する新しいイニシアチブを創設するものである。住血吸虫症コントロールイニシアチブ(SCI)は、ビル&メリンダ・ゲイツ財団から2,760万ドルの助成を受けて開始され、そのディレクターAlan Fenwickは、ロンドンのインペリアル・カレッジ内に新しいイニシアチブを構えて、そこで学術的基盤を確立した。SCIのパートナーは、インペリアル・カレッジ、ハーバード大学、WHO、そしてゲイツ財団である。これらのパートナーはともに、SCIによって行われる使用可能性、支払可能性、採用活動を監督する。この大学を基盤にしたアプローチの主要な問題は、―これはプラジカンテルの医薬アクセスの継続性に関しても言えることだが―ゲイツ財団からの資金調達終了後の組織の未来である。同様に、B型肝炎ワクチンのためのグローバル・アクセス・アクティビティは、新しいイニシアチブが管理している。予防接種率は、一部の貧しい国で横ばい、その他では減少していることへの懸念から、各国およびグローバル組織のコンソーシアム―WHO、UNICEF、世界銀行、ビル＆メリンダ・ゲイツ財団の子どもワクチンプログラム、ロックフェラー財団、国際製薬団体連合会、いくつかの国の政府―はGAVIアライアンスを設立した。GAVIはゲイツ財団からの7億5,000万ドルの助成金や、米国、ノルウェー、オランダ、英国からの補助金で始まった。イニシアチブは、GAVI基金を通じて、B型肝炎ワクチンを含む、新しく未活用のワクチン調達に関し、貧困国での資金調達を助けている。短期・中期的にみて、B型肝炎ワクチンへの継続的な医薬アクセスは、GAVIモデルの持続可能性に依存している。

第3のモデルは、ノルプラントのケースに代表され、単一の非政府組織（人口評議会）内で、製品の研究開発とともに、すべての導入活動を行うものである。人口評議会は、ノルプラントの開発と途上国公共セクタへの導入をコントロールした。製造業者は、途上国の民間セクタと先進国の公共・民間両セクタへの製品導入の責任を引き受けた。1つの組織内で開発や公共セクタ導入活動の両方を実施することは、導入の初期計画の段階で、開発者と医薬アクセススタッフの間で緊密な連携をとることを可能にした。しかしながら、このアプローチの欠点の1つは、上述したように、技術に対する「盲目の信念」をどのように制御するかである。

各ケースにおいて、調整組織のオペレーションには、外部資金を必要とした。RDTのケースでは、WHOの調整活動（専門家会合の開催、品質保証機構の確立など）のための資金は、ゲイツ財団からの2006年までの助成金と、オーストラリア国際開発局（AusAID）と熱帯病研究・訓練特別プログラム（TDR）からの資金に限られていた。この問題は、RDTを購入する政府のための外部資金の使用可能性が向上（エイズ、結核、およびマラリア対策世界基金を通じて）したのとは完全に対照的である。WHOは、調整のための資金がもっとあれば、製品の採用において、製品開発における予期せぬ技術的な問題や、各国政府とヘルスワーカーによる製品導入の課題に対処するために、より効果的に活動できるであろう。

(3) アドボカシーと医薬アクセス・プラン

ケーススタディから得られる重要な教訓として、製品チャンピオンとそのパートナーは、その作業活動を組み立て、医薬アクセスに関わるアクターの多様な視点を取り入れるような、アクセス・プランを必要とする。製品チャンピオンの仕事には、医薬アクセスの複雑な要素をしっかりと舵取りすることと形作ることの両方を含む。これには、グローバル、国、地方レベルにおいて、障壁と機会の両方の可能性を理解する必要がある。ケーススタディは、製品チャンピオンが、技術の価値と使用について異なる見解を持つ多様な個人やグループと作業する必要性を示している。製品チャンピオンは、彼らの活動を組み立て、これらの多様なアクターの立場と勢力をマップ化し、障壁と機会を特定し、医薬アクセスを促進する戦略を準備するアクセス・プランを必要とする[5]。医薬アクセス・プランは、予期せぬ状況の発生やより広く展開した状況の中で、製品チャンピオンが彼らの分析や戦略を再構築できるように、柔軟性の高いツールであるべきである。女性用コンドームのケースでは、医薬アクセス・プランが存在しない場合に何が起こりうるのかが示されている。製品導入フェーズで、女性用コンドームを推進してきた個人や組織は、グローバル会合において医薬アクセスの「次段階」を特定した。しかしながら、これらの次段階は、優先順位をつけたり、計画に盛り込まれることはなかった。結果として、次段階が体系的に実施されることは決してなかった。この計画性の欠如は、製品推進派が、医薬アクセスの取り組みを前に進めるための明確な指針を持っていなかったことを意味する。

新たな知見3

医薬アクセスは、4つの鍵となるグループ―グローバル専門家、国の政策立案者、ヘルスケア提供者、エンドユーザー―による製品採用の創出と形成を必要とする。

新しい医療技術の採用は、グローバル、国、地方レベルでの受容と需要創出に依存する。製品チャンピオンとそのパートナーは、4つの鍵となるグループに焦点を当てて、製品採用を創出し形成する必要がある。グローバル専門家、国の政策立案者、ヘルスケア提供者、エンドユーザーである。我々のケーススタディは、以下に説明されるグローバル専門家やエンドユーザーによる製品採用についての重要な教訓を導き出した。途上国での製品採用を検討するには、(国レベルのケーススタディを通じた)さらなる研究が必要である。それは、国家的な製品採用に関わり鍵となる個人や組織、新しい医療技術に対する彼らの認識、受容に対する障壁、そして国内での採用を促進する要因に焦点を当てたものであることが必要である。

(1) 採用と合意の構築

我々のケーススタディでは、直接関与する国際的な技術機関内と、より広範で国際的な公衆衛生コミュニティ内の両方の専門家の合意が重要であることを浮き彫りにしている。他の公衆衛生のアナリストもまた、専門家の合意の役割を強調している[6]。我々のケーススタディは、グローバルな合意は、製品チャンピオンが対処する必要がある最初の課題の1つであることを示している。グローバル専門家は、女性用コンドームについて、その技術の必要性や、他の家族計画やHIV予防技術との関係性について大きく異なる見解を有しているが、女性用コンドームのケーススタディで示されるように、グローバルな合意の欠如は、製品への医薬アクセス拡大の試みが失敗する可能性があることを意味している。

鍵となる疑問は「誰の合意を、グローバルレベルで獲得する必要があるのか？」である。ケーススタディによれば、具体的なアクターが異なるため、答えは製品によって異なる。しかし、すべてのケースにおいて、関連する国際技術機関—WHO、UNAIDS、UNFPA、PAHO、UNICEF—による承認が、前に進めるために必要であった。それらの機関は、自らの採用を、技術および関連疾患や健康状態についての公式な意思決定をもって表明した。たとえば、2001年5月に世界保健総会で採択された決議は、住血吸虫症と土壌透過蠕虫の分布を取り上げ、アフリカでプラジカンテルをより広く利用可能にする新たな取り組みを推進した。ワクチン・バイアル・モニター(VVM)のケースでは、UNICEFが、その入札において、事前認定を受けたワクチン生産者すべてに対してVVMが含まれていることを要求するのは、その機関が技術を採用することを示唆した。国際機関によるこれらの正式な意思決定や採用に関する決議は、技術の公的な受け入れを確立するのに大きな違いを生む。

国際的な合意を得るためのプロセスは、グローバルな医療政策コミュニティの専門家—研究者、資金提供者、プログラム作成者、製品チャンピオン—の参加に依存する。政策コミュニティは、すでに存在する政策分野の人々や機関のネットワークなのだ[7]。グローバルヘルスの政策分野の例としては、家族計画、マラリア、エイズ、そしてワクチンが挙げられる。医薬アクセスの事例では、専門家の間で合意を得ることは、政策コミュニティをまたがる技術においては特に困難であることを示している。たとえば、女性用コンドームのケースでは、初期の製品チャンピオンは、家族計画とエイズ政策コミュニティの両方の専門家からの合意を求めた。女性用コンドームが望まない妊娠を防ぐのは、ホルモン避妊法よりも低い確率なので、いくつかの家族計画提供者はその製品をサポートするのに消極的であったし、家族計画の製品提供者は(特に定価で)女性用コンドームを調達することを躊躇した。家族計画やエイズ予防の専門家の両者が女性用コンドームを支持するようになる効果的な戦略がなく、技術へのアクセスは行き詰ってしまった。

我々が示した事例においては、すべての技術的機関と専門家の間で合意を達成することもまた、大きな課題であった。たとえば、PAHOは、ワクチン・バイアル・モニター(VVM)を採用したことは一度もなかった。PAHOの最高指導者層は、VVMはこの地域で必要ではないと信じていた。だから、前進するためには、少なくとも1つの調達機関(UNICEF)にその技術が採用されることは必要であったが、PATH、WHO、UNICEF、PAHOの間での完全な合意は実現しなかった。VVMに対するPAHOの抵抗は乗り越えられない障壁とまではいかなかったが、UNICEF供給部門とPAHO回転基金(PAHO's Revolving Fund)の両方にワクチンを販売する製造業者の生産プロセスが複雑となった。これらの生産者はVVMラベル入りとラベルなしのワクチンを生産するために、異なる2種類のラベルを必要とした。グローバル関係者全員の合意を欠くことは、致命的な問題とはならないが、医薬アクセスに何らかの影響が出る。したがって、製品チャンピオンは、アクセス・プランの一環として、関与するキープレーヤーのステークホルダー分析を実施し、ステークホルダーを管理し、技術をサポートするための効果的な合意を得るための政治的戦略をデザインする必要がある。要するに、ケーススタディから得られたこの教訓は、製品チャンピオンは、自分たちの医療技術に関して、国際的な技術機関やグローバルヘルス政策コミュニティにおける専門家たちの合意を、保健プログラムでの技術の位置づけに関する共有認識も含めて得ることである。

(2) 採用とエンドユーザーによる受容

すべてのケーススタディにおいて、技術のエンドユーザーが患者、消費者あるいは提供者のいずれの場合においても、エンドユーザーによる受容と需要創出が、医薬アクセスを確保するために不可欠であった。エンドユーザーの採用は、特定の健康問題と技術の特性に影響を受けており、これらはさらに、特定の社会的、政治的、そして歴史的背景の影響を受けている。ノルプラントのケースは、ある女性にとっては、ノルプラントの受容は、その技術が解決する健康問題—つまり、健康な女性が避妊すること—に影響されることを示している。ノルプラントの多くのユーザーは、生命を脅かす疾患を治療するための製品に発生した場合に比べて、製品の副作用(重大な出血)を受け入れる可能性が低かった。一方で、インプラント技術の特性は、インドネシアのイスラム女性にとって、イスラム教で禁止されている避妊手術(sterilization)の許容できる代替手段としてみなされ、魅力的なものであった。女性用コンドームの場合、技術の特性は、いくつかの背景において、エンドユーザーの受容を困難なものとした。研究によると、多くの女性が効果的かつ快適にその技術を使用するためには、平均して4回試してみることが必要であった。一部の女性は、長い目で見ればどんなに強力な技術だったとしても、女性用コンドームを正しく使うために、厄介で恥ずかしい「練習期間」に長い間に耐えることは不本意だった。開発中の新しい女性用コンドームのデザインは、これらのネガティブな技術特性に対処し、女性用コンドームを、よりユーザーフレンドリーにしていくことが求められる。しかしながら、これらの新しい女性用コンドームの普及を促進するためには、うまく設計され、潤沢な資金のもとでソーシャル・マーケティングのキャンペーンを必要とする。

技術とその目的に対する社会認識もまた、エンドユーザーの採用に影響を与えた。米国では、低所得の女性にノルプラントを導入することは、社会的強制になるとの懸念が広がり国民的な議論になった。一部の研究者は、ノルプラントに関する公開討議は「諸刃の剣」（double-edged sword）だったと主張している。一方では、監視が強まり、社会的強制は減ったかもしれないが、他方では、米国の女性の間でノルプラントが非難されることとなった[8]。非難される事態は、インプラント除去に関する訴訟、否定的なマスコミ報道、そしてユーザー間での否定的な評判と相まって、米国におけるノルプラントの破綻に導いた。

本書で検討したケースの他にも、肯定的であれ否定的であれ、技術に対する社会的認識が影響を及ぼす例はたくさんある。たとえば、2004年のナイジェリア北部でのポリオ予防接種不買運動は、汚染（contamination）の噂が広がったことによるものである[9]。ワクチンが不妊につながるという噂は、他の途上国でも起こり[10]、予防接種キャンペーンの取り消しにまで及んだ。世界ポリオ撲滅イニシアチブ（The Global Polio Eradication Initiative）などは、キャンペーンにおいて国の当事者意識を確認し、コミュニティ内で、政治的、伝統的、宗教指導者が関与することが、噂や技術に対する否定的な認識に立ち向かう一助になることを学んだ。コミュニティの当事者意識を確認するための戦略の一例としては、オンコセルカ症（または河川盲目症）に対するイベルメクチン（ivermectin）によるコミュニティ向けの治療法が挙げられる。これは、オンコセルカ症コントロールのためのアフリカのプログラムで用いられたアプローチであった[11]。このアプローチは、地域の事情にあわせてイベルメクチンを届けるために、よく親族グループ内から地域ボランティアを募っている。この戦略がイベルメクチンに関してよく機能しているのは、取り扱いが安全かつ管理が容易であるためである。また、この例は、疾病コントロールプログラムを実施するためには、国と同様に、地域の当事者意識が重要であることも示している。

技術の特性は、エンドユーザーの採用に影響を与えるため、新技術を展開する中で、早期に、これらの問題に注目し始める必要がある。新技術の技術的特性が検討される製品の開発段階（医薬アクセスの第1フェーズ）で、エンドユーザーのことを意識し始めるべきである。エンドユーザーやコミュニティのリーダーの認識を扱うことが医薬アクセス活動の中心となる導入とスケールアップ段階(医薬アクセスの第2、第3フェーズ)の両方でも、エンドユーザーに焦点を当て続けるべきである。エンドユーザーの採用に着目することは、エンドユーザーの嗜好や懸念、そしてエンドユーザーが新技術を解釈する社会文化的背景の理解を必要とするのだ。エンドユーザーの価値観と象徴的な環境によって、技術に対する認識は大きく異なってくる。製品開発者の理解を深めるのに役立つ戦略には、エンドユーザーの認識に関する早期の調査、調査結果を製品開発とプログラム設計に反映させること、貧困国の事情に関して運用実態を理解している専門家を製品の開発段階で巻き込むこと、そして、プログラム実施にあたっては、国家や地域の当事者意識を戦略的に作り出すことが含まれる。全体的に、我々のケーススタディは、技術のエンドユーザーの採用が医薬アクセス・プロセスの本質的な構成要素でありながら、しばしば見落とされていることを示している。エンドユーザーの視点に着目することは、製品の開発段階、そして導入とスケールアップ活動においても継続する必要がある。

新たな知見4

医療技術のコストは、医薬アクセスの鍵となる障壁である。医薬アクセス拡大のための戦略は、支払可能性に対処する必要がある。

(1) 支払可能性と価格の引き下げ

医療技術へのアクセスに関する文献の多くは、コストが、政府や個人にとっての主要な障害であることを強調している。我々の知見は、この意見を支持するものである。プラジカンテルのケーススタディでは、特許が価格に影響することを示しており、その知見は、多くの新しい医療技術に関して、確かに実証されてきている。製品特許とプロセス特許が満了となり、プラジカンテルの価格は、現在、より支払可能(1錠当たり0.174-0.072ドル程度)ではあるが、住血吸虫症コントロールイニシアチブ(SCI)は、薬価をさらに下げる努力をし続けている。SCIは、いくつかのアフリカ諸国において、韓国の製造業者Shin Poongがプラジカンテルの登録手続きをすることを支援することによって、競争を拡大してきた。これにより、政府入札での競争を増やし、いくつかの政府では、購入価格の低減に貢献することができた。SCIはまた、アフリカの企業に協力し、原薬を信頼できる中国やインドの製造業者から購入することを支援することで、アフリカでの製剤化を促進することに努め、彼らの国の政府にその薬を売ること、そして、さらに周辺諸国で製品登録し販売することをめざした。最終的には、SCIは、製品価格を下げるために、一括購買アプローチを用いるようになった。2004年以来、SCIは協力するアフリカ諸国6か国に対し、世界市場からプラジカンテルを大量に調達している。実際SCIは、世界取引量の90％以上を購入し、世界市場におけるプラジカンテルの唯一最大の購入者（そして寡占購入者）となった。この一括購買アプローチは、他の医薬品の医薬アクセスを向上させるのに広く応用されており、たとえば、世界抗結核薬基金（Global Drug Facility）による結核治療薬の購入においても用いられている[12]。

B型肝炎ワクチンの事例はまた、医療技術の支払可能性が、取り込み使用拡大（uptake）に影響を及ぼすことを示している。ワクチンの価格は、途上国では支払可能なものではなかったため、先進国の外では需要が少なかった。需要が少ない状況では、製造業者はワクチンの生産能力を増やすことを嫌がり、価格は高いままで供給は増えなかった。途上国政府に対してワクチンをより支払可能にするために、B型肝炎の予防接種に関する国際タスクフォース（International Task Force on Hepatitis B Immunization）とGAVIは、競争を促進し、ワクチン市場が途上国に存在することを企業に示すことによって、製品価格の引き下げに努めた。これらの戦略を促進した主な要因は、官民パートナーシップの形成、調達基金の設立（GAVI基金）、特許期間の満了、そしてワクチン生産国（韓国など）の薬事規制と臨床試験の実施能力の向上が挙げられる。

価格を押し下げるアプローチは他にも存在する。たとえば、人口評議会は、ノルプラントの支払可能な価格を求めて、公共セクタへ、可能な限り低価格でノルプラントを製造、登録、流通する会社を探した。彼らは、階層別価格システム（tiered pricing system）を作って、米国のインプラントキット当たり350ドルに対して、途上国の公共セクタの家族計画プログラムではより低価格（インプラントキット当たり23ドル)に設定した。女性用コンドーム推進派は、製品価格を下げるために異なるアプローチを用い、女性用コンドームの新たなデザインを開発した。開発中のデザインの中には、現在使われている女性用コンドームよりも安く製造することができるものもある。新製品やその製造業者もまた、独占市場に競争を導入することになる。物価を押し下げるためのもう1つの戦略は、強制実施権(compulsory licensing)—特許期間中であっても特許を保持する会社以外にその国での製造を認めること—をほのめかすことである。このアプローチは、HIV/AIDSの抗レトロウイルス製品の政府購入価格を再交渉する際に、ブラジルで効果的に用いられた[13]。

しかし、価格を引き下げることは、予期せぬ結果をもたらすことがありうる。マラリア迅速診断テスト(RTD)のケーススタディは、価格を引き下げすぎることに対して警鐘を鳴らしている。RTDの例では、いくつかの生産者は、低価格のせいで、その技術に必要とされる品質改善を行うことに対してインセンティブを失った。公共セクタの購入者は、限られた予算のため低価格に依存するが、民間セクタの生産者は、製品品質への投資を正当化するため、そして、利益目標を達成するために、より高い値段をつけることが必要なのだ。

このように、ケーススタディでは、政府の製品コストの削減に成功した戦略の範囲を示している。すべてのケーススタディにおいて、調達のコストが医薬アクセスに影響を与えている重要な要因であった。しかしながら、プラジカンテルのケースが示すように、医療技術をより支払可能にすることが、製品をより入手可能にするのに十分であることはまれである。政府や個人のために、製品価格を下げる戦略は、医薬アクセスを拡大するために必要ではあるが、十分な努力とまでは言えない。使用可能性の制約は、採用や組織構築に関連する要素と同様に、すべて考慮する必要がある。

(2) 支払可能性と経済的支援

多くの途上国にとって大きな問題は、医療製品を購入するための政府資金が欠如していることである。このいつまでも続く問題に対処する戦略の1つは、上述のように製品価格を押し下げることである。もう1つは、政府に対する外部資金調達を模索することである。たとえば、貧困国政府のほとんどは、世界基金の資金により、マラリアのRDTを購入している。SCIは、協力するアフリカ諸国6か国がプラジカンテル購入資金を調達するために、ビル&メリンダ・ゲイツ財団により支援を受けている。B型肝炎ワクチンの場合、対象となる国は、資金調達のためにGAVI基金に応募する(UNICEF供給部門が、一括購買と競争入札のプロセスにより、ワクチンを調達する)。

外部資金の最大の問題は、ドナー側(donor)が資金提供のコミットメント期間を制限することを絶えず求めるため、長期的(あるいは中期ですら)にみて、持続可能性に疑問がある点である。マラリアとその診断の専門家は、RDT製品の普及は、今後、外部からの持続的支援なしには、継続しそうにないことを懸念している。ドナー側は持続可能な(sustainable)医療システムを求めているのに対し、受ける側(recipient)は持続的な(sustained)支援システムを求めている。GAVIは、初期の運営フェーズでは、B型肝炎のような新しいまたは使われていないワクチンを5年間無料にして、その調達を支援することに合意することによって、持続可能性を追求した。この間に、GAVIは、ワクチン価格が低下し、次に途上国政府と二国間その他援助団体が調達のための資金獲得にとりかかることを希望した。しかしながら、ワクチン価格は下がらず、諸国は調達するだけの余裕がなく、他の援助団体が支援段階に進むことはなかった。GAVIは、そのビジネスモデルを作り直し、現在は、持続可能性を促進するために、最初からワクチン調達のための「共同出資」(co-pay)を途上国に求めている。このモデルが、持続可能性を高めるか、貧しい国でのB型肝炎ワクチンへの医薬アクセスの障壁となるかどうかを知るには時期尚早である。要するに、支払可能性についての重要な教訓は、製品調達のための政府資金の不足によって、支払可能性が制約される可能性があることだ。我々のケースは、外部リソースから十分な財政支援を提供する革新的な手段は、多くの場合、支払可能性を確保するために不可欠であることを示している。

新たな知見5

技術の使用可能性を保証するための供給側の戦略は、途上国における医療技術へのアクセス拡大を支援するために必要である。

(1) 使用可能性と情報の不足

途上国における医療技術の使用可能性は、多くの場合、情報の不足(information failure)によって制限されている。生産者は、時に、途上国における市場機会を認識しておらず、貧しい国の政府調達機関は、しばしば、利用可能な製品や供給者について知らない。これらの情報の非対称性(information asymmetries)を減らすことにより使用可能性を高めることができる。

供給者は、しばしば途上国における製品需要についての正しい情報を持っていない。これらの情報の問題は、生産者が貧しい国や地域での潜在的市場を過小評価したり、市場参入するために必要な手順(たとえば、政府への製品登録など)をとらないことにより供給に影響を与える。住血吸虫症コントロールイニシアチブ(SCI)は、この問題に対して、プラジカンテルの需要に関する情報について、(アフリカ外部の)製造業者に広め、また、技術を国内で販売することができるように、政府の製品登録手続きに関して企業を支援することで、対応してきた。この活動は、新たな市場に製品を導入することができ、また、供給者間での競争を惹起し、価格の引き下げに(前述のように)結びつく。

別の情報障壁は、貧しい国の政府調達機関は、多くの場合、特定の医療技術に関する利用可能な製品や供給者について不完全な情報しか持っていないことである。たとえば、多くの政府調達機関は、マラリアRDTの調達のために、グローバルファンド(Global Fund)から資金提供を受けているが、購買関係者は、利用可能な製品や生産者の範囲が急速に変化する状況に直面し、それが診断機器の選択をきわめて困難にさせている。WHOは、RDTウェブサイト(www.wpro.who.int/sites/rdt)とマラリア製品に関する「調達と価格」(Sources and Prices)資料の中で、RTD製品と生産者に関する情報を定期的に更新して各国に提供することにより、この問題に対応している[14]。SCIは、同様の手法を用いて、医薬品の安全性、有効性、価格だけではなく、特定のプラジカンテルの供給者に関する情報をも、アフリカの政府調達機関に直接提供している。潜在的な購入者に対し、異なる生産者からの価格と製品品質に関する情報を提供するという戦略は、途上国において、これらの医療技術に関する売り手と買い手の間の情報の非対称性(古典的な市場の失敗)を減らすことができる。この情報戦略は、抗レトロウイルス薬と他のエイズ関連薬に使用されたように、貧しい国々における関連するその他多くの医療技術に適用することができる[15]。

(2) 使用可能性と優秀な生産者

ワクチン・バイアル・モニター(VVM)やマラリア迅速診断テスト(RDT)の事例では、特に低収益技術(たとえば医薬品やワクチンの豊かな国での販売と比較して)に関して、貧しい国々で使用するための技術を、喜んで開発、かつ/または、製造する商業パートナーを見つけることの難しさを指摘している。潜在的な商業的パートナーは、そのような技術について市場があるかどうか、どの程度の大きさなのか、実際にその技術を選んで購入するのは誰かということを心配する[16]。

PATHとWHOが、ワクチンのための時間と温度に関する技術を開発する企業を探し始めたとき、たくさんの企業が関心を示し、そのトピックに関する国際会合に出席し、いくつかの企業は、USAIDのHealthTech計画を通じてPATHから資金提供を受けた。しかし、ニュージャージー州モリスタウンにある中堅企業であるTemptimeだけが、WHOとUNICEFが求める性能要件を満たす低価格製品の開発に成功した。Temptimeの成功は、他企業で使われていたコア技術によるものだが、競合他社に比べてTemptimeの諸経費が少なかったことも関係しているであろう。Temptimeは、依然としてVVMの唯一の供給者のままである。Temptimeは、製品の供給不足に陥ったことはないが、いくつかのワクチン生産者とUNICEFがその技術を導入するのに消極的である理由の1つとして複数の供給者がいないということを挙げていた。彼らは、単一の生産者への依存とそれによる供給リスクを嫌ったのである。

同様に、米国のウォルター・リード陸軍研究所(U.S. Walter Reed Army Institute)は、マラリア迅速診断テスト(RDT)を製造するのに適した商業パートナーを見つけるために、何年もかかった。その診断機器は、米国兵に使われるので、ウォルター・リード研究所は、製品について米国から薬事承認をとる会社を探す必要があった。数年間探して、彼らは、適切なパートナーとしてBinax, Inc.―Temptimeと同様の中小企業である―を見つけた。商業パートナー探しの間に、ウォルター・リード研究所は、ほとんどの診断機器企業は、米国食品医薬局(FDA)申請手続きの舵取りをするための、ノウハウ、経験、意欲を持たない小さな「零細」(mom-and-pop)ビジネスであることを学んだ。彼らはまた、これらの機能を持つ大企業は、その技術が彼らにとって十分な利益にはならないとみなし、提携には興味を持たないことも発見した。

これらの例が示すのは、低収益技術に適した商業パートナーは、時に、中小企業(50−100人の従業員)にみられ、すでに商用製品を有していて、それらの製品からの収益を得ていること、そして、規制当局(FDAなど)と仕事をした経験を持っていることが挙げられる。商業パートナーを見つけるためのサーチの中で、ウォルター・リード研究所のスタッフは、ビジネスのスキルとそうした視点を持つことを学んだ。最初からこれらのスキルを持つスタッフがいれば、製品開発と生産のスケジュールはもっと進んでいただろう。要するに、持続可能で高品質な供給を確保するために有能な製造パートナーを見つけることは、特に低収益技術においては、課題となりうるのだ。したがって、新興市場(中国、インドなど)でニッチ製品を扱うことをいとわない中小企業、そして高品質な製造業者を探す必要性は存在する。

新たな知見6

> 多くの途上国において限定的な医療インフラは、技術への医薬アクセスを妨げる。技術への医薬アクセスをスケールアップするための努力は、持続的な医薬アクセスを確保するために医療システム強化に対する投資が必要である。

市場を活性化する戦略は、製品の使用可能性を確保するために重要だが、そうすることは、その国の医療システムの向上を目的とした場合、下流のアクションとなる。患者や消費者へ医療技術をうまく配送することは、大部分が、医療セクタの人材の能力、官民両方の提供者の資金力、そして設備の使用可能性—要するに、日常的に医療システムが行われる方法—に大きく依存する[17]。

我々のケーススタディでは、新しい技術を導入するには、医療提供者のための新しい学習と教育が必要であることを示している。たとえば、ノルプラントは、新しい避妊インプラント技術として、訓練された提供者による埋込と除去の両方を必要とした。インドネシアや米国のようにノルプラントのスケールアップが急速に行われた国では、提供者の多くは、(特に埋込技術について)訓練を受けたが、その教育は十分に詳しいものでも包括的なものでもなかった。その結果、医療専門家の多くは、除去技術についてよく訓練されておらず、この訓練不足が、後にインプラント除去に関して困難をもたらした。米国では、除去の問題は、訴訟や否定的な報道につながり、製品の市場からの撤退をうながした。除去の問題は、少数の専門家しか除去技術の訓練を受けていなかったインドネシアでも起こった。ノルプラントのケースにおいて、研修プログラムの成功例では、臨床実務家は、挿入と除去の両方ともきちんとできることを証明しなければならない内容であったが、それは研修プログラムで常に要求されていたものではなかった。ノルプラントでグローバルに浮上したその他の医療システム上の課題としては、エンドユーザーに対する、使用法に関する十分な情報とカウンセリングの欠如、インフォームドチョイスに関する懸念、とりわけ、教育を受けていない貧しい女性をノルプラントの対象とするかどうか、あるいは、他の避妊法からその手法に切り替えるか否かなどがあった。

提供者の訓練と配送の課題は、ノルプラントのような提供者に依存する技術について特に重要である。しかし、インフラの問題はまた、設備が不足している施設など、医療システムの末端での使用が設計された製品に対して、しばしば、医薬アクセス障壁を作り出すことがある。たとえば、マラリア迅速診断テスト(RDT)は、遠隔診療所で使用するために設計されている。しかし、これらの診断テストのいくつかの精度を確保するためには、ヘルスワーカーは、いつ、そのテストがされたかを知るためのタイマーや時計が必要である。どの程度血液が必要とされるかを含む、そのテストの仕方について十分な訓練が必要なのである。基本的な医療インフラにおけるこれらの不備に対処するために、2、3

のRDT生産者は、自社製品の技術的特性を改善している。しかし、多くの生産者にとっては、このような技術的改善を行うインセンティブはない。別の例では、研究者が、女性用コンドームの使用拡大には、提供者がクライアントに対して十分な指導、カウンセリングとフォローアップを提供することが必要であることを示している。しかし、多くの提供者は、女性用コンドームを使用する方法を示すための女性の骨盤モデルといった、クライアントに対する指導に必要な基本ツールを持っていない。

重大な問題は、貧しい国々で新しい医療技術への持続可能なアクセスを保証するために、医療システムにどのように投資するべきか―どのようにして効果的に貧しい国々の医療システムを強化するか―ということである。我々のケーススタディでは、成功戦略は、製品固有でありその背景事情に固有のものであることを示している。ノルプラントのケースでは、製品チャンピオンと国レベルのアクターが、医療専門家の訓練を提供者が行う必要性に気付いた。しかし、これらの国々では、政府とエンドユーザーが新しい製品に興奮して、迅速に、かつ、提供者の訓練が十分に実施される前にスケールアップされてしまった。この例では、医療システムへの十分な投資―提供者の訓練を通じて―は、訓練のための十分な資金と同様にこれらのタスクを完成する十分な時間が必要である。

B型肝炎のケーススタディでは、医療システムへの投資に関し異なる戦略が試みられている例を示している。設立当初、GAVIは(GAVI基金を通じて)、B型肝炎ワクチン調達のための資金を対象国に提供するとともに、予防接種のインフラを改善するためのパフォーマンスベースの金銭的インセンティブを提供した。その方法は、より広い意味での医療システムの障壁に対処することはできず、GAVIは、予防接種のインフラに焦点を当てるのでは範囲が狭すぎると判断した。今日GAVIは、そのリソースの半分を、対象国政府の医療システムを強化することに充て、査察の頻度を改善するなどしている。

結　論

本書のケーススタディは、貧しい国の貧しい人々のために、医療技術へのアクセスを作り出す成功の程度はそれぞれであることを示している。医薬アクセス事例の個別の章では、それぞれの技術に何が起こったか―特定のケースにおいてさまざまなシステム上の欠陥がどのように対処され、あるいは対処されなかったか―について背景を詳しく説明している。各章では、医薬アクセスがもたらす成功の程度が異なることについての説明もされている。このまとめの章では、医療技術へのアクセスの創出に関して、これらの事例から6つの幅広い知見を抽出した。包括的な教訓は明らかである。医薬アクセスなくして成功なし。

本書の事例は、貧しい国で、医療技術へのアクセスを達成できることを実証している。その意味で、私たちは、恵まれない人々の生活を改善するための優れた医療技術の可能性について楽観的である。しかし、医薬アクセスを作り出すには、個人や組織が、時間、情熱、リソースを新たな技術に割くこと―新しい技術のための開発、導入、スケールアップ―、そして慎重に医薬アクセスの経路に沿った複数の障壁を解決するための戦略を構築することが求められる。我々は、これら6つの技術の分析と、このまとめの章で提示した6つの教訓は、重大な運営上の示唆―製品開発者、製品チャンピオン、ドナー、その他途上国で新しい医療技術を発明することに関与する人々によってなされるべきこと―を有するものであると信じている。歴史から得たこれらの教訓は、医薬アクセスを作り出すプロセスを進め、新たな、安全で、かつ有効な医療技術が、最もそれらを必要とする貧しい国々の人々の手に届くことを保証する助けにすることができ、目に見える健康上の利益を生み出すためにそれらを使用することができることを願っている。

注

1. Amy Kaler, "'It's Some Kind of Women's Empowerment': The Ambiguity of the Female Condom as a Marker of Female Empowerment," *Social Science and Medicine*, 52 (2001): 783.
2. John W. Kingdon, *Agendas, Alternatives and Public Policies* (Boston: Little, Brown, 1984), 129.
3. Isabelle Royer, "Why Bad Projects Are So Hard to Kill," *Harvard Business Review* 81 (2003): 48–56.
4. Jayanti Tuladhar, Peter J. Donaldson, and Jeanne Noble, "The Introduction and Use of Norplant Implants in Indonesia," *Studies in Family Planning* 29 (1998): 291–299.
5. One approach for doing this kind of applied political analysis is provided by: Michael R. Reich and David M. Cooper, *PolicyMaker: Computer-Assisted Political Analysis, Software and Manual* (Brookline, MA: PoliMap, 1996–98).
6. Ruth Levine, *Millions Saved: Proven Successes in Global Health* (Washington, DC: Center for Global Development, 2004).
7. Kingdon.
8. Andrew R. Davidson and Debra Kalmuss, "Topics for Our Times: Norplant Coercion-An Overstated Threat," *American Journal of Public Health* 87 (1997): 551.
9. Ebrahim Samba, Francis Nkrumah, and Rose Leke, "Getting Polio Eradication Back on Track in Nigeria," *New England Journal of Medicine* 350 (2004): 645–646.
10. Pamela Feldman-Savelsberg, Flavien T. Ndonko, and Bergis Schmidt-Ehry, "Sterilizing Vaccines or the Politics of the Womb: Retrospective Study of a Rumor in Cameroon," *Medical Anthropology Quarterly* 14, no. 2 (2000): 159–179.
11. Uche V. Amazigo, William R. Brieger, Moses N. Katabarwa, O. Akogun, M. Ntep, B. Boatin, J. N'Doyo, M. Noma, and Azodoga Seketeli, "The Challenges of Community-Directed Treatment with Ivermectin (CDTI) within the African Programme for Onchocerciasis Control (APOC)," *Annals of Tropical Medicine and Parasitology* 96, supplement 1 (2002): 41–58.
12. Jacob Kumaresan, Ian Smith, Virginia Arnold, and Peter Evans, "The Global TB Drug Facility: Innovative Global Procurement," *International Journal of Tuberculosis & Lung Disease* 8 (2004): 130–138.
13. Michael R. Reich and Priya Bery, "Expanding Global Access to ARVs: The Challenges of Prices and Patents," in *The AIDS Pandemic: Impact on Science and Society*, eds. Kenneth H. Mayer & Hank F. Pizer (San Diego, CA: Elsevier

Academic Press, 2005).

14. World Health Organization, *Sources and Prices of Selected Products for the Prevention, Diagnosis and Treatment of Malaria* (Geneva: WHO, 2004).
15. World Health Organization, UNICEF, UNAIDS, and MSF, *Sources and Prices of Selected Medicines and Diagnostics for People Living with HIV/AIDS* (Geneva: WHO, 2005).
16. Michael J. Free, "Achieving Appropriate Design and Widespread Use of Health Care Technologies in the Developing World: Overcoming Obstacles that Impede the Adaptation and Diffusion of Priority Technologies for Primary Health Care," *International Journal of Gynecology & Obstetrics* 85, supplement 1 (2004): S3–S13.
17. Marc J. Roberts, William Hsiao, Peter Berman, and Michael R. Reich, *Getting Health Reform Right: A Guide to Improving Performance and Equity* (New York: Oxford University Press, 2004).

用語解説

この用語解説（glossary）では、医薬アクセスに関連する主要語句の定義のほか、本書で言及した公衆衛生の概念、そして疾患、健康状態に関するものについて取り上げる。

あ

アクセス・プラン　access plan

医療技術へのアクセスを阻む障壁を打破し、確実に医療技術を配達する手段とその使用を確保するための一連の戦略。関与するアクターの分析や、医薬アクセスに対する機会・脅威の評価も含む。アクセス・プランは、柔軟なツールととらえるべきもので、技術の開発、導入、そしてスケールアップにわたって定期的に改訂される。

アクティビティ・ストリーム　activity stream

医療技術へのアクセス構築をめざす際に、組織構築、使用可能性、支払可能性、採用の条件下で考慮されるべき行動。

一括購入　bulk purchase

複数の購入者が、ワクチンや医薬品といった医療技術を共同で大量に購入する取り決め。結果として、一単位当たりのコストが低減される。

医薬アクセス　access

良質な医療技術を、必要とされるときに、いつでも入手し適切に使用できるエンドユーザーの能力。

医薬アクセス活動　access activities

医療技術が、エンドユーザーまで無事に届き、目的とする医療効果を発揮するか否かを決める事象。

医薬アクセスの障壁　barriers to access

エンドユーザーが、医療技術を正しく取得し、適正に使用できる範囲が制限される環境的、政治的、経済的、社会文化的、生物学的、技術的な要因。これらには、国際機関や各国政府による政治的コミットメントの欠如、貧弱な医療体制、エンドユーザーの不信感、高い製品コスト、欠陥や無効な技術、そして疾患特性の変化などが挙げられる。

医療機器　medical device

他の既存の技術、薬剤、または介入法の応用かつ/または付加価値の付与をサポートする医療技術。ワクチン、薬、避妊薬、診断薬は、医療機器(device)とはみなされないが、それらの運搬を容易にする製品(ワクチン・バイアル・モニター、ユニジェクトシリンジ)や、重大な健康問題の治療のためのその他の統合プログラム(殺虫剤処理蚊帳、燻製缶)の運搬を容易にする製品は医療機器である。医療機器は、多くの場合、医薬品産業セクタ以外の産業が開発、製造する。

インフルエンザ菌b型　*Haemophilus influenzae type b: Hib*

インフルエンザ菌の6つの日和見空気感染株の1つであって、一定条件下で、下気道呼吸器系に浸潤し肺炎様疾患を引き起こすか、あるいは中枢神経系に浸潤し髄膜炎を引き起こす。また、蜂巣炎、関節炎、聴力消失、精神遅滞や他の合併症を引き起こすこともある。Hibは、抗生物質で治療可能である。主要な予防方法は、幼児期の予防接種である。

A型肝炎ウイルス　hepatitis A

ピコルナウイルス科のヘパトウイルスであるA型肝炎ウィルスは、肝細胞を標的とすることを除けば、他の肝炎ウイルスとは関連性がない。この急性疾患は、糞口経路を介して感染し、黄疸、暗色尿、極度の疲労、嘔吐、発熱などの症状を引き起こす。感染は、しばし、回復するのに数か月かかるが、肝臓にその後も残るような損傷を残すことはまれである。免疫グロブリン注射は、A型肝炎ウイルスの暴露に対する確立された予防法である。しかし、発症した場合には治療法はない。コントロールと予防は、ワクチン接種と特に食事準備中の衛生設備と衛生状態の改善による。

HIV human immunodeficiency virus

CD4+免疫系細胞を特異的に標的とする、HIV（またはヒト免疫不全ウイルス）は、逆転写酵素を使用して宿主細胞のDNAに自分自身を一体化するレトロウイルス科ファミリーの一種である。HIVは、性感染、垂直感染（母親から胎児への）、非経口感染（汚染された血液や血液製剤を介して）する。最初に発熱、倦怠感、リンパ節の腫れを伴う単核球症様症状を呈する。まもなく、HIVは長い潜伏期間に入り、ウイルスが複製しつづけ、既存の免疫系細胞を破壊し、最終的には、日和見やその他の感染症へ応答する身体能力を蝕む。この時点で、個体は、エイズ（後天性免疫不全症候群）に進行してしまったと言いうる。一度、患者がエイズに臨床的に移行すると、任意の介入がない場合には、ほぼ確実に死亡する。HIVは完治しない。予防は、健康教育、行動変容、コンドームの提供、そして血液安全性の取り組みの強化を通じて行う。治療は、3つまたは4つの抗レトロウイルス薬の併用療法が現在行われている。

疫学 epidemiology

特定集団における、健康状態の決定因子、分布、頻度に関する研究。

エンドユーザー end-user

医療技術を用いることが想定される消費者。エンドユーザーは、店舗での女性用コンドーム購入者から、産院でB型肝炎の予防接種を受ける患者、地区病院でマラリア迅速診断テストを実施している医療提供者まで、さまざまな種類の消費者に及ぶ。

黄熱病 yellow fever

フラビウイルス科のウイルスの一種で、ヤブカ属の蚊に媒介され、アフリカや中南米の熱帯地域でみられる。臨床的には、黄熱病患者は、最初に突然の発熱、頭痛、倦怠感などの症状を呈する。かなりの割合で、肝臓出血にまで至り、死亡する場合もまれではない。最善の予防法は、ベクターコントロール(噴霧蚊帳や殺虫剤など)によるものと、ワクチン接種である。対処療法以外に治療法はない。

オンコセルカ症　onchocerciasis

河川盲目症の名でも知られ、回旋糸状虫による皮膚や眼への侵襲であり、ブユに咬まれることを介してヒト宿主に幼虫が伝播される。幼虫は、皮下結節に存在し、無害の成虫に成長する。しかし、成虫が生殖し、メスが何千ものミクロフィラリアの子孫を産生し、それらが皮下に蓄積されると、重度のかゆみ、変色を引き起こす。さらに深刻になると、ミクロフィラリアは、目に移動し、角膜、ブドウ膜、網膜の炎症、視神経萎縮、そして最終的には失明を引き起こす。ベクターコントロールと年一度のイベルメクチン投与による集団治療が、主要な予防手段である。オンコセルカ症の治療はイベルメクチンであり、メルク社による薬物寄付プログラムを通して入手可能である。

か

開発　development

用途、有効性、安全性、全体設計についての重大な決定を含む医療技術を創出する初期段階のこと。これらの決定は、多くの場合、エンドユーザーの医薬アクセスを決定するうえで主要な役割を果たしている。

活性成分　active ingredient

医薬品やその他医薬関連製品の成分であって、その技術が目的とする薬理効果を有するもの。活性成分は、通常、医薬関連製品として服用するためには賦形剤—不活成分—と混ぜ合わせることが必要である。**賦形剤**(excipient)の項参照。

肝硬変　cirrhosis

正常な肝細胞が類線維腫や小(結)節に置き換わり、肝不全を典型例とする生命を脅かす複数の症状を引き起こすことを特徴とする、慢性のそして時には致命的な症状。肝硬変は、典型的には、アルコール依存症やB型またはC型肝炎ウイルス感染などの他の深刻な健康問題の症状である。

感度 sensitivity

診断テストにより病気であると正確に判定された人の割合を評価する統計的指標。感度の計算は、真陽性(true positive)の数を、真陽性の数と偽陰性(false negative)の数の和で割る。100％の感度とは、テストにより、病人全員を病気と認識(かつ偽陰性の結果がなかった)することを意味する。感度と特異度の指標は、診断テストのパフォーマンスを評価するのに、最も広く使用されている二大統計手法である。**特異度**(specificity)の項参照。

官民パートナーシップ public-private partnership: PPP

1つ以上の公的機関と、1つ以上の民間団体の間の、労働部門を共有し、相互のパートナー貢献を尊重する正式な協力関係。

キーアクター key actor

技術への医薬アクセスを容易にする、または、妨害するのに決定的な役割を果たしている個人または機関。

技術移転契約 technology transfer agreement

特定技術の特許権者が、相手方に対し、部分的または完全に、当該技術の開発、製造、小売、または使用権移転を合意する旨の法的契約。

規制 regulation

特定技術、そして市場での生産、調達、物流、使用、販売に関係する法律、法令、規則の権限をもって、政府や他機関が行うモニタリングと行使。

クールチェーン cool chain

コールドチェーンと同様に、クールチェーンは、製品の製造時から配達時まで、温度管理下環境を必要とする。クールチェーンがコールドチェーンと異なる点は、製品保管の温度域、そして温度の上下変動幅が大きい点である。

結核　tuberculosis: TB

多くのマイコバクテリア、特に、増殖遅延型の細胞内細菌であって、空中飛沫(*M. tuberculosis*)や未殺菌牛乳経由で広がる結核菌の1つによって引き起こされる疾患。それらの細菌は、人間にも動物にも、呼吸および播種性の病気を引き起こす。圧倒的に貧しい人々の病気で、AIDS患者の鍵となる日和見感染症でもある結核は、感染者の肺の中で増殖する結核菌(tubercules)にちなんで名付けられた。コントロール法には、住環境や生活水準の改善、BCGワクチンの接種、イソニアジド予防薬、ミルクの低温殺菌が含まれる。現在、最良の治療法は、イソニアジド、エタンブトール、リファンピシン、かつ／またはピラジナミドの併用療法であり、短期間の直接観察療法(DOTS)通して投与される。

コールドチェーン　cold chain

製造者の元から目的地に到着するまで、特定温度管理下の環境に保管する必要がある医療製品のサプライチェーンのこと。仮にコールドチェーンが機能しなくなると、製品は失活する。コールドチェーンには、必要な温度域を維持し製品がダメージを受けないようにするための、製品の包装、出荷、保管、配達を追跡する特別な設備や情報システムをも含む。

効果　effectiveness

技術を通常使用する場合の、健康に対する影響度。多くの場合、対象とする集団内で、技術導入により、ある健康状態の新たな発症がどの程度減少したか測定する。有効性は、限定的な設定での影響度の評価を行う点で異なる。**有効性**(efficacy)の項参照。

抗原　antigen

特定の外来微生物に特徴的なタンパク質配列であって、抗体産生を行う生体内免疫系応答の引き金となるもの。

抗体　antibody

生体内適応免疫系の一部として、白血球により産生される免疫グロブリン分子。抗体は、外来微生物の表面にある特異なアミノ酸配列（や抗原）を標的としそれに結合することで、それらが健常細胞に結合し侵入するのを防ぎ、あるいは、感染応答のために他の免疫細胞を刺激し活性化させる。

さ

採用　adoption

国際的、国内的、提供者、そしてエンドユーザーといったさまざまなレベルでの、医療技術の容認、需要、適正使用。

サプライチェーン　supply chain

医療技術の製造から、調達、流通、配達までのすべての行為。すなわち、ひとまとめにすると、その意図するエンドユーザーへの製品の使用可能性を確保すること。

子癇　eclampsia

高血圧、浮腫、尿中タンパクの異常値を特徴とし、けいれん、こん睡状態かつ／または死亡を引き起こす、妊娠関連症状。子癇は硫酸マグネシウム療法で治療することができる。

支払可能性　affordability

国際機関、各国政府、医療提供者、そして医療消費者に対して、コストが医療技術の購買能力かつ/または購買意欲に影響を与える程度。

ジフテリア　diphtheria

コリネバクテリウム・ジフテリア菌によって産生される毒素が原因の、生死に関わる上部気道の疾患。ジフテリアは、発熱、咽喉炎、頸部（の）腫脹を特徴とする。その最も顕著な臨床的特徴は、鼻咽頭周辺にある炎症性、壊死性の上皮細胞であり、呼吸に重篤な障害を引き起こす。ジフテリア毒素は、血液やリンパシステムにも入り込み、心不全や麻痺を引き起こす。最も有効な予防法は、ジフテリア毒素ワクチンによる免疫である。

死亡率　mortality rate

特定期間にわたる特定集団での死亡率。典型的には、年齢、性、死因、付加的な危険因子によって調整される。

住血吸虫症　schistosomiasis

ビルハルツ住血吸虫症の名でも知られ、一般に、中間宿主として水生巻貝を必要としライフサイクルを共有する、3つの異なる吸虫感染症の1つである。住血吸虫は、ヒトの肝臓、肺、そして種によっては、腸や膀胱を攻撃する。初期の吸虫感染は、発熱、下痢、リンパ節腫大を引き起こし、のちには一義的に慢性感染症に対する免疫系応答に起因して、腸かつ/または膀胱の壁のポリープや炎症により卵が肝臓に戻されることで、より深刻な問題が発生し、それにより、肝臓病、出血、そして死を引き起こすこともある。プラジカンテルは、治療の選択薬である。全人口への化学療法は、WHOが推奨する制御戦略であり、子どもやその他のリスクのあるグループを対象とする。

周産期　perinatal

出産前5か月から、出産後1か月までの期間。

使用可能性　availability

グローバル、国、地域、地元のレベルで、医療技術の供給の一貫性に影響を与える要因。特に、これらの活動と物流には、エンドユーザーに対する、その技術の生産、受注、出荷、保管、配送、配達が含まれる。

診断機器　diagnostic

個々の患者の臨床診断や有病率の人口調査に用いられ、特定の疾患または健康状態の有無を評価するのを補助する器具。診断器具は、臨床チェックリストから顕微鏡検査、病原体培養、病原特異的抗原かつ/または抗体の血清学的同定といったものまで、多くの異なる技術を含む。新しい迅速診断テストでは、免疫クロマトグラフィー技術の使用が増えている。

スケールアップ scaling up

製品の開発と導入に続く技術への医薬アクセスのフェーズであって、1)医療技術の生産量、2)その地域特有の使用可能性、3)その供給を確保するための行政と保健システムの能力、4)それが利用可能で必要とする人数、の増加を伴う。

製剤 formulation

医薬品の二次製造プロセスの一部。患者が服用可能な医薬品を作るために、異種の医薬物質―活性成分と賦形剤の両方―を結合する手段。

政策コミュニティ policy community

一般に、一連の特定政策目標を共有し、相互にそれらを提唱し、定式化し、実行するために影響し合う個人のグループ。

ソーシャル・マーケティング social marketing

医療技術の使用促進をめざし、商業広告を取り入れた社会変革の手法であって、1)対象人口の包括的分析、2)関連消費者セグメントの特定、3)これらのグループにおける、顧客にあった製品、包装、メッセージを通じた、彼らのニーズ、欲求、信念への介入の設計からなる。

促進要因 facilitating factor

エンドユーザーが正常に医療技術を入手し使用できる状況を促進する要因。これらの要因には、製品チャンピオン(product champion)の関与の増大、国際機関や各国政府側の政治的コミットメント、医療システム設備の普及拡大、エンドユーザーの受容力、製品コストの低減、技術設計の変更がある。

組織構築 architecture

医療技術へのアクセスを確保するのに必要なさまざまな行為を連携させ前進

させるための組織的な構造と関係。組織構築は、明確に定義された労働分担と役割分担のほか、コミュニケーション、意思決定、説明責任、モニタリング、評価の効率的なチャネルを含む。

た

知的財産権　intellectual property rights: IPR

特許やその他の法的拘束力のある期間限定の法的資格であって、発明者が特定の製品かつ/またはプロセスの所有権を保持し、第三者が最初にライセンスを取得せずに権利または利益を主張することを防止することを可能とする状態を保護する。

調達　procurement

医療技術の使用可能性を確保するため、民または官いずれかのサプライヤーから健康製品を購入すること。調達に関する決定は、製品の単価、必要数量、使用可能な商品の品質、一括購入や、最小限のコストや値上げ交渉の可能性、予算の制約や制度や政府調達機関の入札手続き、需要や供給を予測するのに十分なデータの使用可能性、サプライヤー、価格、製品に関する透明性のある情報の入手可能性などに影響される。

適正使用　appropriate use

エンドユーザーが、健康効果を生み出すことを意図して、技術を有効、安全な方法で用いること。

適正製造基準　good manufacturing practice: GMP

医薬品の品質管理の規則に特化した医薬品産業に適用される一連の指令。各国政府やWHOなどの国際機関が、GMP指令を発行する。これらの指令は、有効、安全、高品質な医薬品を市場に届けることを保証するために、研究デザイン、データ収集と普及、トレーサビリティの方法、製造、包装プロセス、その他の要因について制限し規制するものである。

導入　introduction

一般集団での入手可能性、受容性、さらには効果をテストし、生産、流通、配達のスケールアップのための計画を改善する目的で、実際に、特定の集団を設定して、新技術を利用できるようにする最初の段階。

登録　registration

安全性、品質、効果について公的規格を満たしていることを保証するため、関連する国の規制権限をもって、特定の医療技術について、リスト化しライセンスを与えること。

特異度　specificity

診断テストにより健康と正確に判定された健康人の割合を決める統計学的指標。特異度の計算は、真陰性(true negative)の数を、真陰性の数と偽陽性(false positive)の数の和で割る。100%の特異度とは、テストにより、健康人全員を健康な人と認識(かつ偽陽性の結果がなかった)することを意味する。感度と特異度の指標は、診断テストのパフォーマンスを評価するのに、最も広く使用されている二大統計手法である。**感度**(sensitivity)の項参照。

特許　patent

製品や製造工程の発明者に対し、一定期間付与される独占的権利と法的資格。特許権は、製品やプロセスの所有、製造、販売、購入かつ/またはそれらの使用を制限し、第三者がライセンス付与を経ないで利益を追求することを妨げる。

トラコーマ　trachoma

クラミジアトラコマチス細菌によって引き起こされ、汚染された指、手拭いやハエとの接触によって伝播する眼の結膜の病気。クラミジアの慢性感染症を繰り返すと、炎症やまつげ反転(逆まつげ)、それに続く角膜上皮剥離、潰瘍、瘢痕、そして最終的には失明に至る。WHOは、トラコーマコントロールプログラムとして逆まつげ手術に関する4つのSAFE戦略を掲げ、ファイザー社から近年提供されたアジスロマイシン抗生物質の単回経口投与、頻繁に顔や手を洗うこと、清潔な水と衛生設備を提供する環境介入を推奨している。

TRIPS協定

知的財産権の貿易関連の側面に関する協定で、製品とプロセスに関する特許権者を保護するために設立された。TRIPS協定は、世界貿易機関の加盟国に対し、国の開発状況に応じて、特定の日付までに、特許を保護する知的財産法律を制定することを課している。抗レトロウイルス療法の支払可能性に関するエイズ活動家や他の医療関連団体の抗議行動に応える形で、公衆衛生上の緊急事態の条件下での特許技術の強制実施権に関する規定について、TRIPS協定において明確化および改正が行われた。

な

内臓リーシュマニア症　visceral leishmaniasis

カラアザールや黒熱病の名でも知られ、発熱、体重減少、治療せずにいると、最終的に脾臓および肝臓不全による死亡を特徴とする脾臓および肝臓を冒す疾患。アフリカ、インド、地中海、南アメリカでみられる異なる3種のリーシュマニア原虫のいずれかが原因で発症し、すべてサシチョウバエを媒介にして感染する。最良のコントロール法は、蚊帳と宿主のサシチョウバエの除去によるベクターコントロールである。最良の治療法は、今のところ、アンチモン化合物を含む医薬品やペンタミジンであるが、現在、新薬開発段階である。

入札プロセス　tender process

製品やサービスの供給者が、契約の入札に招集されるプロセス。入札を申請した組織は、すでに事前資格審査基準を満たすベンダーの応募に制限する場合もある（指名競争入札）し、誰でも入札が可能とする入札プロセスにする場合もある（一般競争入札）。

は

配達　delivery

医療技術が、薬局、病院、診療所、店舗、大規模流通キャンペーンなどの官・民のチャネルにより、想定されるエンドユーザーに対し、物理的に移転されるサプライチェーンの一時点。

梅毒 syphilis

梅毒スピロヘータ菌トレポネーマによって引き起こされる性感染症または先天性感染症。梅毒は、未治療で放置すると、しばしば、いくつかの段階を通って進行する。最初の段階は、感染時のリンパ節腫大の病変である。数か月後に、発疹、発熱、その他、数々の神経学的諸問題などの多くの症状が発生する。時に、発症数は少ないが、数年後に、身体全体に広がる腫瘍様増殖、徐々に進行する認知症かつ／または心臓病を伴う、第三期梅毒に発展する。治療法は、ペニシリン、テトラサイクリン、セフトリアキソンなどの抗生物質などがある。コントロール法は、防御的避妊と妊婦のスクリーニングがある。

破傷風 tetanus

破傷風菌によって産生された毒素（tetanospasmin）に起因する中枢神経系の疾患。破傷風菌は典型的には細菌胞子による傷の汚染を介して体内に入る。毒素は、筋肉の痙攣、開口障害（trismus）、首のこわばり、呼吸不全および高死亡率のその他の臨床症状を引き起こし、とりわけ、分娩後の臍帯断端汚染を介して幼児期に感染した場合に起こりやすい。コントロール法は、感染が疑われる場合の抗破傷風免疫グロブリン注射、一方、予防方法は、破傷風トキソイド予防接種、および特に出生診療所における医療従事者の間でのよりよい衛生状態確保が挙げられる。

発症率 incidence

特定期間にわたって、特定集団において生じる特定の健康状態の新規症例数。

ハンセン病 Hansen's disease

末梢神経、上気道粘膜、皮膚に侵入するらい菌（*M. leprae*）によって引き起こされる慢性感染症。臨床的には、らい菌の感染による症状は多岐にわたり、創傷や二次感染に弱い知覚障害を伴う肥厚性斑状の皮膚病変（類結核型）に留まるものから、皮膚や顔面構造(特に鼻中隔)及び四肢の崩壊に至るもの(らい腫型)までである。らい菌は、感染者との直接接触、あるいは空中浮遊菌の吸入により拡散すると考えられている。ハンセン病の治療は、現在ノバルティス社が無償提供する、リファンピシン、ダプソン、クロファジミンの多剤併用療法である。

B型肝炎ウイルス　hepatitis B

ヘパドナウイルスは、そのDNAゲノムと感染対象が肝細胞であることからB型肝炎ウイルスと呼ばれる。いわゆるB型肝炎ウイルスは、通常、時には倦怠感、吐き気、黄疸、腹痛が現れることもあるが、生体免疫システムによって迅速に除去される。多くの人々は、急性感染から完全に回復するが、半年以上、血液中にウイルスがある場合は、慢性感染と診断される。この慢性感染に対する生体免疫反応としては、継続的な肝細胞の破壊と再生が最も顕著であるが、アフリカや東南アジアの大部分では、肝硬変や肝がんの主要な原因となっている。B型肝炎は、垂直感染(母親から胎児への)、性感染、非経口感染(汚染された血液や血液製剤を介して)されうる。しかし、世界の大部分において、ウイルスは、新生児期に母親から、あるいは汚染医療器具(settings)により感染する。防護措置(たとえば、防御的避妊や血液製剤や汚染機器の取り扱いに関する安全手順の強化など)に加えて、リスクの高い人に対する主な予防法は、健康成人の90%に有効性があると考えられているB型肝炎ワクチンである。治療は、主に抗ウイルス薬のラミブジンを介して行われる。

必須医薬品リスト　Essential Drugs List

WHOにより定義されるように、医療システムに必要とされる医薬品であって、集団における医療ニーズの優先順位に合致するものをいう。それらは、罹患率、有効性と安全性に関するエビデンス、そして費用対効果のクライテリアに従って選択される。WHOのモデルリストは、各国保健省による規制や調達の決定指針を提供するために、隔年で改訂される。必須医薬品と同義で使用される。

避妊薬 contraceptive

妊娠を回避することを主目的とする任意の医療技術。避妊には、コンドームと殺菌薬のように、もとはHIV/AIDSの予防とコントロールのために使用されていた、妊娠と性感染の両方を回避する「二重技術」(dual technology)をも含むことがある。

百日咳 pertussis

"whooping cough"の名でも知られ、空気感染を起こす百日咳菌による重篤な小児疾患である。百日咳は、最初は、普通の風邪に似ているが、最終的に発作性の粘液由来の短い咳が連発するようになり、続いて、患者が息を切らして独特の「叫び声」(whoop)音を発する。合併症には肺炎や脳炎がある。最良の予防法は、ジフテリア—破傷風—百日咳(diphtheria-tetanus-pertussis: DTP)ワクチンによる免疫である。治療は、通常、一連の抗生物質が用いられる。

費用対効果 cost-effectiveness

技術の総コストと、それが生じた成果の量を比較する手法。医療技術においては、通常、技術普及に投資された資源コストの達成医療効果に対する比で示される(予防症例、死亡回避例、健康寿命(health years of life saved)、質調整生存年(quality-adjusted life years)など)。

貧血 anemia

皮膚の蒼白、虚弱体質、疲労感、集中力欠如、息切れ、重度の場合は動悸かつ／または心不全を特徴とする、赤血球かつ／またはヘモグロビンの欠乏。貧血は、しばしば、他の健康問題の症状であるため、治療と予防は、その原因に大きく依存する。

品質保証 quality assurance

製品、プロセス、サービスの品質管理を確保するための体系的かつ標準化されたメカニズム。

賦形剤　excipient

医薬品の活性成分と混合される、または、医薬品を服用可能な形態で製造するための不活性成分。

ポリオ　poliomyelitis

ウイルスのピコルナウイルス科ファミリーの一種であるポリオウイルスの血清学的に3タイプあるうちの1つにより引き起こされる疾患。ウイルスは、糞口経路で広がり、症例の95%は消化管にのみ感染し、無症候またはウイルス性胃腸炎に似た症状が現れる。しかしながら、症例の約1%では、ウイルスは血流に入り、中枢神経系へと移動し、髄膜炎様症状、時には運動ニューロンの破壊、潜在的な呼吸不全麻痺、手足の弱体化、続いて恒久的な障害を引き起こす。緩和ケア、呼吸補助、そして最終的な理学療法以外には治療法はない。予防には原則として、2つのポリオワクチン－ソーク不活化ポリオワクチンとセービン生弱毒化ワクチン、それぞれ利点と限界があるが－のいずれかを用いる。ワクチン接種もまた、人口全体のポリオ制御と撲滅のための主要な経路であると考えられている。というのも、ポリオは人から人へと広がっており、ウイルスがヒト宿主なしで生き残ることができないからである。

ま

麻疹　measles

空気感染力が強いパラミクソは、上下気道、リンパ系そして血液に感染し、時には体の他の部分へも同様に広がる。患者は、風邪に似た症状を呈し、続いて結膜炎、最終的には、頬の内側にコプリック斑、体全体に特性斑点状丘疹が発現する。先進国では、麻疹は、めったに重篤になることはないが、途上国では、小児が、肺炎、脳炎、角膜病変、出血性発疹などの合併症により死亡することで高死亡率となる。麻疹ワクチンと麻疹、おたふく風邪、風疹(MMR)混合ワクチンは、主要な予防法およびコントロール法である。合併症治療には、緩和補助や対処療法しか治療法はない。

マラリア　malaria

雌のハマダラカ属蚊の刺咬により媒介され、4原虫マラリアのうち最も病原性の強い熱帯熱マラリア原虫によって引き起こされる感染症である。マラリアは、定期的に繰り返される発熱、頭痛、嘔吐、筋肉痛、震えによって特徴づけられ、その間隔は原虫の種によって異なる。マラリアはまた、貧血、乳酸の蓄積、低血糖、他の合併症を発症することもあり、最も深刻な脳マラリアでは、痙攣、昏睡を発症し、未処置で放置すると死亡に至ることもある。マラリアの予防とコントロールは、主として、殺虫剤処理蚊帳、ピレスロイド系殺虫剤の屋内残留噴霧、蚊の生息域のコントロールの形で、環境的または個人的な防護手段による。治療は、地域の薬剤耐性に応じて、キニーネ、クロロキン、そしてアルテミシンをベースにした併用療法を含む任意数の抗マラリア薬による。

モニタリング　monitoring

介入が、どれだけ当初の計画通りに行われているか、その目的と目標の達成度合いはどの程度か、に関する体系的、継続的な評価。モニタリングは、状況の変化に柔軟に対応できるように、介入実施を評価するためのフィードバックメカニズムを提供する。

や、ら、わ

有効性　efficacy

臨床試験あるいはフィールド試験など限定的な設定の中で、特定の結果を達成する技術の性能。効果は、対象となる集団の中で、通常使用される状況下での影響度の評価を行う点で異なる。**効果**(effectiveness)の項参照。

有病率　prevalence

ある時点またはある期間における、特定集団内で特定健康状態を示した個体の割合。罹患した個体数をリスクがある総人口で割ることで算出される。

ライセンス供与　licensing

知的財産のある特定形式における法的な権利者が、相手方に対し、契約書に規定された条件下で、その財産権を使用する許可を与えるための、書面の交付。

罹患率 morbidity

特定の健康問題、または健康問題によって生じた障害の有病率。

流通 distribution

サプライチェーンの一部。医療技術が、1)製造業者かつ／または供給者から、発注と発送される経路、2)公的または民間調達機関により、ポートで受け取り、荷ほどき、点検される経路、3)公的または民間セクタにより、エンドユーザーに配達され使用可能な状態になるまでの、輸送、入庫、保管される経路、からなる。

臨床試験 trial

標準化され、体系的な、再現可能な(replicable)、定量的な手法を含む実験的研究。臨床試験では、無作為抽出された患者サンプルを複数群に分けて用い、少なくとも一群は問題とする介入や治療を受け、他の群は“コントロール群”とするのが典型的である。

リンパ系フィラリア症 lymphatic filariasis

フィラリア線虫類であるバンクロフト糸状虫とマレー糸状虫によるリンパ組織への浸潤によって引き起こされる衰弱や外観を損なう熱帯病。蚊の刺咬による媒介に続いて、幼虫がリンパ系に入り、成虫となる。成虫は、非常に長く成長し、リンパ組織を炎症化しブロックし、慢性炎症、感染した体腔内での液体蓄積と、場合によっては、手足や体の他の部分の過度の拡大を引き起こす(象皮病の名でも知られる)。予防は、蚊のベクターコントロール法による。現在の治療法は十分とは言えないが、ジエチルカルバマジン、イベルメクチン、アルベンダゾール、そしてある種の抗生物質を用いることができる。

ワクチン vaccine

不活化、変性、またはクローン化された抗原、あるいは抗原、毒素、または他の物質の分画をいう。ヒトや他の動物に接種されると、被接種者の免疫学的記憶は、B細胞およびT細胞リンパ球の産生を通じて人工的に活性化され、特定の病原体に将来的に接触した場合の免疫系応答は、効率的で迅速、かつ効果的となる。

監訳者あとがき

本書は、Laura J. Frost と Michael R. Reich著 *Access: How do good health technologies get to poor people in poor countries?* Cambridge, MA: Harvard Center for Population and Development, distributed by Harvard University Press, 2008の日本語訳である。

ここでは、本書の特徴、4Asの日本語訳、4Asのキャッチフレーズ、4Asと医薬品開発のアナロジー、本訳書刊行の経緯、近年のアクセス問題の動向、を述べる。

1 本書の特徴

本書には2つの特徴がある。内容の概要とともに述べよう。

第1の特徴は、「医薬品のアクセス」のみならず多様な「医療技術」(health technology)のアクセスについて論じられていることである。第3章から第6章まで、6つのアクセスのケーススタディが紹介されている。第3章のプラジカンテル(吸虫駆除薬)が医薬品、第4章のB型肝炎ワクチンがワクチン、第5章のマラリア迅速診断テストが診断法、第6章のノルブラント(皮下埋込式避妊法)が薬物型の避妊法、第7章のワクチン・バイアル・モニターがワクチンの品質関連機器、第8章の女性用コンドームが非薬物型の避妊法－である。

本書の日本語訳のタイトルを単なる『アクセス』とすると医薬品アクセスのみと誤解される懸念がある。そこで『医薬アクセス』とし、医療技術全体を含むこととした。

これらのケーススタディの各章は、「はじめに」から始まり、基本的にはその開発からアクセスへの流れに沿って、フェーズ1、フェーズ2、フェーズ3とサブタイトルがつけられていて、ある程度、医薬品開発を知っている者にとってはわかりやすい。そして最後に結論があり、後に述べる4つのA、すなわち4Asと、障壁(burden)・戦略(strategy)・具体的行動(specific action)の2次元からなる表にまとめられている。

第2の特徴は、第2章の「医薬アクセスのフレームワーク」で詳説されているが、それぞれの医療技術に対して、availability、affordability、adoptionとこれらをシステム化して組織を構築するarchitectureの4つからなる、4As（複数形）によりaccessへと達するというフレームワークを用いて分析していることである。これらの日本語訳は後程示す。なお、この第2章はやや難解である。第3章以降のケーススタディにいくつか目を通してから読むことをお勧めする。

さて、日本のような先進国で生活していると、医薬品の価格を下げることによりaffordabilityを上げれば、途上国における患者や人々の健康問題は解決すると考えがちである。そして新規医療技術の開発面にのみ関心が集中する傾向にある。しかしある程度、途上国の健康問題に触れたり学んだ人は途上国の保健問題は決してそのように単純には解決できるものではない、と知っているであろう。医療技術がしっかりsupplyされavailableなものとなり、一方でdemandが現場で明確になりadoptされなければならない。本書はさらにアクセスのためにシステム化して組織を構築することをarchitectureとして重要視している。

これらの4Asは、activity streamとして、まずstream 1でarchitectureの重要性が論じられる。このarchitectureは本書の根幹となる要素であり、後にその日本語訳とともに論じる。ついでsteam 2のavailability、stream 3のaffordabilityと続き、最後にstream 4のadoptionである。このうちadoptionはややわかりにくいが、医療技術は他の商品とは異なり市場に出る前に、健康に係るものとして品質・安全性・有効性、さらには経済性などのエビデンスが必要で、通常では国家レベルでの承認がなされる。しかし途上国においては医療技術を評価審査するだけの行政組織が未発達のこともあり国際機関やNGOによる認証が必要となることもある。さらにはそれぞれの医療技術のエンドユーザーである患者や人々により受け入れられ適切に使われることを含む概念である。

2　4Asの日本語訳

本書の特徴の1つである4Asをどう訳すかはいろいろ悩んだところである。availabilityを使用可能性、affordabilityを支払可能性、adoptionを採用と訳すことには異論はないであろう。問題はarchitectureである。通常は「建築」と訳される。だが、今回は、語源、日本語訳、中国語訳などを調べたうえで「組織構築」とした。

すこし歴史をたどろう。Architectureは日本では江戸末期に、英語から「建築学」と訳された(堀達之助. 英和対訳袖珍辞書. 1862(文久2))。また発音は異なるが同じ綴りのフランス語からは「造家」と訳されている(村上英俊. 佛語明要. 1864(元治2))。

Architectureを「建築術」と称すべきとしたのは日本建築史の創始者で東京の築地本願寺などを設計した伊藤忠太である。1876(明治19)年に設立された「造家学会」の名称に対し、彼はそれには芸術的意味合いが抜けているとした(伊藤忠太.「アーキテクチュール」の本義を論じて其訳字を撰定し我が造家学会の改名をのぞむ. 建築雑誌 1884：第90号：195-7)。

Architectureはアリストテレスの「形而上学」にギリシャ語の出典があり、種々議論されてきた用語である。英語では、computer architectureやnetwork architectureなどの用語もある。それらはカタカナで「アーキテクチャー」と表現される。経営学・ビジネスの分野でも使われ、やはり「アーキテクチャー」とされることが多いようである。「建築」以外の良い訳が見当たらないためと思われる。

日本語で良い訳語が見つからないときに、わたしは中国語訳を探すこととしている。私の元来の専門領域である臨床薬理学での例を3つ挙げよう。まず"randomized controlled trial"の日本語訳は「無作為化比較試験」、中国語訳は「随機試験」である。日本語訳は「無」という否定の接頭詞から始まり覚えにくいのに対し、「随機」は"by chance"の意で"randomization"の本質を表している。近年、日本語は「ランダム化比較試験」が使われることが多くなった。つぎに"double blind method"は同じく、「二重盲検法」に対し「双盲法」であり、中国語訳には日本語訳に含まれる不要な「検」の意味が入っていない。"double blind method"は論文投稿の際に、投稿者も査読者もblindにするときにも使う用語でありそのような場合「検」の意味は不要である。最後に"placebo"は「偽薬」に対し「安慰剤」である。本来の"I shall please"の意味を持っている。日本語としては「喜薬」のほうがより適訳であろう。

臨床薬理学の1つの柱は臨床試験の方法論であるが、このようにその根幹である3つの用語すべてで中国語訳が勝っている。明治初期に多くの西洋の用語が漢学の素養のある日本人によって訳され、中国や朝鮮半島でもそれが使われたことはよく知られる。しかしその後、昭和以降日本人の漢語造語能力は落ちていると言わざるを得ない。

さて、architectureの中国語訳は、「建築」以外に「結構」や「体系結構」が存在する(英華大辞典修訂第二版. 北京：商務印書館, 1984, Oxford Chinese Dictionary. Oxford University Press, 2010)。この「結構」は日本では「優れたこと」の意味で使われることが多い。漢和辞典ではそれは「国語」すなわち日本で追加された意味とされる(角川大字源. 角川書店, 1992)。また国語辞典では「物を組み立てて、一つのまとまった組織・構造物・文章などを作り上げること」(大辞林第3版. 三省堂, 2006)、「構え作ること。組み立てること」(広辞苑第6版, 岩波書店, 2008)とある。これは本書のarchitecutureの意味に近い。だが残念ながらこの意味での使用は現在の日本では少ないと思われる。

そこで日本語として理解しやすい「組織構築」とした次第である。

3　4Asのキャッチフレーズ

上述したように、architectureの訳語の決定には手間取った。4つのAとして語呂合わせし覚えやすくにするために、米国人の著者らが「無理に」見つけてきた用語という気もする。この種の複数の同じローマ字をつなげてわかりやすく覚えやすくしたもので、最初に日本に伝わったものは、米国の農業における4-H clubかもしれない。Head(頭)、Heart(心)、Hands(手)、Health(健康)の4つの頭文字をとったもので1910年代に4-Hという表現が文書に表れたとされる。米国農務省の配下にあり「より良い農村、農業を創る」運動である。日本にも影響を与えた。大変よくできた名称でキャッチフレーズをその中に含んでいる。

わたしは、1984年から1990年にかけてWHO西太平洋地域事務局(マニラ)の初代伝統医学担当医官として勤務した。1978年のアルマ・アタ宣言からWHOとUnicefはプライマリ・ヘルス・ケア(Primary Health Care: PHC)が基本戦略となった。わたしが勤務し始めた頃はWHOのスタッフが“PHC”にそろそろ倦んできた頃であり、オフィスで議論されることはあまりなかった。だが文章中にはPHCを入れることが多く、事務局の部長の一人は「PHCはAjinomoto（味の素）みたいなものだ。文章中にパラパラふりかけておくのが良い」などと言っていた。この部長はその後、フィリピン大学公衆衛生大学院の研究科長になったが、上手いことをいうものだ。

PHCは概念的で、わかりにくいものである。特に途上国でそれを普及させる際にはわかりやすく伝える必要がある。そこでPHCで使う保健技術は、"Appropriate, Affordable, Acceptable, Applicable"の4Asでなければならない、というキャッチフレーズがあった。わたしの担当した伝統医学はその条件を満たす、というものである。また公衆衛生の分野では医療技術は、"Availability, Accessibility, Accountability, Affordability, Acceptability, Accredited"で6Asであるべきというものもある（Tulchinsky TH, Varavikova EA. *The new public health*. Academic Press, 2000）。

だがここで、日本語訳の、使用可能性、支払可能性、採用、組織構築、の4つの用語を並べても、本来の4つの要素の組み合わせからなるコンセプトをわかりやすく覚えやすく伝えることができない。表音文字のみからなる英語に対して、日本語は50音の表音文字とともに漢字の表意文字を持ち、概念的なものは通常、漢字が用いられるためである。さらに、いくつか考えた。

1つは、カタカナ読みのアーキテクチャー、アベイラビリティ、アクセシビリティ、アドプションの表記を用いることである。これにより「4ア」となり、頭に入りやすい。だが、それぞれの単語の文字数が多すぎて煩わしいという欠点がある。もう1つは、availabilityを「手に入りやすさ」、affordabilityを「手の届きやすさ」、adoptionを「手に馴染むこと」、architectureを「手に掛けること」と、和語を用いて頭韻を踏ませることである。ただし会話にはよいが文章に馴染みにくく、訳としては無理がある。

そこで本書では4Asについて、基本は日本語訳を用いることとし、各章で、初出やその他必要な際にはリマインドの意味を込めてカッコのなかに英語を入れることとした。また、まとめの箇所にもそのようにした。これによって本書で用いられたフレームワークが際立つことになろう。

また、全体としてキーとなる用語については英語をカッコに入れて付すこととした。この領域で国際的なプロジェクトに従事する人は基本的に英語でコミュニケーションすることになる。それらの方々がこの日本語訳の原語はなんだっけな？と思ったときにすぐわかるようにするためである。4Asについてもこの領域で仕事をする人は英語のまま覚えたほうが好都合であろう。

4　4Asと医薬品開発のアナロジー

先に、フェーズ1、フェーズ2、フェーズ3の用語について述べたが、医薬品開発も常にこの順番で時間軸に沿ってリニアに進行するものではない。わたしは1995年から1998年にかけて日米EU医薬品規制調和国際会議（International Conference on Harmonisation of Technical Requirements for Registration of Pharmaceuticals for Human Use: ICH）のM1：MedDRAの当時の厚生省側のトピック・リーダーを務めていた。このICHは日米EU間で主に医薬品開発における種々の領域でのハーモニゼーションを図るものである。

そのE8：General Considerations for Clinical Trials（1997, 臨床試験の一般指針. 1998）のType of Studies（試験の種類）としては、Human Pharmacology（臨床薬理試験）、Therapeutic Exploratory（探索的試験）、Therapeutic Confirmatory（検証的試験）、Therapeutic Use（治療的使用）があり、臨床開発の逐次的な相（phase）とは必ずしも一致しないことが確認された。従来の3つの相と試験の種類との対応の有名な図が作成された。なお、1997年のICHのGeneral ConsiderationではPhase I、Phase IIなどローマ数字が用いられ、また1998年の厚生省による「臨床試験の一般指針」では第I相、第II相と表記されており、これ以降この表記を用いる。

ここで示されるように、開発は常にリニアなものではなく、途中で前の試験の種類に戻る場合もある。たとえば検証的試験の結果により、臨床薬理試験の追加実施が必要になるときがある。ある相で探索的と検証的の異なる目的の試験があることもある。これらのためグローバルな臨床開発となると、その全体像を示すチャートはやや込み入ったものとなるのである。

この図は本書での4Asの関係の良いアナロジーになる。通常、adoptionもavailabilityやaffordabilityも多様な状況にある。だからこそ全体を見渡し

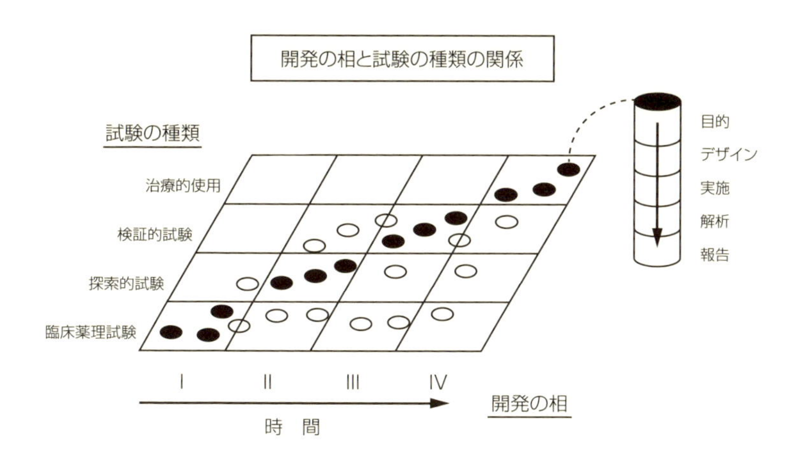

図：臨床試験の一般指針（1998）より
（https://www.pmda.go.jp/files/000156372.pdf）

accessに向けて統括するarchitecture（組織構築）が必要なのである。医薬品開発は通常は製薬会社の開発本部がそれを行うが、途上国向けの医療技術の場合はarchitectureを担当するものは国際機関であったりNGOであったりするのである。

5　本訳書刊行の経緯

本訳書刊行の経緯をわたしのこれまでの活動とともに紹介しておこう。

わたしは、1990年2月にWHOを去り一旦帰国し、8月からハーバード大学公衆衛生大学院武見国際保健プログラムの武見フェローとしてボストンに滞在した。このプログラムは各国から中堅の研究者を5–10人集め、自由な環境で研究させるというもので、指導教授がつき、滞在期間中に論文一編を書くというのが条件で、わたしのように途上国で5年ほど働き、材料はあるが未整理の者にとってはうってつけの環境であった。

武見国際保健プログラムの主任は、Michael Reich教授で、日本語が堪能で年に一度は来日しており、武見フェローの会で会った折、アクセス問題について議論した時に、本書を紹介されたものである。読んでみると、なかなか面白い。明石書店に出版を快諾していただき、分担して訳すこととし、それをわたしが監訳することとした。東京大学大学院薬学系研究科医薬政策学講座の学生や他の部門のスタッフに声をかけ、さらに、わたしが客員教授をしている長崎大学熱帯医学研究所の当時所長をしていた平山謙二教授に熱帯病関係者などを紹介していただき、翻訳作業を2013年に開始した。

わたしは、自分の歩んだ道から自然に途上国のアクセス問題、さらに先進国においてのアクセス問題に関心を向けるようになった。文献をつけていくつか紹介しよう。WHOで担当した伝統医学へのニーズには大きく4つある[1]。第1は経済的ニーズで、通常は伝統医学は安価である。第2は地理的ニーズであり、伝統医学は近代医療サービスが行き届かない場所においても使える。第3は文化的ニーズで、長く使われまた「自然なもの」に対するニーズは先進国を含めて強い。第4は生物医学的ニーズで、近代医療では治らない疾患や「病い」はなお多い。伝統医学はそれなりのエビデンスを持つ。

このうち、経済的ニーズは本書のaffordablityと、また地理的ニーズはaccessiblityと、それぞれほぼ同義である。文化的ニーズは本書で述べられるadoptionのうち社会・文化的側面のものに相当する。他方、adoptionには行政的側面もあり、行政当局の承認や公的医療保険給付リストへの収載システムがある。

Adoptionの行政関連の「採用」は「医薬品の選択」(drug selection)につながる。この「医薬品選択」を薬籠のコンセプトを用いてグローバルから臨床現場の順に並べる[2]と、グローバルレベルの「必須医薬品」[3, 4]、国レベルの「保険償還リスト」(reimbursement list)[4, 5]、病院レベルの「病院フォーミュラリー」(hospital formulary)[6, 7]、医師レベルの「Pドラッグ」(Personal Drug)[4, 8]－である。

医薬品のアクセス問題は「くすりギャップ」(Pharmaceutical gap)[9]とも称される。2005年11月5日(土)に東京大学安田講堂で開催された第20回日本国際保健医療学会総会では、シンポジウム「くすりギャップの解消を目指して」を開催した[9]。当時はまだこの途上国におけるアクセス問題への日本の関心は低かった。

アクセス問題は途上国だけの問題ではない。先進国にもかかわる問題である。これらの問題を、途上国型から先進国型の順に挙げると、「必須医薬品」

(Essential Medicines)[3,4]、「見捨てられた疾患のための医薬品」(Drugs for Neglected Diseases)[9,10,11,12]、「疾病負担」(Burden of Diseases)の改善のためのまだ開発されていない「プライオリティ医薬品」(Priority Medicines)[9]、途上国での臨床試験後のアクセス問題(Post-trial Access)[13]、「知的財産と強制実施権」(Intellectual Property and Compulsory License)[14,15,16]、「医薬品の適応外使用」(Off-label Use)[17,18]、「ドラッグラグ」(Drug Lag)[19,20,21]、「コンパッショネート使用」(Compassionate Use)[22,23]、となる。また人類が根絶した唯一の病気である天然痘の対策の歴史[24]からも学ぶべき点は多い。

6　近年のアクセス問題の動向

必須医薬品のコンセプトはWHOにより1970年代前半に作られ、1975年5月の第28回世界保健総会で決議(WHA 28.6)が採択された。その後、国際保健の分野では常に重要な地位を占めてきたものである。

一昨年、2015年の9月の国連総会では「持続可能な開発のための2030アジェンダとその持続可能な17の開発ゴール」(2030 Agenda for Sustainable Development and its 17 Sustainable Development Goals)が採択された。そのゴール3-8として「すべての人々に対する財政リスクからの保護、質の高い基礎的な保健サービスへのアクセス及び安全で効果的かつ質が高く安価な必須医薬品とワクチンへのアクセスを含む、ユニバーサル・ヘルス・カバレレッジ(UHC)を達成する」とされてている。

昨2016年11月には“The Lancet Commission on Essential Medicines Policies”の報告書が公表され話題を呼んだ。本年1月28日の*Lancet*誌にも収載された。1985年の「医薬品の合理的使用に関するナイロビ会議」(Nairobi Conference of Rational Use of Drugs)から30年後の2014年から開始されたこのプロジェクトの中心(Commissioner)はReich教授である。その第5章に“developing missing essential medicines”として取り上げられてるものは、先に述べたプライオリティ医薬品(Priority Medicines)に対応する。

先進国に属する日本でも先の「くすりギャップ」は存在するが、多くは行政によるadoptionに関連したものであった。だがこれまで経済的な面が論じられることはあまりなかった。

2000年代から日本でも関係者間ではその必要性が論じられていた費用対効果分析を伴う医療技術評価(HTA)が、ようやく昨2016年4月から厚生労働相の諮問機関である中央社会保険医療協議会(中医協)により試行的に始まった。ほぼ時を同じくし、抗がん剤のニボルマブ(オプジーボR)の薬剤費が年間1兆円を超すという推計が大きな話題となった。2016年末に経済財政諮問会議が基本方針を策定し薬価が大幅に切り下げることになった。

この推計はあまり質の高いものではなかったが、高額医薬品が急速に社会的関心事となった。先進国の日本でも市販後の医薬品にアクセスできない人が出てくる可能性がいくらか見えてきた状況になった。コストの面からaffordableとは言えない医薬品が出現したとも言えよう。

このケースは価格にのみ関心が高まったものであった。しかし、そこでの意思決定の基本は「コストに見合う効果があるか」の費用対効果分析であり、質の高い研究と、先のadoptionの社会文化的側面の、双方をにらんだ注意深い意思決定が必要である。

このように「アクセス」は途上国から先進国まで一次元にとらえることができ、「くすりギャップ」は途上国に限らず世界の問題と言える。

また日本には産官の資金提供により、公益社団法人グローバルヘルス技術振興基金(GHIT Fund)が2012年に設立された。その後順調に発展しているようである。その事業内容をみると、1)開発途上国向け医薬品開発におけるグローバルな連携の推進、2)医薬品開発のグローバルな連携への投資、3)日本のグローバルヘルス分野における国際貢献の推進と強化－とあり「連携」(partnership)がキーワードとなっている。もちろんpartnershipは仲良く手をつなぐだけでなく、architecture(組織構築)をなし、アクセスへと導く主体となる組織が必要なのである。

本訳書作成にあたって協力を得た、長崎大学熱帯医学研究所元所長/免疫遺伝学教授・平山謙二、大阪市立大学医学部寄生虫学教授 / カロリンスカ研究所微生物・腫瘍・細胞生物学部門島嶼マラリアグループ教授・金子明、東京薬科大学和漢薬物学特任教授 / DNDi Japan理事長・山田陽城、東京有明医療大学看護学部教授・島田将夫、慶應義塾大学大学院薬学研究科医薬品情報学講座・富永佳子の各氏に謝辞を呈する。

本訳書刊行までには予想外に時間がかかった。その間、忍耐強く支援していただいた明石書店の安田伸氏に厚くお礼申し上げる。

2017年 立春

津谷 喜一郎

参考文献・資料

＊ここで取り上げた参考文献・資料は、氏名やタイトルで検索し、原文やポスターなどにアクセス可能。https://researchmap.jp/tsu1 からもアクセス可能。但し書籍は除く。

1) 津谷喜一郎. まずは混沌から. 生存科学 1993; 3(2): 31-50.

2) 津谷喜一郎. 4つのレベルの薬籠－世界, 国, 病院, 処方医－. 臨床評価 2001; 28(3): 497-8.

3) 津谷喜一郎.「WHO必須医薬品モデルリスト」について. 臨床評価 2000; 27(3): 599-600.

4) 津谷喜一郎, 渡邉裕司(編著). ケーススタディから学ぶ医療政策－エビデンスからポリシーメーキングへ―. ライフサイエンス出版, 2007.（Part 2. p.131-94は「エッセンシャル・ドラッグとパーソナル・ドラッグ」の公開セミナーと座談会の記録、またPart 3. p.196-213は「欧州における医薬品の価格設定と償還制度」の翻訳紹介）

5) 津谷喜一郎, 片岡つかさ, 緒方映子, 山田安彦, 伊賀立二. 2002年の保険非収載医薬品. 臨床薬理 2003; 34(1): 161S-2S.

6) 清水秀行, 津谷喜一郎, 吉田秀夫, 道場信孝. 病院医薬品集作成と医薬品採用の現状－日本薬剤疫学会員の所属する112施設の調査－. 臨床評価 2001; 28(3): 513-20.

7) 草間真紀子, 赤沢学, 津谷喜一郎. 医療機関における採用医薬品集作成と医薬品採否に関する実態調査－過去10年間の変遷を踏まえて－. 臨床薬理 2012; 43(1): 43-9.

8) 津谷喜一郎, 別府宏圀, 佐久間昭(訳). P-drugマニュアル：WHOのすすめる医薬品適正使用. 医学書院, 1998. [de Vries TPGM, Henning RH, Hogerzeil HV, Fresle DA. Guide to good prescribing: A practical manual. Geneva: WHO, 1995]

9) 津谷喜一郎(編). くすりギャップ－世界の医薬品問題の解決を目指して－. ライフサイエンス出版, 2006.

10) 李博, 柳平貢, 張夢耘, 米良彰子, 津谷喜一郎(訳). 公衆衛生におけるR&Dの危機に終止符を：貧困克服の医療イノベーションを促進しようopen access ebook. Tokyo: Oxfam Japan, 2011. [Malpani R, Heineke C, Kamal-Ynni. Ending the R&D Crisis in Public Health: Promoting pro-poor medical innovation. Oxfam Briefing Paper 122, Oxford: Oxfam, 2008]

11) 李博, 張夢耘, 米良彰子, 津谷喜一郎. 見捨てられた疾患に対する医薬品パテント制度以外の解決法はあるか? 第24回国際保健医療学会学術大会, 仙台, 2009.8.6. *Journal of International Health*(国際保健医療)2009; 24 suppl: 132.
12) 柳平貢, 津谷喜一郎. 見捨てられた疾患に対する海外での医薬品開発インセンティブの日本への応用. 日本薬学会第132年会, 札幌, 2012.3.30.
13) Levine RJ, 津谷喜一郎, 坂上正道, 光石忠敬, 川合眞一, 佐藤恵子, 掛江直子. (座談会)医薬品のグローバリゼーション時代における臨床試験の倫理. 臨床評価 1999; 26(3): 341-80.
14) Ellen't Hoen, 中島宏, 別府宏圀, 光石忠敬, 清水直容, 栗原雅直, 津谷喜一郎. (座談会)国際保健における知的所有権と日本の治験論文公表要件廃止. 臨床評価 2000; 27(3): 443-65.
15) 五十嵐中, 津谷喜一郎. 1962年キーフォーバー・ハリス修正法の議論に始まる医薬品強制実施権の歴史. 日本薬史学会2001年度秋季年会, 東京, 2001.11.10. 薬史学雑誌 2001; 36(2): 190.
16) 五十嵐中, 津谷喜一郎. 強制実施権のリバイバル. 日本薬史学会2005年会, 札幌, 2005.10.11, 2005; 40(2): 159.
17) 津谷喜一郎, 清水直容(編). 医薬品適応外使用のエビデンス. デジタルプレス, 1999.
18) 津谷喜一郎. 医薬品の適応外使用 − 20世紀末のエビデンス −. ライフサイエンス出版, 2004.
19) Tsuji K, Tsutani K. Approval of new biopharmaceuticals 1999-2006: comparison of the US, EU and Japan situations. *European Journal of Pharmaceutics and Biopharmaceutics* 2008; 68(3): 496-502.
20) 辻香織. 日本におけるドラッグラグの現状と要因 − 新有効成分含有医薬品398薬剤を対象とした米国・EUとの比較 −. 薬理と治療 2009; 37(6): 457-95.
21) Tsuji K, Tsutani K. Approval of new drugs 1999-2007: comparison of the US, EU and Japan situations. *Journal of Clinical Pharmacy and Therapeutics* 2010; 35(3): 289-301.
22) 寺岡章雄, 津谷喜一郎. 日本で承認されていない薬を安全に使う − コンパショネート使用制度 −. 日本評論社, 2011.
23) 津谷喜一郎, 寺岡章雄. 未承認薬のコンパッショネート使用とEAP. 腫瘍内科 2014; 13(1): 136-40.
24) 橋本義彦, 津谷喜一郎. 天然痘根絶計画から学ぶこと：費用対効果の観点から. 第25回日本国際保健医療学会学術大会, 福岡, 2010.9.11-12. *Journal of International Health*(国際医療保健)2011; 26(3): 236.

◎著者紹介

ローラ・J. フロスト（Laura J. Frost）
グローバルヘルス領域のコンサルタント、ニュージャージーに本拠をおくグローバルヘルス・インサイトのパートナー（https://globalhealthinsights.org/）

マイケル・R. ライシュ（Michael R. Reich）
ハーバド大学公衆衛生大学院武見国際保健講座教授
（https://www.hsph.harvard.edu/takemi/）

◎共同執筆者紹介

アラン・フェンウィック（Alan Fenwick）
インペリアル・カレッジ・ロンドン 医学部感染症疫学部門寄生虫学教授
（https://www1.imperial.ac.uk/publichealth/departments/ide/）

ベス・アン・プラット（Beth Anne Pratt）
ザンビアに本拠をおく医療人類学者、グローバルヘルス・インサイトのパートナー
（https://globalhealthinsights.org/）

ハワード・トンプソン（Howard Thompson）
住血吸虫症対策イニシアチブのプログラムマネージャー（2002–2008）
（http://www.imperial.ac.uk/schistosomiasis-control-initiative）

◎監訳者紹介

津谷 喜一郎（つたに・きいちろう）

東京医科歯科大学医学部卒業。医学博士。北里研究所附属東洋医学総合研究所、WHO西太平洋地域事務局初代伝統医学担当医官、ハーバード大学公衆衛生大学院武見国際保健講座研究員、東京医科歯科大学難治疾患研究所臨床薬理学助教授、東京大学大学院薬学系研究科医薬政策学特任教授を経て、現在は、東京有明医療大学保健医療学部特任教授、東京大学大学院薬学系研究科客員教授。元Member of WHO Expert Advisory Panel for Drug Evaluation。

◎訳者紹介（*の所属及び肩書きは翻訳当時）

桝田 祥子（ますだ・さちこ） 第1章・第9章・用語解説 訳

東京大学大学院薬学系研究科特任講師* / 同・先端科学技術研究センター准教授 / 弁理士、薬剤師

柳平 貢（やなぎだいら・みつぐ） 第2章 訳

東京医科歯科大学医学部学生* / 武蔵野赤十字病院初期研修医

吉田 一郎（よしだ・いちろう） 第3章 訳

日本製薬工業協会医薬産業政策研究所主任研究員* / 公益社団法人東京医薬品工業協会企画部部長

五十棲 理恵（いそずみ・りえ） 第4章 訳

大阪市立大学大学院医学研究科寄生虫学教室講師

嶋田 沙矢香（しまだ・さやか） 第5章 訳

大阪市立大学医学部学生* / 淀川キリスト教病院小児科後期研修医

森岡 史行（もりおか・ふみゆき） 第5章 訳

大阪市立大学医学部学生* / JCHO大阪病院腎臓内科後期研修医

山本 圭子（やまもと・けいこ） 第6章 訳

厚生労働省雇用均等・児童家庭局母子保健課課長補佐* / 栃木県保健福祉部保健医療監 / 日本産科婦人科学会専門医

矢野 智代（やの・さとよ） 第7章 訳

東京大学薬学部学生*

小笹 由香（おざさ・ゆか） 第8章 訳

東京医科歯科大学生命倫理研究センター講師* / 同・附属病院看護師長 / 助産師

医薬アクセス
――グローバルヘルスのためのフレームワーク

2017年3月7日　初版第1刷発行

著　者　ローラ・J. フロスト
　　　　マイケル・R. ライシュ
監訳者　津谷　喜一郎
発行者　石井　昭男
発行所　株式会社 明石書店
〒101-0021
東京都千代田区外神田6-9-5
TEL 03（5818）1171
FAX 03（5818）1174
http://www.akashi.co.jp
振替　00100-7-24505

組版　朝日メディアインターナショナル株式会社
印刷／製本　モリモト印刷株式会社

（定価はカバーに表示してあります）　ISBN978-4-7503-4477-5

医療アクセスとグローバリゼーション

フィリピンの農村地域を事例として

勅使川原香世子 著

A5判／上製／200頁
◎4300円

フィリピン中山間地域における調査をもとに、低所得層の人びとが生活基盤の剥奪によって健康を蝕まれるのみならず、医療のグローバル化により構築された収奪システムに組みこまれ、医療市場内でいっそう困窮し、健康回復が困難となる現状を鋭く分析する。

●内容構成●

序　章
はじめに／フィリピンそしてトリニダッド村との出会い／村人たちが抱える苦悩／通説と現実の相違／本書の構成

第1章　グローバリゼーション研究と平和学的視点
はじめに／用語の確認／構造調整プログラム（SAPs）の「医療」への影響／TRIPSの「医療」への影響／フィリピン人看護師国際労働移動の「医療」への影響／経済のグローバル化の「医療」への影響はどのように語られてきたか／平和学的視点からみる理由／研究の範囲／小括

第2章　「医療アクセス」の検討
はじめに／「ケイパビリティ・アプローチ」と「医療アクセス」／政治的道具としての「医療」の進展／「医療」提供体制の構築／「医療アクセス」推進の結果／小括：「医療アクセス」は農村地域低所得層に何をもたらしたのか

第3章　「医療」にまつわる神話の真実：トリニダッド村の人びとの事例から
はじめに／東ネグロス州ギフルガン市トリニダッド村の概要／健康指標と環境要因／暴力と化した「医療」／トリニダッド村の人びとの抵抗／小括

終　章
各章の概要／結論／なぜこんなことになったのか／エクスポージャーの可能性

自殺予防マニュアル【第3版】 地域医療を担う医師へのうつ状態・うつ病の早期発見と早期治療のために
日本医師会編集　西島英利監修　◉1000円

人類学と国際保健医療協力
みんぱく 実践人類学シリーズ1　松園万亀雄、門司和彦、白川千尋編著　◉3900円

国際開発援助の変貌と新興国の台頭　被援助国から援助国への転換
エマ・モーズリー著　佐藤眞理子、加藤佳代訳　◉4800円

新版 グローバル・ガバナンスにおける開発と政治　文化・国家政治・グローバリゼーション
笹岡雄一　◉3000円

貧困克服への挑戦 構想 グラミン日本　グラミン・アメリカの実践から学ぶ先進国型マイクロファイナンス
菅正広　◉2400円

連帯経済とソーシャル・ビジネス　貧困削減、富の再分配のためのケイパビリティ・アプローチ
池本幸生、松井範惇編著　◉2500円

マイクロファイナンス事典
ベアトリス・アルメンダリズ、マルク・ラビー編
笠原清志監訳　立木勝訳　◉25000円

開発なき成長の限界　現代インドの貧困・格差・社会的分断
アマルティア・セン、ジャン・ドレーズ著　湊一樹訳　◉4600円

〈価格は本体価格です〉